孕妈妈保健全知道

Yunmama Baojian Quanzhidao

岳然/编著

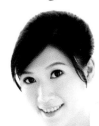

中国人口出版社
China Population Publishing House
全国百佳出版单位

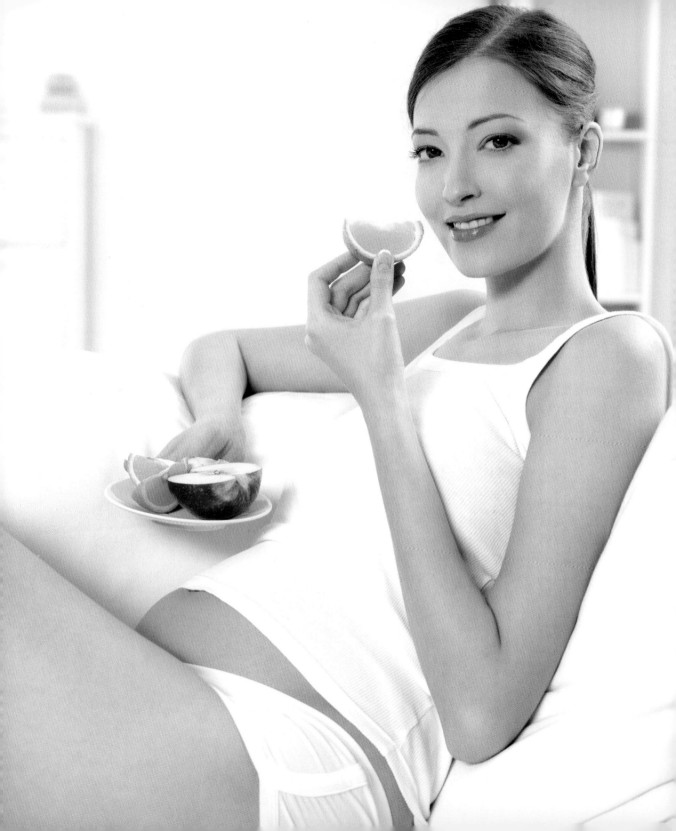

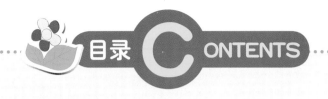

目录 CONTENTS

Part 1 孕1月 忐忑不安的孕一月

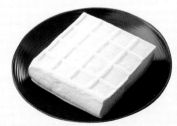

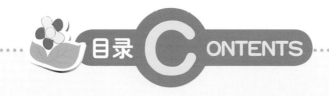

目录 CONTENTS

✿ Part 2　孕2月
食之无味的孕二月

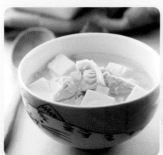
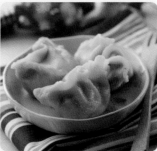
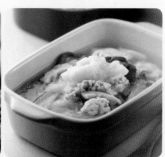

Part3 孕3月 全面检查的孕三月

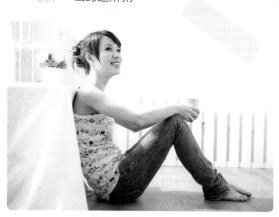

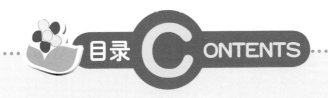

目录 CONTENTS

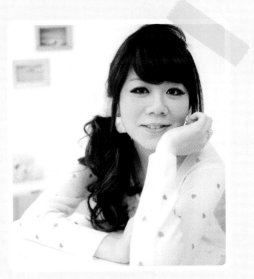

Part 5 孕5月
初感胎动的孕五月

Part 6 孕6月
胃口大开的孕六月

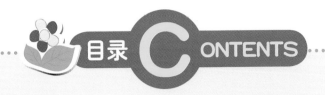

目录 CONTENTS

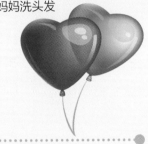

Part 7　孕7月　孕味十足的孕七月

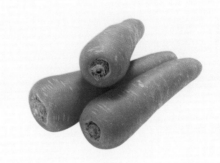

Part 8 孕8月 胎动频繁的孕八月

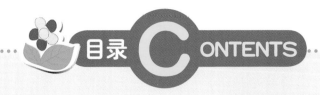
目录 CONTENTS

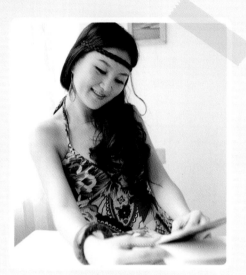

Part 9　孕9月，满心期待的孕九月

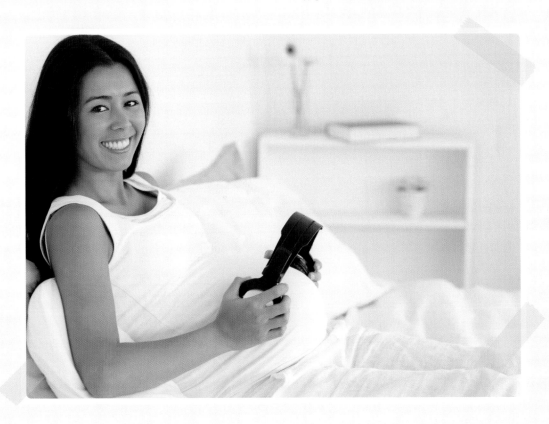

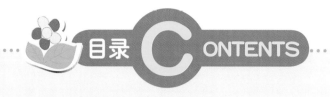

目录 CONTENTS

Part 10 孕10月 瓜熟蒂落的孕十月

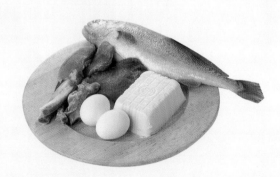

Part 11 分娩
成功晋级幸福新妈妈

Part 12 产后
第1月

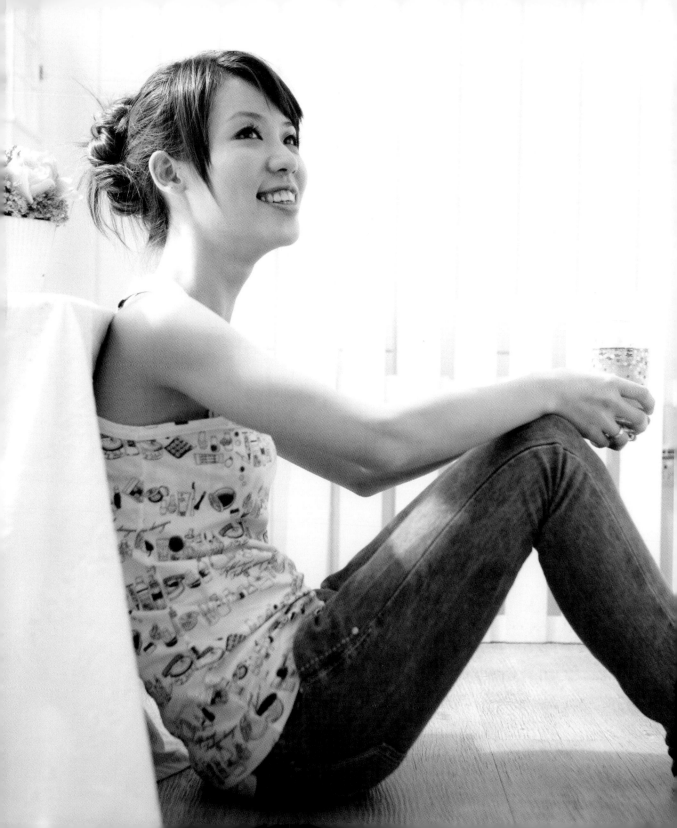

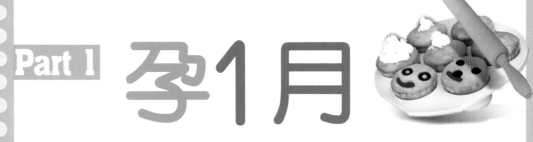

Part 1 孕1月

忐忑不安的孕一月

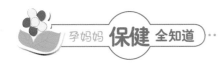

饮食营养，全面均衡

本月准妈妈重点补充什么营养素

❀ 本月重点补充营养素——叶酸

补充叶酸可以防止贫血、早产，防止胎宝宝畸形，这对妊娠早期尤为重要，因为早期正是胎宝宝神经器官发育的关键时期。准妈妈应继续按照孕前的指导，坚持口服叶酸片来保证每日所需的叶酸。

此外，还要注意多吃富含叶酸的食物，如深绿色蔬菜(苋菜、菠菜、油菜等)；动物的肝脏(鸡肝、猪肝、牛肝等)；谷类食物(全麦面粉、大麦、米糠、小麦胚芽、糙米等)；豆类、坚果类食品(黄豆、绿豆、豆制品、花生、核桃、腰果等)以及新鲜水果(枣、柑橘、橙子、草莓等)。

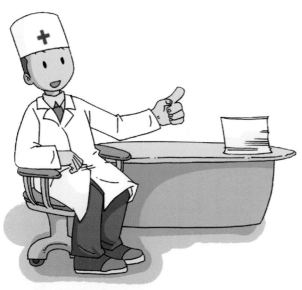

准妈妈每日需要摄入多少食物

一般女性每日的热量摄入为2100千卡，孕早期准妈妈保持这些摄入量即可；到孕中期，准妈妈每日所需热量为2300千卡，孕后期准妈妈的热量摄入为每日2600千卡。

从以上的营养学数据可以看出，怀孕后，准妈妈每日所需热量并没有增加太多，所以，没必要大吃大喝。准妈妈每日所需的各类食物总量，可以参考下表：

主食 (米、面)	300~500克
蔬菜	500~800克
瘦肉、鱼、虾	200~250克
豆类食品	100~200克
鲜奶	250克左右
水果	200~250克
鸡蛋	1~2个

要保证准妈妈每日都摄入足够的营养，就必须做到均衡膳食，即全面提供符合卫生要求、营养全面、配比合理的膳食标准和膳食配方。我们的身体在完成各种代谢活动时，需要蛋白质、脂肪、碳水化合物、水、各种维生素、矿物质，还需要纤维素等40多种营养素。没有任何一种食品具备这么多的营养素。所以，准妈妈每天的饮食结构要全面、合理。

同时，准妈妈要少吃油炸食品、高热量食品、含糖分高的食品等，这些食物不仅没有营养，热量还很高，容易导致肥胖，对胎宝宝的健康也不利。

孕期早餐该如何科学安排

准妈妈在孕期一定要吃早餐，而且要保证早餐的质量。早餐还应该吃温的、热的食物，以保护胃气。

准妈妈的早餐应该丰富一点，简单的早餐，比如一个鸡蛋、一杯牛奶加麦片，再来点新鲜水果，以保证维生素和其他营养的需要。在合理的早餐营养结构中三大产热营养素蛋白质、脂肪、碳水化合物的产热值的比例应该在12:25:60。早餐的搭配也应该荤素兼顾、丰富多样。

肠胃不太好的准妈妈，应多吃点热稀饭、热燕麦片、热奶、热豆花、热面汤等热食，起到温胃、养胃的作用。尤其是寒冷的冬季，这点特别重要。

准妈妈需要改掉早餐吃油条的习惯，因为炸油条使用的明矾含有铝，铝可通过胎盘侵入胎宝宝大脑，影响胎宝宝智力发育。

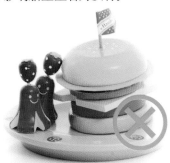

贴心小贴士

本月末，有些准妈妈会有晨起恶心的症状，这与空腹有一定关系，可以早晨醒来先吃一些含蛋白质、碳水化合物的食物，如温牛奶加苏打饼干，再去洗漱，就会缓解症状。

牛奶和酸奶哪个更补钙

两者补钙效果都不错，建议准妈妈将牛奶和酸奶交替着喝。乳糖不耐受的准妈妈，则可以选择酸奶代替牛奶来补钙。

有些人认为准妈妈不能喝酸奶，只能喝牛奶。其实不然，只要不是妊娠反应过大的准妈妈，两者交替着喝补钙效果更好。

牛奶本身含钙丰富，且容易被机体吸收，因此，准妈妈最好每天喝250~500毫升牛奶，以满足孕期对钙需求量的增加。而酸奶是鲜奶经过乳酸菌发酵制成的，在营养价值上不仅和鲜牛奶一样，还有抑制腐败菌繁殖、减少其在肠道中产生毒素的作用。

一般来说，饮用酸奶最佳的时间段是饭后30分钟到2个小时之间。通常状况下，人的胃液的pH值在1~3之间；空腹时，胃液为酸性，pH值在2以下，不适合酸奶中活性乳酸菌的生长。饭后2小时左右，人的胃液被稀释，pH值会上升到3~5，这时喝酸奶，最有利于吸收酸奶中的营养。

从补钙的角度说，晚上喝酸奶好处更多。因为零时至凌晨，人体血钙含量最低，有利于食物中钙的吸收。同时，这一时间段中人体内影响钙吸收的因素也较少。

贴心小贴士

无论是喝牛奶，还是喝酸奶，准妈妈要切记，千万不要贪喝，要适可而止。

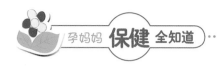
吃什么可以让宝宝皮肤更好

很多准妈妈在看别人的宝宝皮肤白白嫩嫩时非常的羡慕,特别是当自己皮肤偏黑且较粗糙时,就担心宝宝会遗传到自己不好的皮肤。其实准妈妈在怀孕期间如果能有意识地进食某些食物,会对腹中胎宝宝的生长发育起到意想不到的微妙作用,那么,怎么吃才能让肚里的胎宝宝生下来皮肤白白嫩嫩呢?

❀ 改善偏黑的肤色

有的准爸爸准妈妈肤色偏黑,准妈妈就可以多吃一些富含维生素C的食物。因为维生素C对皮肤黑色素的生成有干扰作用,从而可以减少黑色素的沉淀,日后生下的宝宝皮肤会白嫩细腻。这类含维生素C丰富的食物有番茄、葡萄、柑橘、菜花、冬瓜、洋葱、大蒜、苹果、刺梨、鲜枣等蔬菜和水果,其中尤以苹果为最佳。

❀ 告别粗糙的肤质

有的准爸爸准妈妈皮肤粗糙,准妈妈应该经常食用富含维生素A的食物,因为维生素A能保护皮肤上皮细胞,使日后宝宝的皮肤细腻有光泽。这类含维生素A丰富的食物如动物的肝脏、蛋黄、牛奶、胡萝卜、番茄以及绿色蔬菜、水果、干果和植物油等。

怎样搭配食物能提高营养价值

日常生活中无法详细参照食物的营养素,按照营养素互补来搭配。但只要做到以下的搭配原则,就基本上能保证准妈妈的营养均衡了:

❀ 尽量多吃不同种类的食物

每天除了水以外,建议吃30~35种食物(调料种类也包括在内)。

❀ 一天内所吃食物的种属越远越好

比如鸡、鱼、猪搭配就比鸡、鸭、鹅或猪、牛、羊搭配要好。蔬菜、肉、粮食等不同种类的食物都要吃,让营养素共同发挥作用。

❀ 注重主食与副食平衡搭配

小米、燕麦、高粱、玉米等杂粮中的矿物质营养丰富,人体不能合成,只能靠从外界摄取,因此不能只吃菜、肉,忽视主食。

❀ 酸性食物与碱性食物应平衡搭配

酸性食物包括含硫、磷、氯等非金属元素较多的食物,如肉、蛋、禽、鱼虾、米面等;碱性食物主要是含钙、钾、钠、镁等金属元素较多的食物,包括蔬菜、水果、豆类、牛奶、茶叶、菌类等。

❀ 干稀食物要平衡

只吃干食会影响肠胃吸收,容易形成便秘;而光吃稀的则容易造成维生素缺乏。

怎样确保孕期饮食卫生

进入孕期，饮食卫生对准妈妈的影响也增大，若误食含有害物质的食物，会对胎宝宝产生较大的不良影响。

蔬菜、水果应清洗干净，并用水冲洗干净残留的洗洁精，必要时可以放入淡盐水中浸泡一下，去除表面的农药或者洗洁精残留物质。水果应去皮后再食用，以避免农药污染。

用专用的水果刀来削水果皮。切忌用菜刀削水果皮，因为菜刀常接触生肉、鱼、生蔬菜，会把寄生虫或寄生虫卵带到水果上，给孕产带来安全隐患。最好是将切生、熟食，切肉与蔬果的案板分开。切生肉后洗手，还要注意清洗案板和刀具，以免间接感染病菌。

尽量选用新鲜天然食品，避免食用含食品添加剂、色素、防腐剂物质的食品。如尽量饮用白开水，避免饮用各种含咖啡因或可乐型的饮料。

吃完东西后要漱口，尤其是水果。因为有些水果含有多种发酵糖类物质，对牙齿有较强的腐蚀性，食用后若不漱口，口腔中的水果残渣易造成龋齿。

未经高温消毒的方便食品如热狗、生鸡蛋、生鱼片等要避免食用，以防止感染李斯特菌、弓形虫等。

家里的炊具中应尽量使用铁锅或不锈钢炊具，避免使用铝制品及彩色搪瓷制品，以防止铝元素、铅元素对人体细胞的伤害。

减少外出就餐，尤其是一些卫生条件差的排档、烧烤摊等，不仅食物、餐具、环境卫生不达标，就餐人员也比较复杂，不小心的话，很容易造成疾病的传播。必须在外吃工作餐的时候，尤其要挑选一个卫生放心的就餐之处，然后有选择地进食。

吃海鲜时，一定要注意海鲜是否干净、新鲜，是否彻底加热、蒸熟煮透。如果有异味、疑变质或发现半生，应立即停止食用。

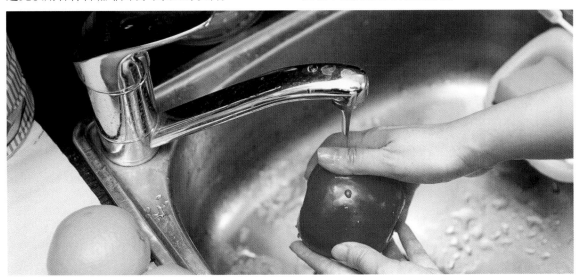

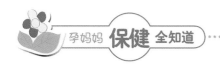
日常护理，细心到位

怎样判断自己是否怀孕了

怀孕之后，准妈妈的身体会发生一系列的变化，如停经、早孕反应等，可以据此判断是否怀孕。

❀ 怀孕最普遍的特征：停经

假如平时月经很准，有性生活又未采取避孕措施，那么当月月经逾期10天未来时应怀疑妊娠。如果平时月经不准，就需要看看是否伴有其他的怀孕特征了。

❀ 看看有没有早孕反应：恶心、呕吐

早孕反应一般表现为早晨起床后感到恶心、呕吐，部分准妈妈的早孕反应可能会持续一整天。如果准妈妈出现反常的恶心和呕吐，却吐的只是清水而已，这个时候，准妈妈应该去医院，一验尿便可知有没有受孕。

❀ 其他怀孕早期的身体特征

基础体温升高：基础体温是指清晨睡醒后尚未起床时所测得的温度。正常妇女的体温一般在36.8℃~37.1℃。如果月经逾期，基础体温也降不下来，也许准妈妈是有喜了。

疲倦：感觉随时都会打瞌睡，有些更是在起床后数小时便又倒回床上，继续大睡。而有些是一到下午已力不从心，需要闭目养神一会儿才能继续工作。

乳房：怀孕一个月左右，准妈妈的乳房由于受到雌激素和孕激素的刺激，两侧乳房与乳头都均会有所变大、不时的发胀伴以轻微的刺痛，以及乳晕的颜色加深。

胃口、嗜好：一会儿想吃这个，一会儿又想吃那个，平时爱吃的东西突然不想吃了，以前不爱吃的东西反倒想吃。

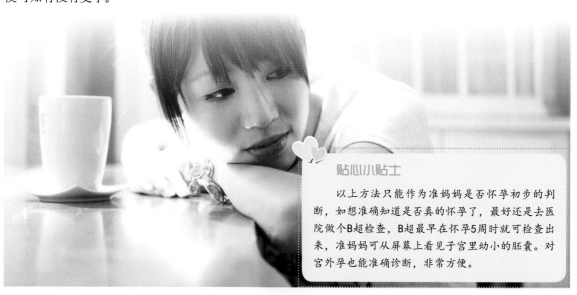

贴心小贴士

以上方法只能作为准妈妈是否怀孕初步的判断，如想准确知道是否真的怀孕了，最好还是去医院做个B超检查，B超最早在怀孕5周时就可检查出来，准妈妈可从屏幕上看见子宫里幼小的胚囊。对宫外孕也能准确诊断，非常方便。

使用早孕试纸时，需要注意哪些问题

准妈妈可在房事后7~10天用早孕试纸进行测试，但在使用早孕试纸的时候一定要注意操作方法。

注意产品的生产日期，不要使用过期的测试卡，因为化学药剂时间长了就会失效。

去卫生间具体操作之前要仔细读测试卡使用说明，然后要小心谨慎地按照说明去做。

为了让结果可信些，最好还是在月经推迟2周后再做检测，而且用早起第一次排出的尿液检测，测出结果最准确。

如果准妈妈对测试结果拿不准，最好咨询医生，在医生的指导下完成测试。如果测试结果呈阳性，但是又不太明显，准妈妈可以先假设自己怀孕了，及时去医院做检查。

如果自测结果呈阴性，但一周之后月经仍未来潮，应再做一次自测。如果不是阴性，最好去医院做检查。

贴心小贴士

准妈妈在家里做怀孕自我测试，没有任何外界的指导，一般测试结果只能达到50%~75%的准确率。因此，最好能在医生指导下使用早孕试纸，医生能确保试纸工作正常，使准妈妈能够不折不扣地根据说明正确地使用试纸，测试准确率就有可能接近100%。

孕早期可以进行性生活吗

孕早期1~3个月准妈妈应尽量避免性生活。

妊娠12周以前，胚胎和胎盘正处在形成时期，胎盘尚未发育完善，如果此时受性活动的刺激，易引起子宫收缩，加上精液中含有的前列腺素，更容易对准妈妈的产道形成刺激，使子宫发生强烈收缩，是流产的高发期。而且性高潮时强烈的子宫收缩有使妊娠中断的危险，所以应避免性生活，特别是有习惯性流产史者，更应绝对禁止。

贴心小贴士

孕期性生活中一旦发生性交腹痛，应禁止性生活。此外，在日常就有性交腹痛的准妈妈在孕期进行性生活时一定要咨询医生，谨慎性生活。

哪些准妈妈必须谨慎性生活

如果准妈妈有习惯性流产历史、有子宫颈闭索不全历史等情形中的一种或几种，在孕早期甚至整个孕期都应该谨慎性生活。

有习惯性流产史的准妈妈。

有子宫颈闭索不全史的准妈妈。

有早产史或早期破水症状的准妈妈。

有阴道炎或重大内科疾病的准妈妈。

有产前出血或前置胎盘情形，应绝对禁止较深入的性生活方式，以免引起大出血。

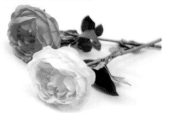

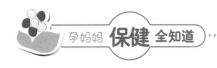

怎样打造安全舒适的家居环境

卧室的气氛、通风效果、房间装修等,都会影响到准妈妈的健康,而且与胎宝宝的健康成长也有着密不可分的关系。

❀ 保持室内通风

准妈妈一定要注意空气的流通,尽量少用空调,保持适当的温度和湿度。经常开窗换气,让新鲜空气不断流入,同时让室内的二氧化碳及时排出,减少空气中病原微生物的滋生。如果空气过于干燥,可采用加湿器加湿,或是在室内放置两盆水。

❀ 给屋子去蟑灭螨

蟑螂携带的细菌病原体有40多种,螨虫的分泌物足以引起过敏性哮喘、过敏性鼻炎和过敏性皮炎等变应性疾病,严重危害准妈妈和胎宝宝的健康。此外,地毯是螨虫栖息的良好场所,所以一定要注意清洁地毯,或者干脆把地毯卷起来,暂停使用。

❀ 购买家具认环保

如果孕期要购买新家具,就尽量购买真正的木制品家具。另外,也可在家具外面喷一层密封胶,以防止甲醛雾气的散发。

❀ 房子装修要谨慎

装修材料中的有害物质,如甲醛、苯、甲苯、乙苯、氨等,无法在短时间内完全散发掉,不但有害于准妈妈的健康,还会增加宝宝先天性畸形、白血病的发病率。所以,怀孕前后如果打算装修房子的话,一定要选择环保、无污染的装修材料。装修之后至少要闲置3个月再入住。为了确保安全,准爸爸可以在装修好后请卫生防疫部门进行甲醛检测。

怎样营造一个好的睡眠环境

卧具的选择与摆放合适与否,与准妈妈的睡眠质量好坏有直接的关系。

卧室要选择采光、通风较好的地方,床铺要放在远离窗户、相对背光的地方,因为在窗户下睡觉容易吹风着凉,从窗户照进的太亮的光线也影响睡眠。

要选棉麻织品的床单和被子。床单、被子和人的皮肤直接接触,必须要符合卫生舒适的要求,要有较好的透气性和吸湿性。

枕头内的填充品和枕头的高低要适合,一般认为荞麦皮枕芯无论冬夏都适合,不会成为过敏原,可以大胆选用。

经常将卧具放在阳光下晾晒,利用紫外线杀菌驱毒。

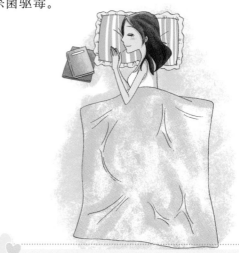

贴心小贴士

准妈妈和准爸爸应该把卧室只当成休息、睡眠的所在,不要把工作也搬到卧室来做,尤其不要在床上办公,否则容易影响睡眠情绪。

睡前做哪些准备有助睡眠

睡前洗个热水澡，做几个深呼吸，喝杯热牛奶，都可以帮助睡眠。

睡前喝一杯牛奶可以帮助尽快入睡。注意，为了避免半夜上厕所，除了牛奶，准妈妈最好在睡前2个小时不再喝水，也不要喝咖啡、浓茶等易引起兴奋的饮料。

睡前不要看刺激性强的图书或电视节目，以免引起神经兴奋，难以入睡。上床后还可缓缓地做几下深呼吸，使脑部纷乱活跃的思维逐渐转为平静。

在睡前痛快地洗个热水澡或用热水浸泡双足，也能解除困乏，有助于准妈妈顺利地进入梦乡。不过准妈妈泡热水澡或者泡脚有诸多讲究，水温以35℃~39℃为佳。泡澡的时间不能超过30分钟。泡脚的时间控制在20分钟左右，泡脚时间过长的话，会引发出汗、心慌等症状。注意，泡脚时不要随意进行按摩，因为脚底是身体的很多部位的反射区，如果随意按摩，可能引起宫缩，导致流产。按摩型的洗脚盆，怀孕期间也不宜使用了。

把明亮耀眼的聚光灯换成柔和的或可以调档的灯。

每天按时睡觉按时起床，不熬夜，不睡懒觉，养成良好的睡眠习惯。

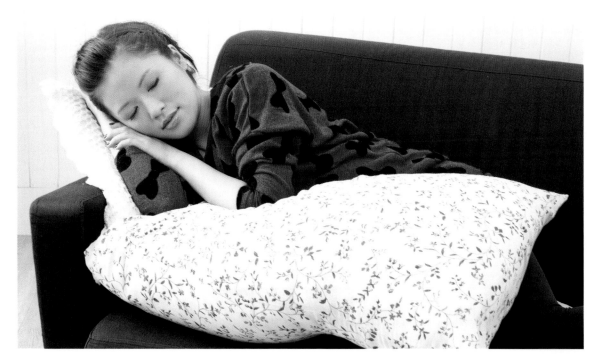

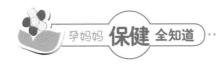

怀孕了还可以饲养宠物吗

家中有宠物的准妈妈，怀孕之后最好不要再饲养宠物，可以将宠物放到亲戚、朋友家养。

一般在动物身上都会隐藏着一种肉眼看不见的小原虫——弓形虫，这种原虫寄生到人和动物体内就会引起弓形虫病。正常人感染弓形虫大多不表现出症状，只有少数人会发低烧、流鼻涕等，并且可自愈。但是准妈妈如果在怀孕早期感染了弓形虫，很可能会传染给胚胎状态的胎宝宝，容易引起死胎、流产、死产或畸形儿等严重后果。

在众多的宠物中，猫咪的粪便最容易传播弓形虫。一只猫的粪便中每天可以排泄数以万计的弓形虫卵囊，并且，通过接触猫的唾液、痰或饮用受污染的水，抑或食用受污染的食物，都有被感染的危险。

除了小动物，生肉类食物特别是猪肉、牛肉和羊肉也可能带有弓形虫。所以，准妈妈最好不要吃未熟的肉，加工生肉后、吃东西前都要洗手。

如果准妈妈在孕前就一直饲养宠物，孕期也不想离开宠物的话，就要特别注意宠物的卫生问题了。

在计划怀孕之前，带宠物去检查一下弓形虫，防患于未然。

减少宠物在外游荡以及与其他动物接触的机会，特别注意不要让宠物在外面吃不干净的食物。如果自己动手替宠物清洁或喂饲时，最好先戴上手套，用完的手套也要第一时间彻底清洁或丢弃掉。当完成清洁或喂饲的工作后，切记要马上洗手。

不要和猫狗在一个房间活动，不要让它上床一起睡，接触宠物后要洗手，也不要让猫咪跳入准妈妈怀中走来走去。

处理宠物粪便的工作由准爸爸来代劳，若需要自己清理，那就戴手套，并且事后一定用肥皂洗手。

不要接触来路不明、卫生状况不明的小动物。

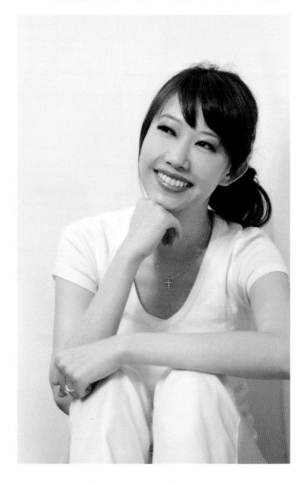

怎样避免家用电器的辐射

避免接触家电辐射的最好方法，就是尽量远离辐射源。

经常清洁电视机、电脑等显示设备。它们容易吸附灰尘，如果不及时擦拭，电磁辐射就会滞留在灰尘中，并随着灰尘在室内空气里弥漫，很容易被人体的皮肤吸附，甚至随着呼吸道进入体内，久而久之就会对健康造成不良影响。

清洁电器的外部时，首先应将电源插头拔下，以保证安全。擦拭显示器的荧光屏时，要用专用的清洁剂和干净柔软的布，或是用棉球蘸取磁头清洗液擦拭。很多人为了图省事，用湿布一擦就算了，这样表面上看起来干净了，但有些手指印、污渍及缝隙里的尘垢仍然残留在上面。最后，一定要用干布再擦一遍，不要让电器长时间停留在潮湿状态中。

居住、工作在高压线、变电站、电台、电视台、雷达站、电磁波发射塔附近易受电磁辐射的准妈妈，应该及早穿上电磁防护服。

注意家用电器的合理布置，特别是在卧室，不要集中摆放收音机、电视机、电脑、电冰箱等一些易产生电磁波的家用电器。在购买家用电器和办公自动化设备时，一定要买正规企业生产的合格产品，因为合格产品的电磁辐射值必须被控制在国家规定的安全范围以内。

远离辐射源。一般来讲彩电与人的距离应在4~5米；电脑显示器与人的距离要保持在30厘米以上；与日光灯的距离应保持2~3米；微波炉在开启之后至少离开1米远。

要注意室内通风，这样也可以减轻家电产生的辐射。

怎样选择最适用的防护服

挑选一件满意的电磁防护服，需要从面料、款式等多个方面入手。其中最重要的就是面料。服装的面料对电磁辐射的防护起着关键的作用，目前市场上防护服装的面料主要有两种，而这两种面料的防辐射效果是有差别的。一种是用不锈钢纤维织成的，一种是碳素纤维织成的。从电磁辐射防护的角度来说，不锈钢纤维织成的面料，防护性能要优于碳素纤维织成的面料。

防护面料的防护性能指标一般是在20~40分贝，个别做得比较好的可以做到50分贝，如果厂家说它的这种防护面料可以做到60分贝以上，这是完全不可信的。

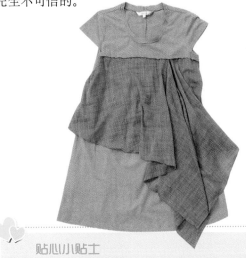

贴心小贴士

细心的准妈妈，可以在孕前就开始穿上防护服了。但防护服的防护能力可不是衣服上标明的100%防电磁辐射，除非这防护服裹得严严实实，密不透风，才有可能。所以，准妈妈还是要注意拉大与辐射源的距离，这是最简单有效的防辐射方法了。

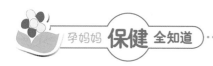

准妈妈可以使用普通蚊香吗

准妈妈怀孕之后最好不要再使用普通的蚊香来驱蚊。

因为普通蚊香里含有超细微粒，据研究，一盘蚊香燃烧释放出的微粒相当于4~6包香烟的量。超细微粒一旦被吸进肺里，短期内可能引发哮喘、出现呼吸困难、头痛、眼睛痛、窒息、反胃等现象，因此准妈妈最好不要用普通蚊香。

❀ 那么，准妈妈夏天用什么防蚊较好呢?

最好是用防蚊帐。

选用专门适用于孕妇的蚊香片（一般超市有出售）。

可用驱蚊器、蚊帐代替蚊香，让蚊虫无机可乘。

在卧室摆放一些可驱蚊虫的植物，如盛开的夜来香、茉莉花、米兰等。

容易招蚊虫的准妈妈，还需在医生指导下口服维生素B_1，或用其水溶液擦皮肤，均可减少蚊虫叮咬。

怎样推算预产期

预产期就是预计分娩的日期，胎宝宝在宫内的年龄是以周为单位计算的。根据孕周可以判断胎宝宝成熟与否。从末次月经的第一天以后的280天（即40周）为胎宝宝在宫内的生长发育期。

❀ 预产期月份的计算

如果准妈妈最后月经来潮是在3月份以后，就在这个月份上减去3，就是第二年胎宝宝出生的月份；如果月经来潮是在1~3月份，那么就在这个月份上加上9即是准妈妈分娩的月份。

❀ 预产期日期的计算

在最后月经来潮的第一天日期上加上7，就得出预产期的日期。如果得数超过30，减掉30以后得出的数字就是预产期的日期。

例如：最后一次月经来潮是2013年8月15日；预产期月份为8－3＝5（即2014年5月）；预产期日期为15＋7＝22（即22日）；即预产期为2014年5月22日。

贴心小贴士

推算预产期的目的，并不能确定真正的分娩日期，在预产期的前后两周分娩都算正常。不过推算出大致的预产期，对准妈妈及时、有计划地做相应的孕期准备是非常有益的。

怀孕日记应该写什么内容

写怀孕日记可以加强准妈妈和医生的合作，为医生诊断提供依据，也为自己、为家庭和宝宝留下一份珍贵的记录。日记的内容大致如下：

末次月经日期：这一日期可以帮助医生计算预产期，并依此判断胎宝宝生长发育情况。

早孕反应：记录早孕反应开始的日期及发生的程度，饮食调理的方法、进食量，以及医生治疗的情况等。

第一次胎动日期：胎动大多开始发生在妊娠18~20周。胎动日期可帮助计算预产期和判断胎宝宝发育情况。还应记录每日胎动次数以便监测胎宝宝发育。

阴道流血：妊娠期出现阴道流血，大多是先兆流产，也可能是异位妊娠等原因。应记录血色、血量及有无其他物质排出。

接受放射等有毒有害物质情况：各种放射线均对胎宝宝不利，如果在孕期做过X线检查或接触过其他放射物质，应记录照射部位、剂量和时间。如果孕期准妈妈曾喷洒过农药，或在化学制剂污染严重的环境中工作，也应记录。

性生活情况：在妊娠期的早期和晚期是禁止性交的，在孕中期性生活次数不要过频。每次性生活的日期应有记录。

体重：准妈妈要注意自己的体重变化，一方面供医生参考，一方面可根据体重变化调节饮食。

检查情况：每次产前检查后，可记录检查情况和日期，记录血压、尿蛋白、血红蛋白检查结果。要记录有无水肿及宫底高度等。

其他情况：妊娠日记还应记录妊娠期生活、工作、精神、心理上的重大变化。

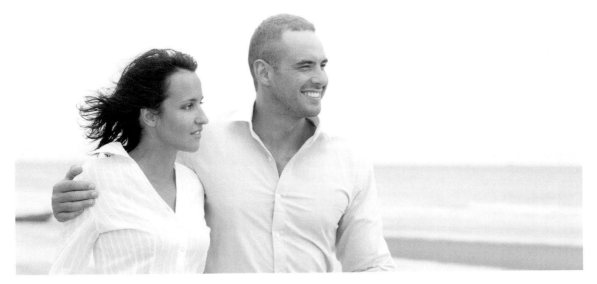

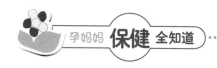

疾病防护，安心孕期

整个孕期要进行多少次产检

一般在怀孕12周左右检查1次，然后从13~28周每月检查1次，28~36周就要每半月检查1次了，36周以后至分娩每周检查1次。

在整个妊娠过程中，进行孕期检查的具体时间可参考下表：

检查时间段	检查次数	检查目的
孕12周以内	检查1次	及时识别早孕症状，及早开始保健
孕13~28周	每月检查1次	及时筛选高危妊娠，发现有高危因素应酌情增加检查次数，并给予必要的纠正治疗
孕28~36周	每半月检查1次	及时发现影响正常分娩的各种因素及妊娠期并发症、合并症
孕36周以后至分娩	每周检查1次	密切观察孕妇和胎宝宝的情况，以便更好地为接生做好准备，准妈妈如发现异常，应随时去医院检查，确保孕期安全

产检时医生一般会问哪些问题

产检时，医生一般会有针对性地询问一些问题，准妈妈如果在事先就做好准备的话，会让产检进行得更加顺利。

以下几个问题是医生比较常问的问题：

月经是否正常，一般会持续几天，最后一次月经是在几号？

有没有"害喜"的情况出现，如果有的话，大概是什么时候？

有没有做过刮宫手术？有没有流产过？

以前有没有生产过？如果有的话，以前怀孕的时候有没有出现过什么问题？

对药物有没有过敏史？

现在是不是正患有某种疾病，还在治疗当中？

准爸爸的年龄情况和身体情况。

夫妻双方有没有家族病史？

 贴心小贴士

准妈妈第一次去医院检查，一定要空腹以便采血。因为第一次产前检查可能要花很长时间，所以准妈妈身边最好有人陪伴。同时建议准妈妈穿易于穿脱的衣服，并随身带好医保卡。

产检一般会检查哪些项目

孕期产检包括基本项目和一些特定的项目,如妊娠期糖尿病检查、唐氏症筛查等。

下表对整个孕期需要检查的项目做了一个简要说明,可供准妈妈参考:

孕早期		
(1~12周)	体格检查	测量血压和体重
	产科检查	测量宫高、腹围、胎方位、骨盆情况等 血、尿常规,B超
	血型检查	检查血型,以备生产时输血,并为可能发生的胎儿宫内死亡、新生儿核黄疸或新生儿溶血症情况做准备
	血清检查	甲、乙、丙型肝炎,梅毒,艾滋病检查等项目
	TORCH检查	即弓形虫检查,即便准妈妈不饲养小猫小狗,为了保险也要做这项化验
孕中期		
(13~28周)	体格检查	测量血压和体重
	产科检查	测量宫高、腹围、胎方位、先露入盆情况、骨盆情况 血、尿常规,B超
	唐氏症筛查	在怀孕15~20周时做的一项筛查,检查胎宝宝是否患有先天愚型。通过唐氏症筛查,风险值比较高的(大于1/280)应该做羊膜腔穿刺来诊断确定
	妊娠期糖尿病	在妊娠24~28周进行,口服含50克葡萄糖水,一小时后抽血检测血浆血糖值。如筛查呈阳性,需进一步进行葡萄糖耐量试验,以明确有无妊娠糖尿病
孕晚期		
(29~40周)	体格检查	测量血压和体重
	产科检查	测量宫高、腹围、胎方位、先露入盆情况、骨盆情况,血、尿常规,B超
	心胎监护	一般从第28周开始数胎动,直至分娩。这一时期准妈妈对胎动异常要特别警觉

贴心小贴士

为确保妊娠的健康、顺利进行,有以下情形的准妈妈,除了做常规产检以外,还需要去医院的妇产科进行相关的产前咨询,让医生给准妈妈提供正确的指导方法。

1.对胎宝宝的生长发育有任何疑问或发现任何异常现象。2.高龄准妈妈,是指35岁以上的准妈妈。3.曾有过病毒感染、弓形虫感染,或接受大剂量放射线照射、接触有毒有害农药或化学物质、长期服药等情况的准妈妈。4.已生育过先天愚型儿或其他染色体异常儿的准妈妈。

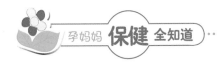
去医院验孕需要注意哪些问题

为了保证检查结果准确和检查时的方便，准妈妈去医院验孕前做些相应的准备是很有必要的。一般来说，从以下几个方面准备比较好：

初诊检查前日晚上要休息好，保证良好睡眠。

检查时间一般选择在上午9点钟前为宜，且最好空腹。这样符合相关血液检查的要求（可带些点心，抽完血后再吃）。

选择适合自己条件的医疗单位进行初诊检查，这样既便于孕期情况的连续观察，又免去了转来转去的麻烦，节省精力。

检查当日应穿着宽松易脱的衣服，以利于妇科检查。

因为接诊医生的患者较多，所以为了节省时间、保证就诊效果，准妈妈最好事先明确末次月经时间、早孕反应开始时间等。另外，如果准妈妈有什么疑问需要向医生咨询，可以事先整理出来，记在日记本上。

如实回答医生的询问，医生的询问所涉及的方面都是医疗所需要的。

预约下次检查时间。如果准妈妈的情况适合继续怀孕，医生将告诉准妈妈下次检查的时间。

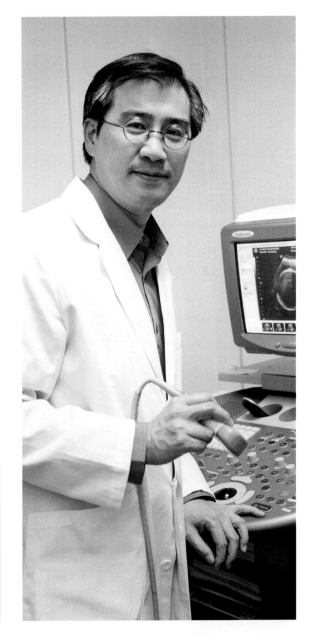

> **贴心小贴士**
>
> 疑似怀孕的准妈妈必须尽早到妇产科检查，有怀孕经验的准妈妈也不能忽视初次检查。因为医生除了判断准妈妈是否怀孕外，还会确认是否为正常的怀孕、准妈妈是否存在不利于怀孕的疾病及严重影响胎宝宝健康的遗传性疾病等不安定因素，如发现应及早采取相应措施。

准妈妈该怎样预防感冒

怀孕后,准妈妈的鼻、咽、气管等呼吸道黏膜充血、水肿,因而抵抗力下降,容易被呼吸道病毒感染而引起感冒。所以,准妈妈要注意预防感冒。

勤洗手。

经常做搓手动作。

用冷水洗脸洗鼻。

常用盐水漱口。

怀孕后经常喝鸡汤。

尽量不去公共场所,减少访视活动,特别在感冒流行期间。

无论天气多寒冷,都必须经常开窗透气,尤其在房间密闭的写字楼办公室内,以免流感病毒传播。

每天注意收看天气预报,及时按气温变化增减衣物。空调房间与外面环境的温差不可过大,以免引起感冒。

感冒流行期间喝一些清热解毒的中药,如用大青叶、板蓝根熬水喝。

孕早期感冒了怎么办

感冒后,由于担心用药会对胎宝宝造成不良影响,加之感冒初期又未能很好地进行调护,往往会导致准妈妈的病情发展,反而对胎宝宝产生危险。那么,感冒了怎么办呢?

一旦患了感冒,应该在产科医生的指导下合理用药,尽快控制感染,消灭病毒,以防病情加重。

轻度感冒多喝白开水,卧床休息并注意保暖,口服感冒清热冲剂或板蓝根冲剂等;感冒较严重并伴高烧,应尽快降温,可在额部、颈部放冰块或服药降温,但一定要在医生指导下进行,避免乱吃阿司匹林之类的退热药。

在感冒初期,也可尝试一些食疗法,如鸡汤可减轻鼻塞、流涕的症状,具有一定治疗作用。

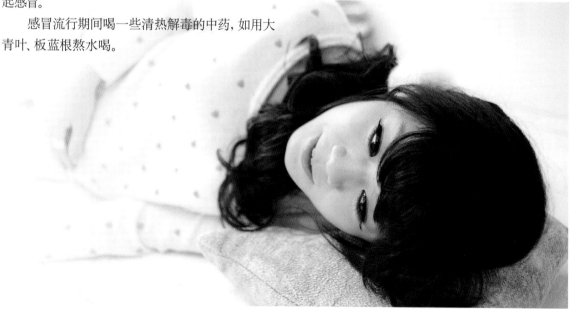

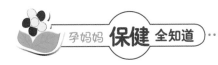

科学胎教，贵在坚持

胎教应从什么时候开始

当胎宝宝的感觉器官发育成熟，能够接收到外界传达的信息，并且能够产生反应的时候，胎教的效果才会更加明显。

要建立胎宝宝的条件反射，需要三方面的物质基础：

要有反射中枢，也就是大脑、脊髓等中枢神经系统。

要有连接感受器、效应器及反射中枢的传出神经。

要有接受外界刺激的感受器和效应器，人的眼、耳、鼻、舌及体表都是天然的感受器。

胎宝宝大脑和各感觉器官的发育状态，可参考下表：

听觉	24周时听觉功能已经完全建立，25周时听力几乎与成人相当，28周时对音响刺激已经具备充分的反应能力
视觉	16周时视觉已经形成，29~32周期间，胎宝宝开始尝试睁开眼睛
触觉	一般而言，在12周左右，胎宝宝的触觉就形成了
大脑	12周时胎宝宝逐渐有了接受能力，16周时胎宝宝已能表示喜恶

进行了胎教的宝宝有哪些特点

进行了胎教的宝宝一般不爱哭，也较容易养成规律的作息习惯，还能够较早地与人交往，学习语言的能力也比较强。

胎教过的宝宝不爱哭。虽然宝宝在饥饿、尿湿和身体不适时也会啼哭，但得到满足之后啼哭就会停止。

胎教过的宝宝容易养成规律的作息习惯。受过胎教的宝宝感音能力也比较好，每当听到准妈妈的脚步声、说话声时就会停止啼哭。这样的宝宝比较容易养成正常的生活规律。

胎教过的宝宝能够较早地与人交往，学习语言的能力也比较强。受过胎教的宝宝2个月时会发几个元音，4个月会发几个辅音，5~6个月发出的声音就能表达一定的意思了。

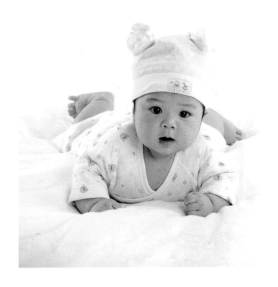

每天什么时候进行胎教最好

每天的中午12时、晚8~11时进行胎教最好。

中午12点

这时，人的视力处于最佳状态，可以明朗清晰地看到美丽的风景，准妈妈可以在这段时间去欣赏优美的绘画作品。

晚8~11点

这个时间是准妈妈听觉神经最敏感的时间，也是最佳胎教时间。准妈妈已经吃完饭，并稍做了休息，精神慢慢恢复，当然最好能和准爸爸一起进行胎教。

胎教前，准妈妈和准爸爸一定要调整好自己的情绪哦，不要将白天工作的疲惫、压力等负面情绪传输给胎宝宝。跟胎宝宝说话的时候，一定要全身心地投入，完全不要为这样亲密、可爱的说话方式而尴尬。

准妈妈情绪调节站

准妈妈的情绪会影响胎宝宝吗

母子连心，准妈妈的情绪肯定会影响到胎宝宝。

如果准爸爸准妈妈的感情非常融洽，家庭的气氛非常和谐，那么受精卵就会安然舒适地在子宫内发育成长，生下的宝宝就会更加健康和聪慧。

准妈妈愉快乐观的情绪，会使血液中有利于宝宝健康发育的化学物质增加，令胎宝宝发育正常，分娩时也会比较顺利。反之，紧张、恐惧、焦虑、忧郁、悲伤的情绪，会使血液中有害于神经系统和其他组织器官的物质增加，并可通过胎盘影响胎宝宝发育，甚至导致胎宝宝畸形、早产、未成熟等。当准妈妈情绪过度紧张时，交感神经兴奋就会占优势，

肾上腺皮质激素分泌增加，阻碍胎宝宝上腭的发育从而造成腭裂。如果临产时准妈妈受精神刺激而极度不安的话，有可能发生滞产或产后大出血。

准妈妈应注意调节哪些不好心态

对于孕期，准妈妈应该以平常心谨慎对待，不必过于紧张、焦虑，也不要太过放任自流。

过分担心宝宝的健康的心理

有些准妈妈对怀孕没有科学的认识，容易产生既高兴又担心的矛盾心理。对自己的身体能否胜任孕育胎宝宝的任务、胎宝宝发育是否正常总是持有怀疑的态度，把药物都拒在千里之外。

对早孕反应过于担忧的心理

其实严格说来，早孕反应是一种身体和心理因素共同作用而产生的症状。医学家发现，孕吐与心理因素有密切的关系。如准妈妈厌恶怀孕，那么绝大多数准妈妈会孕吐并伴有体重减轻的症状；如果准妈妈本身性格比较外露，心理和情绪波动很大，也会发生剧烈孕吐和其他反应。

对未来想得太多，心理过于紧张

有些准妈妈及家人由于盼子心切，对未来的生活又茫然无知，加之对住房、收入、照料胎宝宝等问题的担心，从而导致心理上的高度紧张。

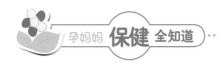

心情不好时，多和朋友聊聊天

倾诉是发泄心中郁闷和不良情绪的方法之一。准妈妈要学会倾诉。

善于协调情绪色彩是保持良好的孕期心态的前提。一些与准爸爸都不能说的情况，可以和亲密的朋友细细说来，一起去寻求解决的办法。

和朋友一起逛逛街、聊聊天什么的，可以很好地缓解内心的心理压力。朋友的安慰和鼓舞，也可以让准妈妈保持愉快的心情。如果朋友正好也在怀孕，或是已经生育了宝宝，两人还可以一起交流讨论孕产的经验呢，可以学习到不少有用的知识，增强准妈妈的信心。

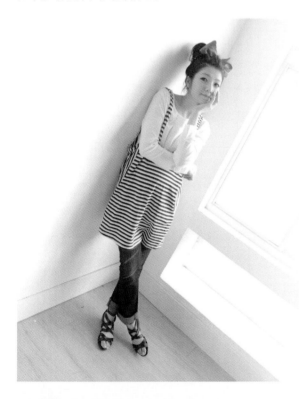

孕早期的情绪调节建议

准妈妈应该保持淡定、乐观的情绪，多和准爸爸、家人沟通，每天写怀孕日记，倾诉自己的心事等。

准妈妈应该接受自己怀孕的事实，将妊娠纳入自己的生活计划，多学习一些孕产方面的知识，对妊娠过程中出现的各种生理现象有正确的认识，并为进入母亲角色做好心理准备。

对于孕期出现的各种问题，应该重视但避免惊慌。有疑问时可以问一问有妊娠经历的前辈、朋友或者查阅书本（比如学习本书），还可以向医生咨询。

如果准妈妈发生了与别人不一样的妊娠现象，只要不会危及准妈妈和胎宝宝的健康，也不要过分担心。因为人与人之间存在个体差异，在正常范围内出现小小的差异是不足为奇的。

日常生活中要多看积极的、高尚的、乐观的事物，给胎宝宝以有利的影响。

多和准爸爸、家人做良好的沟通，把自己的需要明确地告诉他们，争取到家人的关心和帮助。

必须独自面对问题时，可以用记孕期日记的方法，把自己的身体变化，准备做母亲的心路历程，怀孕各期的心情、烦恼和感受，把胎宝宝的成长、变化，包括他的胎动、踢腿、打嗝、游戏都记录下来，这也是排解准妈妈忧虑情绪的好方法。

完美准爸爸须知

准爸爸要主动承担家务

孕早期准妈妈容易发生早孕反应，对厨房的油烟反应比较大，准爸爸应尽所能，主动多承担下厨的任务。或者请长辈帮忙，让准妈妈更舒心地度过孕早期。

别让准妈妈做太劳累的家务事，同时注意让准妈妈远离有害于孕育的事物，并且避免和准妈妈发生情绪冲突等。一个合格的准爸爸，应该在生活的各个方面、各个细节，为准妈妈提供合理的帮助。即使准爸爸不能够做到十全十美，但只要努力了，肯定也会让准妈妈产生幸福的感觉，不会让准妈妈因为独自承担孕育的辛苦而感到茫然。

需要注意的是，准爸爸在帮助准妈妈的时候，不要表现得太紧张，或者提出诸多禁忌，否则会引起准妈妈对妊娠安全的不必要的焦虑和紧张，反倒对孕育不利了。

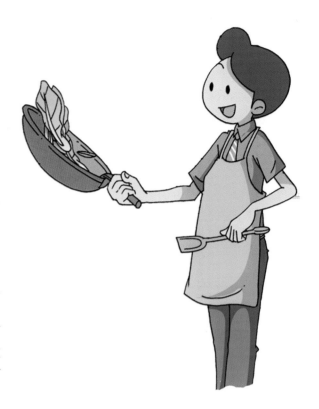

让准妈妈吃得营养又科学

孕早期处于机体调节阶段，准妈妈所需营养较孕前要多。同时，在孕早期，由于妊娠反应，准妈妈容易出现恶心、厌食、呕吐、挑食、乏力等早孕反应，这些反应严重地影响着准妈妈的营养摄入。所以，这一阶段准爸爸应该在食物上多做变化，最好要主动下厨为准妈妈做些可口、易于消化的饭菜，为准妈妈提供充足的营养。尽可能多准备几种小吃、小菜，供准妈妈任意选择。如果准妈妈胃口不好，可以让准妈妈少量多餐地食用，保证营养的均衡摄入。

需要注意的是，这种充足是指营养全面，而不是指分量，所以重点是给准妈妈准备搭配合理的食物，而不是一次让准妈妈食用大量食物。

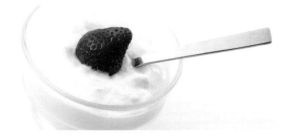

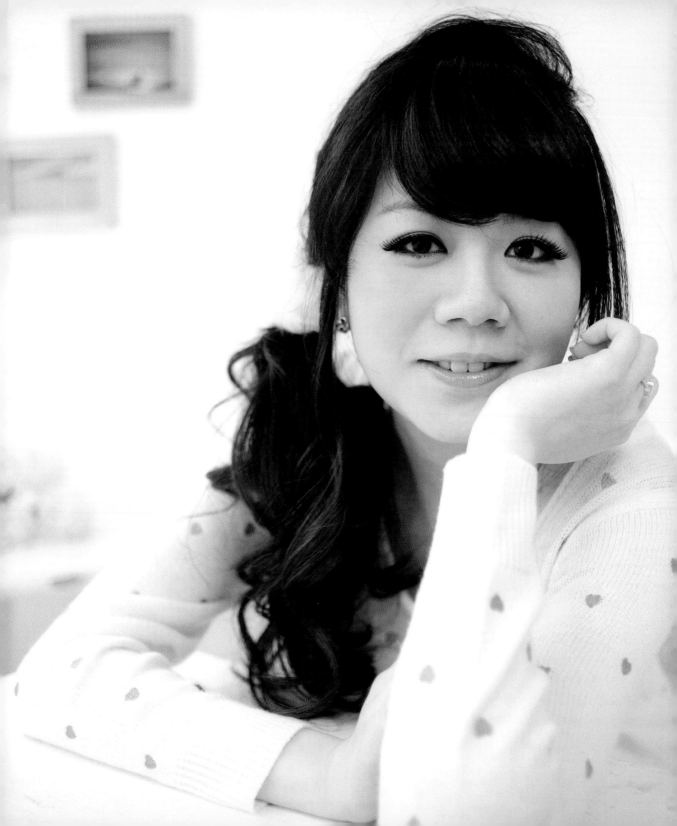

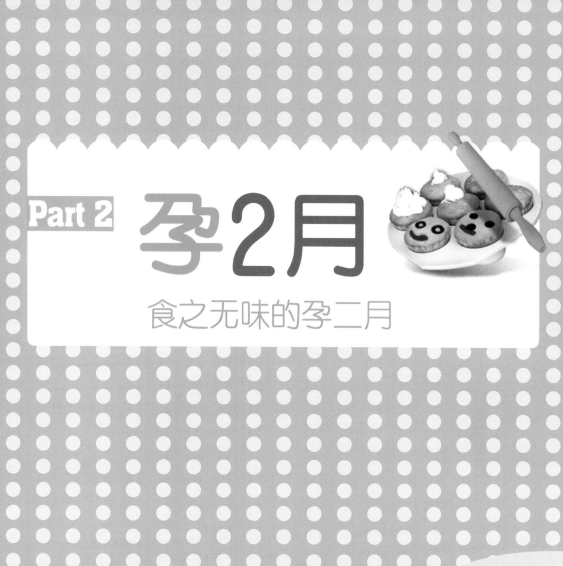

Part 2

孕2月

食之无味的孕二月

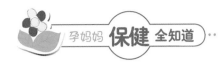
饮食营养方案

本月准妈妈应重点补充什么营养素

本月，有些准妈妈会发现在刷牙时牙龈会出血，适量补充维生素C能缓解牙龈出血的现象。同时，可以帮助提高机体抵抗力，预防牙齿疾病。多吃新鲜的水果蔬菜，就可以补充足够的维生素C。注意，维生素C是水溶性的，容易流失，因此，烹煮食物的时间不宜 过长。

对于那些受孕吐困扰的准妈妈来说，维生素B₆便是妊娠呕吐的克星。维生素B₆在麦芽糖中含量最高，每天吃1~2勺麦芽糖不仅可以抑制妊娠呕吐，而且能使准妈妈精力充沛。如果准妈妈想通过补充维生素B₆制剂来缓解孕吐现象，在服用之前一定要先咨询医生，切不可擅自服用。

孕吐期准妈妈应如何保证营养

孕吐是早孕反应的一种常见症状，一般会在怀孕第4~8周的时候开始，在第8~10 周时达到顶峰，然后在第12周时回落。不过，也有部分准妈妈孕吐的现象持续的时间会更长。

饮食、精神因素、怀孕后体内激素的变化以及黄体酮的增加，都是引发孕吐的原因。轻度的孕吐反应，一般在妊娠3个月左右即会自然消失 ；剧烈而持续性的呕吐 (表现为全身困倦无力、消瘦、脱水、少尿甚至酸中毒等危重病症)，对母子健康影响很大，应及时请医生治疗。

由于怀孕最初3个月，是受精卵分化最旺盛、胎宝宝各种器官形成的关键时刻，因此，孕吐期的饮食调理十分重要。

❀ 早餐一定不能少

孕吐期的准妈妈大部分都会有晨起恶心的症状，这是由于很长一段时间没有吃东西导致体内血糖含量降低造成的。因此，准妈妈早晨起床之前应该先吃点儿含蛋白质、碳水化合物的食物，如温牛奶加苏打饼干，再去洗漱，就会缓解症状。

此外，清晨不要太着急起床，起床太猛了会加重反胃的情况。

❀ 少食多餐，干稀搭配

孕吐期准妈妈的进食方法以少食多餐为好。每 2~3 小时进食一次，一天 5~6 餐，甚至可以想吃就吃。恶心时吃干的，不恶心时吃稀汤。进食后万一呕吐，可做做深呼吸，或听听音乐、散散步，再继续进食。晚上反应较轻时，食量宜增加，食物要多样化，必要时睡前可适量加餐。

❀ 水果入菜，增加食欲

孕吐剧烈时可以尝试用水果入菜，如利用柠檬、脐橙、菠萝等做材料烹煮食物的方法，来增加食欲 ；也可食用少量的醋来增添菜色美味。还可以试一试酸梅汤、橙汁、甘蔗汁等来缓解妊娠的不适。

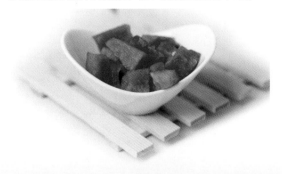

爱吃酸味食物的准妈妈要注意什么

很多准妈妈怀孕后特别喜欢吃酸味的食物。酸味能刺激胃液分泌，提高消化酶的活性，促进胃蠕动，有利于食物的消化和各种营养素的吸收。所以，怀孕后吃酸味的食物，有利于胎宝宝和准妈妈的健康。但并不是只要是酸味的食物就一定是好的。

最好选用一些带酸味的新鲜瓜果，这类食物含有丰富的维生素C，维生素C可以增强准妈妈身体的抵抗力，促进胎宝宝的正常生长发育。如番茄、青苹果、柑橘、草莓、酸枣、话梅、葡萄、樱桃、杨梅、石榴等都是不错的选择。

可以多喝一些酸奶，酸奶富含钙、优质蛋白质、多种维生素和碳水化合物，还能帮助人体吸收营养，排泄有毒物质，不但营养价值高，而且对厌食症状有一定的治疗作用。

准妈妈不宜吃山楂，因为山楂对准妈妈的子宫有收缩作用。准妈妈若食用较多的山楂制品，会刺激子宫收缩，甚至会造成流产。

准妈妈不要多吃人工腌制的酸菜和醋制品。人工腌制的酸菜、醋制品虽然有一定的酸味，但维生素、蛋白质、矿物质、糖类等多种营养几乎丧失殆尽，而且腌菜中的致癌物质亚硝酸盐含量较高，过多地食用显然对准妈妈、胎宝宝的健康无益。

贴心小贴士

孕吐期间，孕妈妈要尽量保证每天的热量需求，同时，注意保证优质蛋白质的摄入以及叶酸的补充，保证充足的营养。

准妈妈可以吃辣味食物吗

怀孕后的饮食注意是准妈妈非常关注的话题，日常生活中的食品非常多，但不是所有的食品都适合准妈妈食用。那么怀孕后可以吃辣椒吗？

在孕早期由于妊娠反应，大部分准妈妈食欲不佳，适当吃些辣椒，有助于增加食欲。不过，虽然还没有科学依据证明怀孕早期吃辣椒对准妈妈及胎宝宝有不良影响。但吃多了辣味食物容易上火，引起便秘，严重的还会引发痔疮。

因为怀孕时体质会改变，所以如果孕期吃辣有肠胃不适的现象，还是要尽量避免。另外，一些辣制品含有高盐分，盐分摄取过多容易造成准妈妈水肿。在孕早期胚胎着床尚未十分稳定前（即怀孕12周之前），建议尽量避免食用会刺激或改变胃肠道蠕动的食物。

如果有流产病史或是有早产病史的准妈妈，则整个孕期都不建议食用过辣食物。孕期吃辣，必须要掌握：少量、适量、不过量的原则。

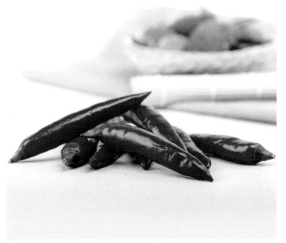

抑制孕吐的维生素B$_6$该怎么补

不少准妈妈在孕早期都会出现食欲缺乏、呕吐等早孕反应，如果适量服用一些维生素B$_6$，可以明显地减轻这些症状。

对于准妈妈来说，怀孕的前两个月，每天服用10毫克维生素B$_6$能够明显减轻呕吐等早孕反应。如果妊娠反应较重，则可以在医生的指导下加大服用维生素B$_6$的剂量，不应自己随意加大剂量，过多、过久地服用维生素B$_6$对准妈妈和胎宝宝都不利。准妈妈可以多吃一些动物肝脏、鱼、蛋、豆类、谷物、葵花子、花生仁、核桃等食物，这些食物中均含有较多的维生素B$_6$。

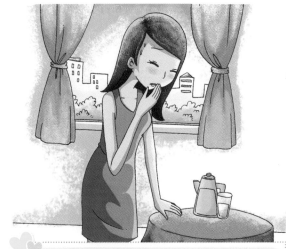

贴心小贴士

维生素B$_6$要在酸性环境中才能比较稳定，叶酸则需要碱性的环境。如果吃含叶酸的食物或叶酸补充剂时服用维生素B$_6$，由于二者的稳定环境相抵触，所以吸收率都会受到影响。因此，维生素B$_6$不能和叶酸一起服用，时间最好间隔半小时以上。

孕吐期间需要补充营养素制剂吗

准妈妈一旦发生孕吐现象，应该顺其自然，因为孕期呕吐症状一般都较轻微，而且多数在妊娠12周左右自行消失。虽然孕吐暂时影响了营养的均衡吸收，但在怀孕初期，胎宝宝主要是处于器官形成阶段，对营养的需求相对后期要少。真正解决孕吐最好的办法是消除思想顾虑，适当调整饮食。

如果准妈妈孕吐现象比较严重，那么为了保证准妈妈及胎宝宝的健康之需，可以在医生的指导下适当地补充一些营养剂。比如服一些B族维生素和维生素C，可以减轻妊娠反应的不适。

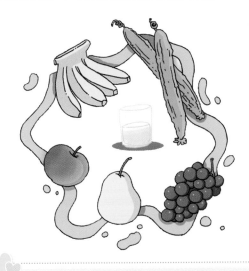

> **贴心小贴士**
>
> 虽然孕吐一般情况下不会影响身体健康，但也有约 1% 的准妈妈情况十分严重，导致脱水，体重下降。一旦出现脱水、晕眩、心跳加速或呕吐次数频繁、不能进食、呕吐物中夹有血丝等情况，就必须马上去医院。

准妈妈需要喝孕妇奶粉吗

孕早期可以不用喝孕妇奶粉，到了孕中、晚期可以将牛奶换成孕妇奶粉，以保障充足的营养。因为孕早期胚胎较小，生长比较缓慢，准妈妈所需热能和营养素基本上与孕前相同。再加上早孕反应，准妈妈可能也喝不下孕妇奶粉。

到了孕中期，随着恶心、呕吐等不适慢慢减退、消失，准妈妈的胃口越来越好，胎宝宝所需的营养也越来越多了。即便均衡饮食，也有相当一部分准妈妈由于食量、习惯等，仍难以获得满足胎宝宝生长及自身健康的诸多营养素，尤其是钙、铁等。所以建议有条件的准妈妈可以在孕中、晚期，把孕期所需的牛奶换成孕妇奶粉，来弥补营养的不足。

> **贴心小贴士**
>
> 孕妇奶粉是专门为准妈妈准备的一种奶粉，它在牛奶的基础上，特别添加了叶酸、钙、铁、DHA等各种孕期所需要的营养成分。

孕妇奶粉能和牛奶一起喝吗

孕妇奶粉是在牛奶的基础上，进一步添加孕期所需要的营养成分，包括叶酸、铁质、钙质、DHA等，满足准妈妈在孕期的特殊需要。但准妈妈也不要抓住孕 妇奶粉大喝特喝，既喝孕妇奶粉，又喝牛奶，这样反而会增加肾脏的负担。

其实，许多重要的营养成分，如蛋白质、脂肪、糖类、纤维等，还是要从一日三餐中摄取的。以每杯牛奶250毫升为例，一般来说，准妈妈一天喝1~2杯就能补充每天所需要的钙质等营养成分了。

孕期喝茶有哪些宜忌

茶叶含有茶多酚、芳香油、矿物质、蛋白质、维生素等营养成分，适当饮用，可以加强心肾功能，对促进血液循环、帮助消化、预防妊娠水肿、促进胎宝宝的生长发育，是大有好处的。但是，对准妈妈来说也不是什么茶都能喝的。

❀ 宜

宜喝凉性的茶，如绿茶、清茶、花茶等，这些茶有清热降火、疏肝解郁、理气调经的功效。如果准妈妈的体质比较虚弱，可以适当喝一点儿温性茶，比如红茶、普洱茶，既能增加能量，又能补充营养。

❀ 忌

忌喝浓茶，因为浓茶里含有过量的咖啡因，会使准妈妈更加兴奋，会给胎宝宝带来过分的刺激。特别是饮用浓红茶（每 500毫升浓红茶大约含咖啡因 0.06 毫克），对胎宝宝就会产生危害。

❀ 茶叶选择

在选择茶叶时，要根据个人的饮茶习惯、年龄、健康情况、生活环境等来选择适合自己的茶叶和饮用的量。在茶叶的选择方面，绿茶、花茶都可以考虑，尽量选择纯天然、加工少的茶叶。而饮茶的量，一般来说每天2~5克为宜，对于体能消耗较多、进食量较大的人，可以适当增加一点儿。

茶叶中的鞣酸可与食物中的铁元素结合成一种不能被机体吸收的复合物，从而影响人体对铁的吸收，因此，建议准妈妈在饭后1小时再饮用淡绿茶。

> **贴心小贴士**
>
> 花茶有一定的保健功效，但许多花茶与其他中药一样，都有一定的适应人群，如红花具有活血化瘀的作用，若用法不当，会导致流产。因此，饮用某种不明确性质的花茶前，最好先咨询相关的专家或医生。

孕吐准妈妈吃水果需要注意哪些问题

有些准妈妈由于妊娠反应剧烈，往往依靠吃水果来减轻妊娠反应，或者在没有胃口的时候，选择用水果代替正餐。其实，这些行为都是错误的，准妈妈在孕期吃水果一定要适量，而且食用方法也需要注意。那么，孕期究竟该如何科学地食用水果呢？

每天食用水果最多不要超过500克，而且要尽量选择含糖量低的水果，如柿子、柑橘、小番茄等，不要无节制地食用西瓜等高糖分水果。

吃水果最好在两餐之间。

水果中含有发酵糖类物质，因此吃后要漱口。

进食瓜果一定要注意饮食卫生，生吃水果前必须洗净外皮，不要用菜刀削水果，避免将寄生虫卵带到水果上。

> **贴心小贴士**
>
> 建议非常喜欢吃水果的准妈妈，最好在怀孕第24~28周时，去医院进行定期血糖测定，随时监控，避免妊娠糖尿病的发生。

厌食油腻的准妈妈怎样补充脂肪

准妈妈怀孕早期，由于妊娠反应的影响，一般都不愿食用油腻的食物。虽然少吃油腻食物的确可减轻妊娠反应，但也会造成孕早期摄入的脂肪过少。而脂肪却是孕早期准妈妈体内不可缺少的营养物质。脂肪可促进脂溶性维生素A、维生素D、维生素E的吸收。尤其是维生素E，有安胎的作用。脂肪可固定内脏器官的位置，使子宫衡定在盆腔中央，为胚胎发育提供一个安宁的环境。因此，孕早期的准妈妈不可缺少脂肪。

不吃油腻食物的准妈妈，可吃核桃、芝麻来补充脂肪。

核桃仁含不饱和脂肪酸、磷脂、蛋白质等多种营养素，可补充准妈妈所需的脂肪，而且有补气养血、温肺润肠的作用。核桃营养成分的结构对于胎宝宝的脑发育非常有利。准妈妈可每天吃2~3个核桃。

芝麻富含脂肪、蛋白质、糖、芝麻素、卵磷脂、钙、铁、硒、亚油酸等，具有营养大脑、抗衰美容的作用，这对准妈妈和胎宝宝都很有益。准妈妈可将芝麻炒熟捣烂，加入适量的糖，每日上、下午用白开水各冲服一杯，不但不腻，还可补充脂肪，而且对胎宝宝健脑、润肤有益，还可增强准妈妈的抵抗力，预防感冒。

吃什么可以让胎宝宝发质更好

如想要出生后的宝宝发质更好，准妈妈应在孕期吃一些坚果类的食品，如芝麻、核桃等。但是应注意，坚果类的食品油分大，一次不要吃多了，吃多了不易消化，而且会影响食欲。

如果准爸爸准妈妈头发早白或者略见枯黄、脱落，那么，准妈妈可多吃些富含B族维生素的食物。比如瘦肉、鱼、动物肝脏、牛奶、面包、豆类、鸡蛋、紫菜、核桃、芝麻、玉米以及绿色蔬菜，这些食物可以使胎宝宝的发质得到改善，使头发浓密、乌黑，而且光泽油亮。

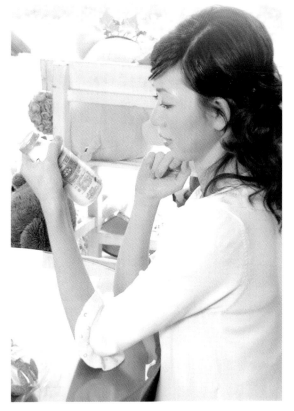

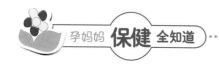
日常护理，细心到位

如何缓解早晨起床后的恶心感

准妈妈可以把晨吐看作是身体对胎宝宝生长的一种保护机制，是使准妈妈和胎宝宝免于食物过敏和保护胎宝宝器官生长不受化学物质影响的最自然的方法。这样就能避免发生晨吐时，准妈妈情绪低落。

以下几种小方法也可以帮助准妈妈缓解孕早期的晨吐：

早晨起床时动作要慢。

在床边放一些小零食，如饼干、全麦面包等，每天在睡前以及起床前都吃一点儿，可以减轻晨吐。

吃姜也可以缓解恶心的症状。不过，每天吃姜的次数不可超过3次。香蕉也有不错的镇定功效，可以减轻恶心、晨吐。

喝水时加些苹果汁和蜂蜜，或者吃些苹果酱，可以起到保护胃的作用。

清晨刷牙经常会刺激产生呕吐，准妈妈起床后不妨先吃点儿东西再刷牙。

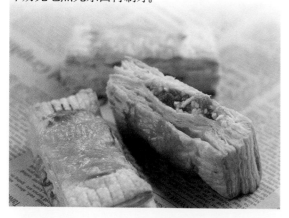

如何减轻孕吐的症状

虽然没有方法从根本上阻止孕吐，但是，只要准妈妈在饮食和生活习惯上做一点小小的调整，就可减轻孕吐的难受感觉。

少吃多餐，避免空腹。可以将一日三餐改为每天吃上5~6次，每次少吃一点儿，或者每隔2~3个小时就吃点儿东西。

茶、柠檬水或甜的碳酸饮料有助于平息反胃的情况。但不要在进餐的同时喝，而应在餐前半小时或餐后半小时喝。

要多喝水，吸收足够的水分才能避免因呕吐造成的脱水。

饮食要清淡，避免吃太油腻或辛辣的食物。

疲劳、剧烈运动、嘈杂的环境等都会加剧孕吐情况。准妈妈一定要注意休息，运动要轻量，环境也要安静。可以缓慢地散步，减轻恶心的感觉。

室内最好保持空气清新，温度也要适宜。气温过高也会加重恶心、呕吐。

心情的变化也起着很大的作用，压力会加剧孕吐情况。准妈妈要让自己保持心境平和，不要太紧张、焦虑。

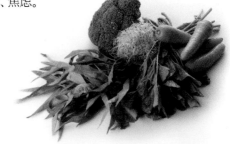

孕妈妈完美大全

怀孕生子是一件令人喜悦的事，不过准妈妈的身体为了迎接宝宝的到来，总有许多变化，有些准妈妈因此变美了，却也有准妈妈觉得自己变丑了！虽然每一位女性怀孕时面临的变化不尽相同，但如果能掌握一些重要原则，您不仅能做一个健康美丽的孕妈妈，产后也照样完美！

✿ 呵护肌肤

每个女性在怀孕时，体内的激素都会有所改变，而身体组织对激素改变的反应不一，受影响的程度也不同。同样，每一个孕妈妈的皮肤组织会有不同的改变，有的妈妈皮肤仍然光滑，有的妈妈却会长痘痘或有色素沉淀等现象，导致皮肤变差。过去会有人以皮肤的变化来判断胎儿是男是女，认为怀男宝宝的妈妈皮肤会较差，怀女宝宝的话，皮肤就很漂亮，但其实孕期皮肤的好坏，与胎儿的性别并没有关联。

虽然每个人的体质不同，怀孕时的皮肤状况也不一，但是就整体来讲，孕妈妈常见的皮肤困扰有以下几种：

色素沉淀、色素斑

在体内激素的改变之下，色素沉淀是孕妈妈身上最明显的变化，通常在颈部、腋下、乳晕、腹部中线、腹股沟，以及手脚的关节部位等，会有变黑的现象。当黑色素集中在面部两颊、额头或上唇时，就称为孕斑或黑斑。另一方面，原有的斑点也可能会加深，如雀斑或晒斑等。

小垂疣

小垂疣是一些小小的、约1毫米突起的小东西，颜色多半是深肤色、咖啡色或黑色，常发生在颈部、胸、腹、乳晕，或是眼皮的皱褶部分。

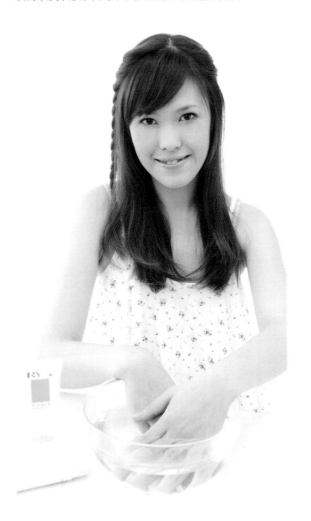

其他皮肤疾病

除此之外，孕妈妈尚有青春痘、皮肤瘙痒等皮肤问题，尤其在后期睡眠不足的情形下，可能更容易发生。另外，在怀孕之前，就有异位性皮肤炎、脂溢性皮炎、干癣、湿疹等皮肤疾病的准妈妈，可能会担心这些疾病在孕期会复发或是恶化。

怀孕后，确实有一些妈妈的皮肤疾病因此恶化，但也有人的症状因此减缓，这个问题没有统一的答案，这是因为，在医学上虽有治疗这些疾病的方式，但是尚未能确定这些疾病的致病原因，而怀孕之后，更无法确定这些疾病为何会恶化或是减缓，而且也无法事先预期某位妈妈的某种皮肤病会因怀孕而复发、恶化或是减轻。唯一能确定的是，这些皮肤疾病的变化通常与激素脱离不了关系，而准妈妈的情绪也会影响病情的轻、重变化。

虽然上述的皮肤状况都来自于身体内部的变化，但是孕妈妈如能做好基本的保养与防护，可以避免或减轻这些症状。

防晒

阳光中的紫外线不仅会破坏皮肤中的胶原蛋白与弹性纤维，同时也会产生自由基，使皮肤容易老化。再者，有些脸上的斑点在日晒之后，颜色会加深，所以防晒是一定要做好的，包括擦防晒品、撑伞、戴帽子、穿长袖外套等。

基础保养

除了防晒之外，皮肤尚需做好清洁与保养的工作。而在产后，皮肤容易变得粗糙、多油又干燥，可使用含有乳糖酸、乳酸、胶原蛋白、尿素等高效保湿成分的产品。

另外，怀孕时皮肤胶原蛋白的流失可能因激素而增加，可使用含有抗老化成分的产品，例如，维生素C等。在头发方面，妈妈不必禁止自己洗头发或烫头发，但尽量不要染发，以免对宝宝造成不良的影响，尤其是妈妈喂母乳时。

保持愉快心情

怀孕时千万不要因为皮肤有某些改变，例如，痘痘变多，或是有色素沉淀等，而感到心情不好，这样反而可能使症状更加恶化。有些时候，保持愉快的心情反而能使皮肤的问题减轻。以异位性皮肤炎为例，通常皮肤会痒，让人想抓，而患者的心情也会烦躁，但假使怀孕时的情绪稳定，心情愉快，或许较能控制想抓皮肤的冲动，反而使症状减轻了。相反，如果孕妈妈并不想在此时怀孕，或感到困扰，情绪十分不稳，皮肤可能更加瘙痒，而又忍不住去抓，症状就会加重。

营养均衡、睡眠充足

均衡的营养是不可少的，再者是要作息正常，不过这一点，对于很多人来说可能很难，但至少要有充足的睡眠。

医生们表示，一旦产后体内激素恢复原有状态，有些皮肤问题也会随着消失。如孕斑，但消失的情形仍然因人而异，假使过了一段时间仍未消退，而妈妈又想除之而后快的话，可以再考虑使用医学美容的方式做治疗。一般来说，色素沉淀、孕斑，会视个人不同情形使用美白产品，或给予美白导入、果酸换肤、脉冲光或镭射进行治疗，而小垂疣则可用镭射去除。

贴心小贴士

充足的睡眠是保养皮肤的要诀之一。

赶走妊娠纹

妊娠纹其实是扩张纹，又称萎缩纹，形成原因到目前为止并未完全确定，但最广为接受的学说是：因为有强大的拉力将皮肤撑开，也就是腹围增长过快，皮肤来不及扩张，使得皮肤表皮与真皮层变薄，以致产生纹路。这种现象不只发生在孕妈妈身上，也会出现在体重增加很快的人身上，如青春期的少年，尤其是生长特别快速的位置，如膝盖、小腿、后腰部等，而怀孕妇女的腹部是被撑得最大的地方，最容易发生扩张纹，因此也被称为妊娠纹。除了腹部之外，臀部、大腿、手臂内侧，甚至是乳房都可能有妊娠纹产生。

另一种可能性是，孕妈妈的激素影响了皮肤纤维细胞的发育，阻碍了皮肤细胞的新陈代谢，使皮肤变薄了，遂因此产生妊娠纹。

妊娠纹的生长，大约可分为两期，初期呈现红色或紫红色的纹路，摸起来甚至有点儿凸凸的感觉，准妈妈可能感到有点儿痒不太舒服，类似发炎的反应，通常都发生在怀孕后期肚子被撑大时；过一段时间后，纹路会萎缩，变成白色，就像疤痕一样，摸起来会有一点儿凹下去的感觉，凹下去的部位说明皮肤变薄了。

多数准妈妈都会有妊娠纹，只是轻重程度不一，不过也有准妈妈属于不容易长妊娠纹的体质，可能是因为她的皮肤弹性纤维特别强韧，或是身体对怀孕分泌的激素反应较不强烈。另一方面，妊娠纹从初期发展到后期所需的时间，每个准妈妈也不一样。

妊娠纹的生成，表示皮肤已被撑开，使得弹力纤维变形，就不容易恢复原状，而一旦妊娠纹变成白色萎缩的疤痕，就更难消除。尽管目前在医学上尚无正式的证据显示，但还是建议在孕期擦拭妊娠霜以降低妊娠纹产生的机会。

怀孕时适度地使用妊娠霜按摩胸部与腹部（怀孕前3个月应避免刺激乳头，以免造成子宫收缩而有流产之虞），可帮助血液循环较顺畅，皮肤的延展性也会比较好，多少可以降低皮肤被快速撑开的程度。按摩方式是从离心处往心脏部位按摩，而腹部则是由中央（肚脐）往两侧推，腹背的部分则是由后背部中央往两侧推。下列成分通常会被应用在妊娠霜中，减少妊娠纹的产生：

维生素B$_5$、硅胶：减少疤痕形成。

椰子油、不饱和脂肪酸：滋润皮肤，使之更健康。

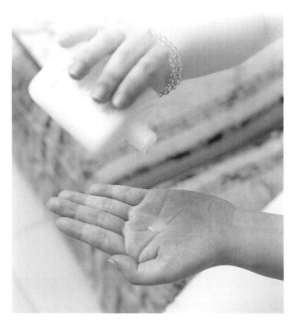

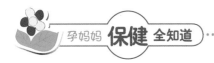

消除静脉曲张

静脉曲张是因为血管长期承受过大的压力而变粗，静脉中的瓣膜无法有效关闭起来，将血液往上输送，造成血液逆流且沉积于下肢，而孕妈妈在怀孕时期面临的以下几种状况，使孕妈妈容易产生静脉曲张。

腹压增加：膨大的子宫使得腹压增加，腹压增加会使得腿部的血液回流困难，因为身体上方的压力大，会使得腿部的血液无法顺利回流上去。

激素的改变：激素的改变，使得血管容易扩张，因此，血管里有机会聚积较多的血液。

便秘：有一些孕妈妈会有肠胃蠕动不畅而致便秘的状况，而便秘时直肠被撑大，也会压迫腹部使腹压上升。

其他发生静脉曲张的常见原因，还有持续长时间久站或久坐、穿着紧身衣物、高跟鞋，或是进行过于剧烈的运动，如马拉松。穿高跟鞋会使得脚跟无法着地走路，无法帮助血液回流。而过度剧烈的运动，也会使得腹压变大。

初期脚踝内侧或是腿部会出现紫色的小血管，状似蜘蛛，严重的话，腿部会有浮肿现象。不过，腿部未出现浮肿或紫色血管并不代表就没有静脉曲张，因为有些较肥胖的人血管藏在脂肪下，不容易看出。有效确认的方式通常是通过血管超音波找出静脉曲张的部位再加以治疗。

另外，因为静脉曲张是腿部的血液循环不佳，无法顺利地往上回流到心脏，因此腿部容易有酸麻、胀痛的感觉，即便只是走了一小段路，也会有这样的感觉。通常不舒服的感觉在晚上最明显，而睡觉时，受地心引力影响减弱，因此症状会稍微减轻，但到了第二天又会开始发生同样的状况。

静脉曲张也会影响到腿部皮肤外观，这是因为腿部血液循环不良，代谢物累积过多会使组织缺氧，一旦缺氧就会导致皮肤色素沉着现象，甚至溃疡。在夏天，血管肿胀情形尤其会加重，一般人以为腿部血液循环不良可泡热水改善，但对于静脉曲张的人来说，泡热水只会使病症更严重，且泡热水后皮肤较干燥，还可能因为发痒抓而挠破皮肤。

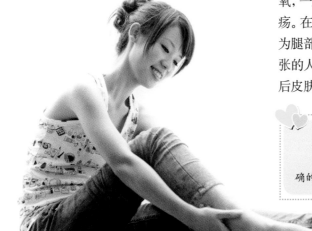

贴心小贴士

孕妈妈虽然容易产生静脉曲张，但若能掌握正确的观念，照样可以避免"小蜘蛛"爬上双腿！

脚尖、脚跟勤运动

在走路的过程中，脚尖与脚跟接触地面，会有一个收缩与舒张的过程，这个过程会帮助血液回流。如果无法多走路，可以模仿走路的方式，垫脚尖、拉脚跟，也有帮助血液回流的效果。

避免久坐与久站、穿高跟鞋与剧烈运动

孕妈妈尚需避免久坐与久站，或是双腿交叉跷二郎腿、穿高跟鞋或过紧衣物，并且避免腹部需要持续用力的剧烈运动，如举重，当然马拉松也要避免。另外一个保养秘方就是多抬腿，帮助小腿血液回流。

穿弹性袜

虽然一般的丝袜就有帮助血液回流的效果，但效果有限，仅可作为预防静脉曲张使用，如果已经有静脉曲张现象，则必须穿着以毫米汞柱（mmHg）为压力单位的弹性袜。

这种以毫米汞柱为压力单位的袜子所产生的压力是渐进式的，它能在脚踝处提供较大的弹性压力，并在小腿、膝盖，还有大腿部分递减。例如在脚踝处的压力为 20(100%)，小腿膝盖处压力依次递减为14(70%)再变成8(40%)，这样一来，在走路时，小腿肌肉收缩，而弹性袜产生的反作用力可将血液有效送回心脏，整个腿部也会很舒适，不会让腿部有太过紧绷的情形。

对于想要预防静脉曲张的准妈妈而言，选择（脚踝）压力大约在15~20ｍｍＨg的小腿袜即可。如果已经有静脉曲张现象，或症状已经很严重，则应就医，通常必须穿着全腿的弹性袜。

有一些孕妈妈在生产完之后，静脉曲张的现象就会消失，如果在6周之后症状仍存在，才需考虑就医治疗。同时，因为生产后属于血液凝固期，

此时进行手术也不恰当，容易发生栓塞现象。

目前治疗的方式可分两种，对于症状较轻微，只有表层微血管浮出的妈妈，可使用新式泡沫硬化剂或是体外激光去除；对于大静脉瓣膜关闭功能不佳的妈妈，则可以通过激光加热的方式来治疗。

贴心小贴士

适度的走路有助于孕妈妈脚部的血液回流，避免过多血液与代谢物积聚在下方造成静脉曲张。

✿ 产前乳房护理

受到激素的影响，孕妈妈的乳晕会变深，有时还会有小垂疣，同时乳头也会变得比较敏感，例如会痛、痒等。医生建议在怀孕初期不要清洗与揉搓乳头，以免造成子宫收缩而有流产的危险，而到了怀孕后期与产后喂母乳时，都只要用清水稍微洗乳头、乳房即可，不需要特别使用肥皂、酒精等东西。

另外，怀孕期间或哺乳时也不要使用丰胸产品，因为有些丰胸产品含有激素，这些东西被妈妈吸收之后，可能对胎儿或宝宝造成不良的影响。若需保养，只要使用一般乳液或是妊娠霜即可。

✿ 使用托腹带

孕期使用托腹带，不仅可以协助支撑腹部，减轻腰酸背痛现象，同时也可以避免腹部的皮肤被往下拉扯的程度，多少可减少产后肚皮松弛现象。但最重要的还是体重不要增加太多，胎儿不要太大，肚子才不会被撑得过大。

怎么消除准妈妈口腔中的怪味

可以通过清洁舌苔、勤漱口、避免食用刺激性食物等来消除口腔中的异味。

❀ 清洁舌苔

当嘴巴出现怪味时，在刷牙后可以顺便清洁一下舌苔，并彻底清除残留在舌头上的食物，这样有助于消除口腔内的异味，并可恢复舌头味蕾对于味道的正确感觉，而不至于对食物口味越吃越重。

❀ 时常漱口、喝水

准妈妈可以时常漱口，将口臭去除，也可以准备一些降火的饮料如茶水、果汁等，以除去口腔中的异味，并且同时注意饮食前后的口腔卫生。

❀ 避免食用辛辣、生冷食物

为了顾及准妈妈口味的改变和爱好，各式酸、甜、苦、辣的食物，孕期都可以酌量食用，但应避免食用过于辛辣的食物，以免令肠胃无法负荷。

❀ 变换食材、烹饪法

准妈妈可以尽量选择好看又好吃的食物，促进食欲。尝试将各种肉类食品用可口的调味料略微腌过，或避免较油腻的猪、牛肉，改食用鸡肉、蛋类或鱼类，以减少恶心反应；不时变换饭菜的花样，改变色香味及食物的形态，以提高饮食的兴趣；在食物中拌入适量的番茄、洋葱、蒜、香菜等，加重食物的味道，减轻苦的味道而加强酸味或甜味。

贴心小贴士

孕期的口腔异味也有可能是牙龈问题引起的，所以准妈妈在怀孕之前检查一下牙齿也是非常必要的。同时很多疾病也会引发味觉改变或口臭，如上呼吸道、支气管、肺部发生感染的时候都会有此现象，而患有糖尿病、肝或肾有问题的准妈妈，也会有口味改变的问题。如果准妈妈有特殊疾病史，或发生口气及味觉显著改变的情况，应由医生诊治并做诊断鉴别。

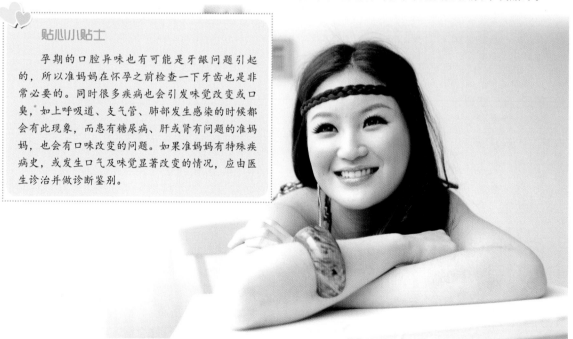

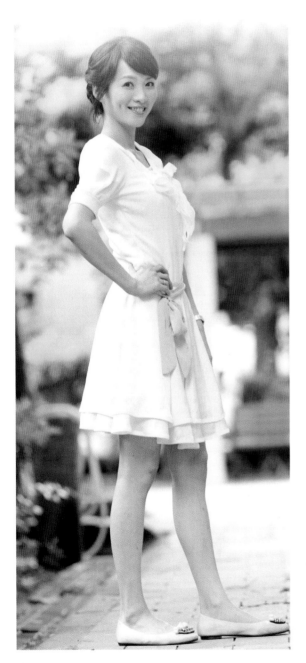

孕期运动好处多

传统观念认为怀孕妈妈应该少做活动，以免动了胎气，但这个观念是错误的。适度的运动不仅可以改善诸多孕期不适、控制脂肪的增加，还能让生产更顺利！别以为运动又麻烦又累人，其实"孕动"也可以简单轻松！

❀ 孕期 —— 改善孕期不适

头晕、疲倦与易喘： 运动可让心肺功能增强，增强心脏的功能，使血液循环加快，身体代谢好，改善孕期因为心肺功能不良产生的头晕、疲倦或易喘等现象。

另外，运动能使肌肉摄氧的能力增强，这表示肌肉的效能较高，那么相对地也会减轻心脏的负荷量。

水肿： 血液循环良好，也可以减缓下肢静脉回流不畅造成的水肿现象。这是因为静脉本身没有帮助血液回流的机制，必须依靠肌肉的力量把血液往上输送，因此运动可以改善下肢静脉血液回流不畅现象，进而预防水肿与静脉曲张的形成。

肠胃不适、便秘： 怀孕时在激素的作用之下，孕妈妈的肠胃蠕动会减慢，容易产生便秘，而便秘状况也会加重痔疮症状，运动正可以促进肠胃蠕动，改善便秘。

腰酸背痛、关节损伤： 怀孕时会分泌某种激素，使得孕妈妈全身的韧带变得较松，如此，生产时骨盆才能够扩张。但当韧带变松时，孕妈妈若是姿势不良或是在活动的过程中都很容易损伤关节。如果能够锻炼肌肉，让肌肉有效支撑骨头，较能避免关节损伤。

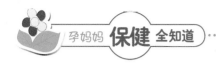
失眠、心情烦躁：

运动时，大脑会释放脑内啡肽，这种物质能使人的心情愉快；同样，运动也能适度减轻身心压力，解除心情烦躁现象，帮助孕妈妈夜晚有个好睡眠。

控制体脂肪的增加、预防妊娠纹：

孕妇不能减肥，不过，在运动时会消耗热能，燃烧体脂肪，所以孕妈妈的体脂肪会较少增加，从而避免体重增加过多，另一方面，还可以预防妊娠纹的产生。因为体脂肪快速地增加，容易产生妊娠纹。不过，千万不可因此运动过度，以免胎儿无法获得成长所需的营养！

控制妊娠糖尿病：

运动时，身体增加血糖的利用率，刺激胰岛素分泌，可降低妊娠糖尿病的发生率，对有妊娠糖尿病的孕妇，有控制血糖之功效。

了解自己的身体：

怀孕时，孕妈妈的身体变化很大，有些孕妈妈甚至对自己的身体感到陌生。在孕期时多做运动，如简单的有氧运动与轻度瑜伽，可以帮助孕妈妈更了解自己的身体，并掌控身体，进而增强自信心。

生产时自然生产概率高、产程较短

孕期多运动可增加自然生产的概率，减少不必要的开刀。再者，运动使得孕妈妈的心肺功能好、体力好，不易疲倦，且肌肉有力量，耐痛度提高，再加上运动可以使孕妈妈熟悉如何调整呼吸，因此，整体来说能使得产程较顺利，并缩短产程。有研究显示，65%有运动习惯的女性，平均只花了4小时就生出宝宝。

保持运动习惯，胎儿长得好

胎儿成长养分充足、胎儿窘迫概率降低： 孕期运动可让孕妈妈的血液循环顺畅、新陈代谢功能良好，进而使得胎盘功能健全，能输送充足的氧气给胎宝宝，而胎儿代谢废物的速度也较快，甚至可减少发生胎儿窘迫的概率（胎儿窘迫指的是胎儿心跳不正常，发生缺氧现象，此现象在孕期28周后就可能会发生）。

胎儿体脂肪较少： 做运动的孕妈妈肚里的胎宝宝活动力较好，依据经验，运动孕妈妈的宝宝不易有体重过重现象，通常体重不超过3500克。

温和、低冲击力、无重力运动

对于平日就有运动习惯的孕妈妈而言，原则上，只要是温和、低冲击力，且非重力型的运动均可进行，而平日没有做运动的准妈妈，最保守且安全的运动就是走路。不建议平常没有运动习惯的准妈妈特别在怀孕时学习新的运动项目，或是突然增加很大的运动量，例如每天骑脚踏车，或是快走一个小时，此举可能会对身体增加很大的负荷。若想要进行不同的运动，也应该先了解自己的体能状况，选择自己的身体能够负荷的运动类型与运动量，才是上上之策。

✿ 孕妈妈的各期运动课表

虽然孕妈妈可从事温和运动，不过不同的时期还稍微有些差异，针对不同时期的状况，建议不同类型的运动：

怀孕初期（0~12周）：此时属于怀孕的危险期，在没有出血的前提下，孕妈妈做的运动类型必须是最温和的，最保守的方式就是散步。

孕妈妈走路散步是初期运动最保守的大原则，孕妈妈仍可就自己的体能状况与主治医生讨论，爱运动的妈妈不必因此动弹不得。曾有一名舞蹈老师进行产检，遵照了医生的建议之后，这位老师在怀孕期间仍旧照常教舞，舞蹈种类众多，包括传统民俗舞蹈，亦有异国舞蹈如佛朗明哥舞，而在怀孕期间也仍然教授学生上课，孕期期间没有任何不适，直至顺利生下宝宝。所以，从事与运动相关行业的妈妈不必太担心！

怀孕中期（13~28周）：满12周之后，就进入了怀孕的稳定期，可视个人体能与原有的运动习惯进行强度较高的运动，但从事运动仍需为温和、低冲击，或无重力运动。游泳、骑固定式脚踏车、快走、爬较低缓的山、有氧舞蹈、水中有氧运动、轻度瑜伽等均为合适的运动。

如果仍然担心胎儿安全，可从20周再开始进行这些运动。

孕妈妈4个月后，尽量不要做背部仰卧运动，这样会压迫到背部血管，影响提供胎儿血液的血流量。

怀孕后期（29周到分娩为止）：孕妈妈再过几个月就要分娩，为了安全起见，可以适度地降低原有

的运动量。尽管目前的研究文献指出，在没有不舒服的情形下，孕妈妈仍可游泳至生产为止，但为求安全起见，建议36周之后停止游泳。原因在于36周之后，随时可能会临盆，也容易发生子宫收缩现象，同时，若在游泳时落红或是破水，也可能会受到感染。

36周之后：孕妈妈可以开始爬楼梯，并且进行一些顺产的功能性运动，如训练大腿与骨盆腔的肌肉。爬楼梯能利用地心引力让宝宝的头部向下，让胎头较容易下降，并且帮助子宫颈张开，也让大腿两侧的肌肉较有力量。不过，孕妈妈尽量不要在36周之前勤爬楼梯，因为可能会导致早产！

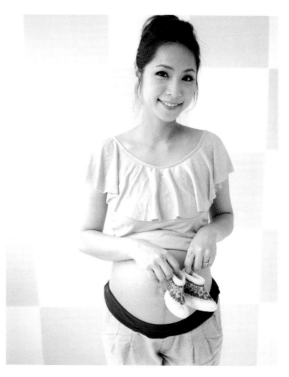

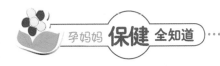

❀ "孕动"守则

在运动之前提醒孕妈妈，做运动一定要配合自己的体能进行，千万不要勉强做自己做不来的运动，并且要掌握循序渐进、由简入难的原则，不要一开始就尝试太耗费力气的运动。一旦发现体能负荷不了，就应停止运动。

以下这些孕妈妈不能运动：

有早产迹象、阴道出血、前置胎盘、心脏疾病等状况的孕妈妈，必须禁止运动，等问题获得适当解决或处理后，再从事轻度的运动。

安全运动：

暖身、缓和运动不可少。暖身指伸展操，或是其他温暖身体的运动，这些运动可让肌肉变得较柔软、不易拉伤。若是单纯走路，刚开始走路时要慢一些，等到走约5~10分钟后，再加快脚步，这样也有暖身的效果。

缓和运动的重要性在于运动后再伸展肌肉，使之放松，同时帮助身体在运动过程中产生的废物如乳酸，顺利代谢掉，让心肺恢复较平静的状态。否则的话，肌肉容易酸痛。

每运动15~20分钟稍做休息。

运动要点：

饭后1小时再做运动较佳。肚子饿时不要进行运动，因为在血糖过低的状态下运动，血糖会降得更低，甚至发生意外。若必须运动，应该先吃一点儿东西止饿。

睡前1小时内不要进行有氧运动。因为运动完身体的血液循环好，同时也会分泌脑内啡，使得精神比较亢奋，在这样的情形下可能难以入眠。不过，如果是简单的体操或是针对特定肌肉部位进行的柔软运动，则不在此限。

每天运动30分钟至1小时。每个人的体能不同，合适的运动时间亦有别，但是每天运动30分钟到1小时，即有顺产的效果。静态性质工作者，如长时间坐在办公桌前的上班族、电子作业员等办公室上班族，每天可早、晚各进行半小时左右的运动。

运动环境：

安全、不易滑倒。避免闷热环境。闷热环境会使孕妈妈的心脏负荷过大。

亮出孕妈妈的身份。到公共场合运动时，记得告诉其他人自己是孕妇，在健身房或其他运动场地，可让教练协助孕妈妈选择合适的运动。如果发生任何状况，也能及时处理。

运动装备与营养补充：

舒适衣物：别忘了穿上宽松、舒适、吸汗的衣服，以及运动鞋、袜子等。

准备支撑身体的工具。如果进行水中运动，应该有浮力棒或其他可支撑身体的工具，较为安全。

补充水分。在运动前和运动中都应适度补充水分。

假使每天都能有规律地做运动，孕妈妈可以增加摄取的热量。

贴心小贴士

应当在怀孕前就养成运动的习惯，一来，体能状态较佳，再者，怀孕中期可进行的运动类型也较多，不会只局限于走路、散步，身体也能够进一步从运动中获得帮助。这样一来，怀孕时就不会有身体不适的情形，生产顺利，产后恢复快，带孩子也不怕没体力！

孕期洗澡要注意什么事项

准妈妈洗澡时要注意水温和时间都要控制好，最好采取淋浴方式，避免到公共浴池洗澡。

✿ 在自家浴室洗澡时不要锁门

准妈妈在洗澡的时候要注意室内的通风，避免昏厥，最好不要锁门，以防万一晕倒、摔倒可得到及时救护。

✿ 水温和时间需要控制好

温度控制在38℃左右，时间不超过15分钟。

✿ 最好采取淋浴方式

怀孕后，阴道内乳酸含量降低，对外来病菌的杀伤力大大降低，泡在浴缸内洗澡容易引起病菌感染。

✿ 尽量避免到公共浴池洗澡

如果实非得已，应掌握好时间，尽量选择在人少的早晨去，因为早晨浴池内空气较好，水质也比较干净。孕后期准妈妈就一定不要去了。

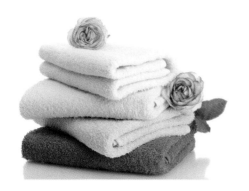

准妈妈孕期该如何护理头发

准妈妈怀孕以后，头发由于受到雌激素的影响而变得光洁、浓密、服帖，并且很少有头垢和头屑，所以准妈妈一定要抓住这一契机，打造出一头秀美的头发。在日常护理的时候需注意洗发用品、洗头姿势以及一些护理常识等。

准妈妈要选择适合自己发质且性质比较温和的洗发水。如果原先使用的品牌性质温和，最好能沿用，不要突然更换洗发水。特别是不要使用以前从未使用过的品牌，防止皮肤过敏。

洗发姿势要注意。短发的准妈妈头发比较好洗，可坐在高度适宜，让膝盖弯成90°的椅子上，头往前倾，慢慢地清洗；长发的准妈妈最好坐在有靠背的椅子上，请准爸爸帮忙冲洗。

洗头后，准妈妈可以利用干发帽、干发巾将头发吸干。由于干发帽和干发巾的吸水性强、透气性佳，所以很快就能弄干头发，不过要注意选用抑菌又卫生、质地柔软的干发帽、干发巾。

孕期不要染发、烫发。怀孕期间，准妈妈应避免染发、烫发，以免一些化学物质损伤皮肤和影响胎宝宝的发育。

多吃富含B族维生素的食物。B族维生素是能让头发强韧的好朋友，因此怀孕期间，准妈妈可以多食用些B族维生素含量高的食物。

贴心小贴士

准妈妈如果因为肚子增大，不方便洗头时，可以带上自己的洗护发用品，去理发店请人清洗，也可以让准爸爸帮忙。

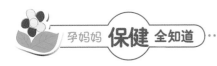

疾病防护，安心孕期

去医院建档时需要做好哪些准备

建档就是去医院建立怀孕档案，一般是准妈妈选择在哪家医院生产，就在哪家医院建立档案，以便在整个怀孕期间和生产之后的保健有一个可跟踪查询的记录，万一有什么事情都可以根据历史记录来进行诊断。这一过程对于保障母子平安健康来说是很有必要和很重要的。建档之后准妈妈的每次产检都会记录得很详细清楚，到准妈妈分娩的时候医生会根据准妈妈的身体状况来决定是顺产还是剖宫产，万一有特殊情况也可以在短时间内做出准确的判断。

以下是建档的有关事宜供准妈妈做参考。

在怀孕12周以内，准妈妈需做《健康档案》。如果夫妻有一方是外地人，需携带《生育服务证》、户口本到医院保健科建《健康档案》；夫妻双方都是外地的需携带两人的身份证。

整个孕期准妈妈大约需要产前检查10次。每次产前检查请准妈妈一定携带《健康档案》并出示给医生，以便医生为准妈妈填写检查情况。

住院分娩时一定携带并出示《健康档案》，医生会帮准妈妈填写分娩记录。

产后出院 48小时内将《健康档案》交居住的街道医院保健科，医生会在准妈妈出院 3~7天内进行第一次产后访视，指导准妈妈如何"坐月子"、如何母乳喂养、如何对宝宝进行护理、如何识别母婴疾病等。

准妈妈户口所在地的街道医院保健科或社区服务中心将为宝宝进行系统保健和预防接种。

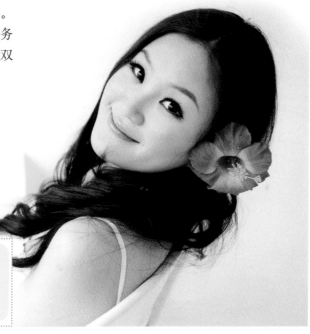

贴心小贴士

各地医院或许有些差异，准妈妈在建档之前应去医院咨询一下。

怎样预防流产

预防流产要从饮食习惯、日常起居、心理保健等多方面加以注意。

生活有规律。起居应以平和为上，如早晨多呼吸新鲜空气，适当地活动，每日保证睡眠 8小时，条件允许可以午睡一会儿。既不要过于贪睡，也不要太过劳累。养成每日定时大便的习惯，保证大便通畅，但避免用泻药。

选择合适的饮食。薏米、山楂、螃蟹、甲鱼不宜吃。选择富含各种维生素及矿物质的食品，如各种蔬菜、水果、豆类、蛋类、肉类等。

注意个人卫生。多换衣，勤洗澡，但不宜选择盆浴，因为脏水和细菌会进入阴道引发感染。特别要注意阴部清洁，防止病菌感染；衣着应宽大，腰带不宜束紧；平时应穿平底鞋。

避免使腹部紧张或受压迫的动作。如弯腰、搬动重物、伸手到高处去取东西及频繁地上楼、下楼等活动。

不要乘坐震动很剧烈的交通工具。如坐汽车时尽量坐在前排。

保持心情舒畅。自然流产是因为准妈妈大脑皮层下中枢兴奋亢进所致，实验证明神经系统的机能状态对流产起着决定性的作用，因此妊娠期精神要舒畅，避免各种刺激。

一旦发生流产征兆，就应卧床休息，必要时去医院就诊。对有自然流产史的准妈妈来说，妊娠3个月以内、8个月以后应避免性生活，习惯性流产的准妈妈此期应严禁性生活。

孕早期要注意哪些危险信号

❀ 阴道流血

一旦阴道流血，胎盘可能发生了一部分剥离。随着孕期的延长，剥离了一部分的胎盘对胎宝宝的供血常会不足，有可能造成胎宝宝发育迟缓。当先兆流产造成胎盘剥离达 1/3时，胎宝宝就会有生命危险了；当剥离面积达 1/2时，胎宝宝必会夭折。发生宫外孕时也会发生阴道流血。少见的阴道流血原因还有葡萄胎。

❀ 妊娠剧吐

在孕早期，准妈妈会出现的食欲减退、恶心、呕吐的孕吐现象，一般在怀孕 3个月后会自行消失，这属于正常的生理现象。但一些准妈妈出现过分剧烈的孕吐就应引起重视了，当怀孕出现异常，造成 HCG(绒毛膜促性腺激素)过高(最典型的是葡萄胎)，孕吐就会增强。

❀ 突发腹痛

多见于先兆流产、宫外孕、恶性葡萄胎、早产和胎盘早剥等，准妈妈应及时就医查明原因。

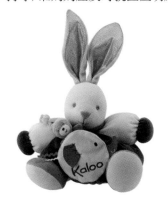

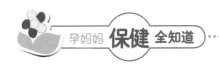

科学胎教，贵在坚持

每天跟胎宝宝一起听会儿音乐

从这个月开始，就可以给准妈妈和胎宝宝放一些优美、柔和的乐曲。

每天放1~2次，每次放5~10分钟。这样可以激发准妈妈愉快的情绪，从而对胎宝宝给以适应性的刺激作用，为进一步实施的音乐胎教和听觉胎教开个好头。在优美的音乐声中，准妈妈因恶心、呕吐引起的不适得到缓解，这样也有利于胎宝宝的发育。

同时音乐的曲调、节奏、旋律、响度不同，对人体可产生不同程度的情感和理性共鸣。在孕2月里，准妈妈可以听一些镇静、舒心、促进食欲等类型的音乐。如二胡曲《二泉映月》、民族管弦乐曲《春江花月夜》等。

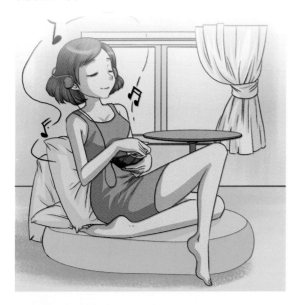

情绪胎教怎么做

情绪胎教体现了父母之爱，情绪胎教即为爱的胎教。要做好情绪胎教，最重要的就是准妈妈要始终保持美好的心境和愉快的情绪。当准妈妈情绪不好的时候，可以采用告诫法、转移法、释放法来改善。

❀ 告诫法

当准妈妈有坏情绪时，告诫自己"不要生气，生气解决不了问题，现在肚子里还有个胎宝宝正在看着准妈妈呢"！

❀ 转移法

这是一种较常用的方法，是指当准妈妈情绪不好时，可以通过一些自己所喜欢的生活使准妈妈的情绪由不好转向欢乐、高兴等。

❀ 释放法

因可以找朋友诉说，可以写孕期日记，甚至哭一场，也是可以释放心里的压力、委屈和不安的！

总之，出现坏情绪时，一定要想办法改善和调节，从而使自己的情绪得到积极的感染，从中得到满足和快慰。

> **贴心小贴士**
>
> 准爸爸也要迅速进入胎教状态。因为，情绪胎教的成功，是准爸爸的责任与准妈妈的行为结合的结果。准爸爸应经常关心和体贴怀孕的准妈妈，即时给予适宜的开导或具体问题的帮助。

情绪胎教的注意事项

孕早期正好是胎宝宝发育的关键时期，大部分的器官都在这一期间发育并形成，如果这期间准妈妈的情绪一直很糟糕的话，对胎宝宝的早期发育可是非常不利的，严重的还会导致畸形。所以，准妈妈要懂得如何适时地调整好自己的情绪。

多学习一些孕产方面的知识，对妊娠过程中出现的各种生理现象有正确的认识，并为进入妈妈角色做好心理准备。

对于孕期出现的各种问题有疑问时，可以问一问有妊娠经历的前辈、朋友或者查阅相关图书（比如阅读本书），还可以向医生咨询。

日常生活中要多看积极的、高尚的、乐观的事物，给胎宝宝以有利的影响。还可以参加一些安全轻松的娱乐活动，转移自己的注意力，尽量化解内心的郁闷。

在面对情绪变化时，要及时将自己的疑问与准爸爸或亲朋好友进行沟通，争取得到家人的关心和帮助。

必要时寻求心理医生的帮助，同时切记不可自己随便用药。

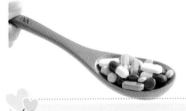

贴心小贴士

准妈妈可以用记孕期日记的方法，把自己的身心变化记录下来，这也是排解忧虑情绪的好方法。

完美准爸爸须知

要处理好性生活方面的矛盾

孕早期的准妈妈因为性欲下降，或是害怕性生活对胎宝宝产生不利的影响，可能会拒绝准爸爸的性生活要求。即使有时偶尔行房，也会觉得很紧张、很压抑，有时甚至会为此发生摩擦、口角。同时，妊娠12周以前，胚胎和胎盘正处在形成时期，胚胎着床尚不稳定，如果有性活动的刺激，容易发生子宫收缩，从而导致流产；或者在性生活中易将阴道内的细菌带进子宫而发生感染，造成孕中、晚期发生早产及胎盘早剥的隐患。建议准爸爸和准妈妈在性生活问题上要坦诚沟通，说出自己的欲望和担忧，彼此分担、互相理解和支持，这样才能让夫妻情感更加牢固。

注意经常给居室开窗换气

为了享有舒适安全的居室环境，一定要注意空气的流通，经常开窗换气，让新鲜空气不断流入，同时让室内的二氧化碳及时排出，减少空气中病原微生物的滋生。如果居室通风条件不好，应设法安装换气扇或做其他改善。

在夏季尽量少开空调，采用自然风降温；冬季，则要注意在保暖的同时，也要使室内空气流通，并保证居室的温度、湿度适宜。冬天可通过集体供暖取暖，如果没有集体供暖，则可采用电暖器供暖，避免采用燃煤炉供暖，以免引起煤气中毒。

室内湿度最好达到50%左右为宜，冬天如果空气过于干燥，可采用加湿器加湿，或是在室内放置两盆水，也可以种些绿色植物，来调节室内的温度和湿度。

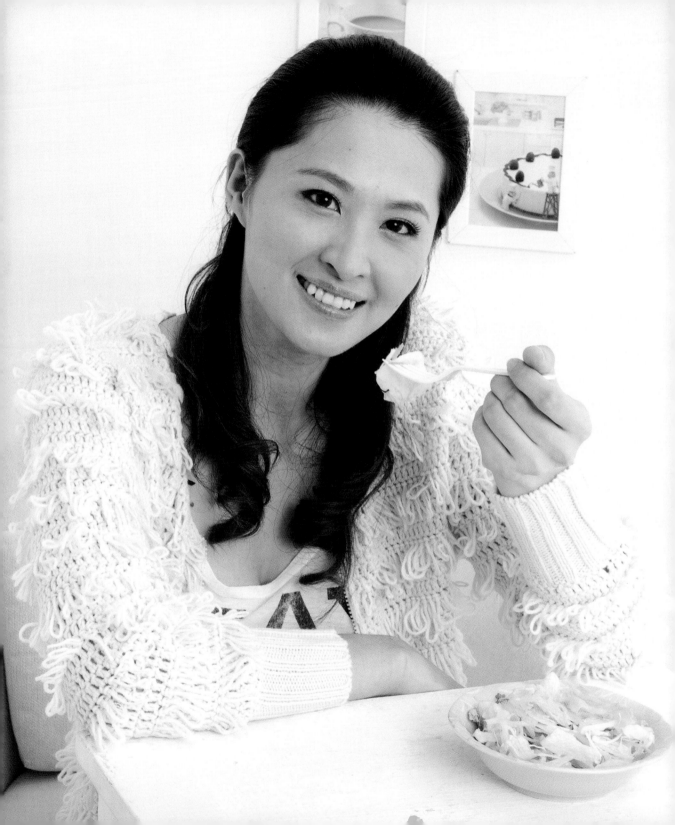

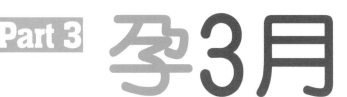

Part 3 孕3月

全面检查的孕三月

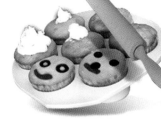

饮食营养方案

本月准妈妈应重点补充什么营养素

研究表明,孕早期的3个月,如果镁摄入不足,会影响到胎宝宝以后的身高、体重和头围大小。准妈妈在孕期保证摄入充足的镁还可以预防妊娠抽搐、早产等,对产后妈妈的子宫肌肉恢复也很有好处。准妈妈可以多吃色拉油、绿叶蔬菜、坚果、大豆、南瓜、甜瓜、香蕉、草莓、葵花子和全麦食品等,来保证镁的摄入。

维生素A参与了胎宝宝发育的整个过程,对胎宝宝的皮肤、胃肠道和肺部发育尤其重要。由于孕早期的3个月内,胎宝宝自己还不能储存维生素A,因此准妈妈一定要及时补充足够的维生素A。建议准妈妈多吃甘薯、南瓜、菠菜、芒果等补充维生素A。

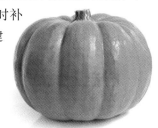

哪些食物易导致流产

一般凉性食物、助火食物、含有毒素的食物较易导致流产,如螃蟹、甲鱼、马齿苋、桂圆、山楂、芦荟等。

有流产征兆的准妈妈需禁食以下食物

螃蟹	性寒凉,可用于活血去瘀,因而对准妈妈不利,尤其是蟹螯,易引发流产
甲鱼	性寒,有滋阴益肾的功效,但同时还有着较强的活血散瘀作用,孕期的准妈妈若误食容易造成流产
马齿苋	性寒凉而滑利,对于子宫有明显的兴奋作用,能使子宫收缩次数增多、强度增大,易造成流产
桂圆	性温味甘,极易助火,动胎动血。孕期的准妈妈食用后可能会出现燥热现象,甚至引起腹痛、"见红"等流产症状,甚至引起流产或早产
杏、杏仁	味酸性热,有滑胎作用
山楂	对子宫有收缩作用,孕期的准妈妈若大量食用山楂食品,就会刺激子宫收缩,甚至导致流产
芦荟	芦荟含有一定的毒素,中毒剂量为9~15克,普通人可能会在食用后8~12小时内出现恶心、呕吐、剧烈腹痛、腹泻、出血性胃炎等中毒反应。而怀孕中的准妈妈若饮用芦荟汁,会导致骨盆出血,甚至造成流产。产后也不宜饮用芦荟汁,否则会通过乳汁刺激胎宝宝,引起下痢
薏米	对子宫平滑肌有兴奋作用,可促使子宫收缩,因而有诱发流产的可能

准妈妈能吃冰镇食物吗

在怀孕早期，多数准妈妈都会胃火上升，即便不是在特别热的夏天，也会想吃冰淇淋、喝冰水来缓解燥热。但是吃冰镇食物容易伤及脾胃，影响吸收和消化功能。或许一开始准妈妈没觉出有什么不对劲儿，但时间久了，就会出现大便不畅、下身分泌物增多等现象，严重的还可能导致阴道炎，影响正常生产。不仅如此，脾胃功能下降，会增加肠道疾病的感染、发病率，增大用药风险。

建议准妈妈吃常温下的新鲜蔬果，以补充身体水分，用凉白开代替冰水。同时，准妈妈要注意营养均衡，调养好身体，才能从根本上防止胃火上升带来的"口燥"。

准妈妈吃鸡蛋需要注意什么

鸡蛋中含有丰富的蛋白质和卵磷脂，是准妈妈补充营养的首选，但是要想让营养能够充分地被吸收，在饮食搭配上要注意以下要点：

❀ 鸡蛋不要与白糖同煮

很多准妈妈有吃糖水荷包蛋的习惯。其实，鸡蛋和白糖同煮，会使鸡蛋蛋白质中的氨基酸形成果糖基赖氨酸结合物。这种物质不易被人体吸收，对健康会产生不良作用。

❀ 鸡蛋不要与豆浆同食

很多准妈妈喜欢在早上喝豆浆的时候吃个鸡蛋，或是把鸡蛋打在豆浆里煮。豆浆性味甘平，有很多营养成分，单独饮用有很强的滋补作用。但是豆浆中含有一种特殊的酶，与蛋清中的蛋白相结合，会造成营养成分损失，降低二者的营养价值。

准妈妈吃姜、蒜都有哪些讲究

鲜生姜中的姜辣素能够刺激胃肠黏膜，使消化液分泌增多，有利于食物的消化和吸收。生姜中的姜辣素对心脏和血管都有刺激作用，能使心跳及血液循环加快，汗毛孔张开，有利于体内的废物随汗液排泄，带走体内余热。

虽然姜、蒜的好处颇多，但均属于刺激性食品。准妈妈在整个妊娠期间不宜过多吃刺激性的食品，所以对姜、蒜等调味品的吃法也有一定的讲究，吃姜、蒜的时候应该注意以下几点：

切记适量适度。

准妈妈如果生痱子、疖疮、痔疮、肾炎或者上呼吸道有感染时，不宜长食或应暂时禁食姜、蒜，以防病情加重。

生姜红糖水只适用于风寒感冒或淋雨后的畏寒发热，不能用于暑热感冒或风热感冒。并且只用于风寒引起的呕吐，其他类型的呕吐包括妊娠呕吐，均不宜食用。

不要食用已经腐烂的姜、蒜。腐烂的生姜会产生一种毒性很强的有机物——黄樟素，能损害肝细胞。

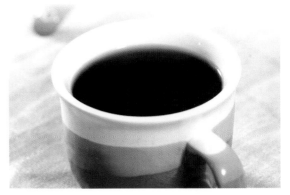

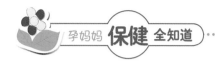
日常护理，细心到位

孕期该如何护理私密处

准妈妈要注意保持私密处的干净清爽，勤换内裤，保持外阴清洁，避免交叉感染等。

保持外阴部清洁，每天用温开水清洗外阴。切忌将手指伸入阴道内掏洗，也不要用碱性皂清洗阴道，这样会使阴道呈碱性，利于致病菌的侵入与繁殖（水温要适度，最好是100℃的开水冷却到45℃左右后再使用）。

为了防止交叉感染，必须准备专用的水盆及浴巾，以清洗外阴部。用盆洗外阴时，应由前向后洗，注意不要把脏水灌入阴道内。（准妈妈阴部如果有发炎现象，在淋浴时，切忌使用肥皂或含有香精成分的刺激性用品，也不可使用过热的热水淋浴，以避免加剧红肿或瘙痒的症状。）

勤换内衣、内裤，洗净的衣裤不要放在阴暗的角落晾干，应放在太阳底下暴晒。内裤的洗涤最好以中性肥皂单独清洗，不要和其他衣服一起洗。

大便后，要从前面向后面揩拭，避免将肛门周围的残留大便或脏物带入阴道内。

不要穿太紧的裤子或裤袜，尽量保持通风干燥。

准妈妈在洗好澡后，别急着穿上内裤，可穿上宽松的长衫或裙子，等阴部风干后，再穿上，这样可以有效地预防阴部痛痒。

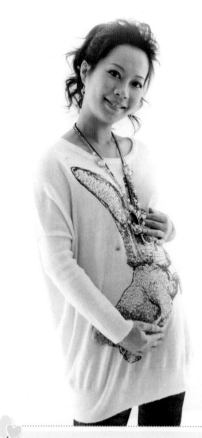

贴心小贴士

建议准妈妈在孕期前3个月和后3个月不要使用阴道清洗液。这个时期是胎宝宝脑部及其他重要部位发育的时期，最好用清水洗，尽量少用洗剂，而且要避免坐浴，也不要冲洗阴道，否则会影响阴道正常的酸碱环境而引起感染。

家中不宜摆放哪些花草植株

并非所有的绿色植物都绝对安全、环保，有些绿色植物非但不环保，反而要吸收氧气或释放有毒气体；还有一些绿色植物会释放一种令人不愉快的气体或让人皮肤过敏。因此，室内的绿色植物不宜摆放过多，特别是卧室，准妈妈在室内摆放绿色植物时，一定要弄清植物的生态习性，以免起到反作用，污染了室内环境。以下植物，准妈妈最好不要摆放在家中：

❀ 容易产生过敏的花草

如洋绣球、紫荆花等。紫荆花所散发出来的花粉如果与准妈妈接触过久，会诱发哮喘症或使咳嗽症状加重；洋绣球花（包括五色梅、天竺葵等）散发的微粒，如果与准妈妈接触，会使准妈妈的皮肤过敏而引发瘙痒症。

❀ 松柏类植物

包括玉丁香、接骨木等，这类植物会分泌脂类物质，放出较浓的松脂味，对人体的肠胃有刺激作用，闻久了，会引起恶心、食欲下降，尤其是对已怀孕的准妈妈影响较大。

❀ 本身含有毒性的花草

含羞草、郁金香、夹竹桃、秋水仙等有微毒。如果过多接触含羞草会引起毛发脱落、眉毛稀疏；郁金香花朵含有一种毒碱，接触过久，会加快毛发脱落；夹竹桃可分泌一种乳白色液体，长期接触会使准妈妈出现昏昏欲睡、智力下降等症状。

❀ 耗氧性花草

如丁香、夜来香等，它们进行光合作用时，大量消耗氧气，影响人体健康。夜来香在晚上还会散发出大量刺激嗅觉的微粒，闻得太久，会使准妈妈感到头晕目眩、郁闷不适，甚至失眠。兰花、百合花的香气也会让准妈妈过度兴奋而引起失眠。

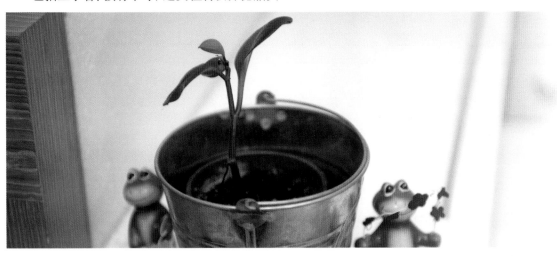

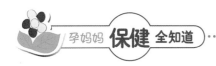

准妈妈如何健康使用手机

孕早期是胚胎组织分化、发育最为关键的时期，如果准妈妈长期不正确地使用手机可能会对胎宝宝的器官发育产生影响。

手机的充电器在充电时，周围会产生很强的电磁波，所以，准妈妈应远离手机充电插座30厘米以上，切忌放在床边。

在信号接通的瞬间最好把手机放在离头部远一点儿的地方，这样可以减少80%~90%的辐射量。

在通话过程中，让手机与大脑相距15厘米。建议最好使用耳机，以避免手机天线靠近头部，从而减少辐射的直接危害。有座机的时候最好改用座机通话。

不要把手机挂在胸前，或者靠近腹部，因为即使在待机状态下，手机周围也存在电磁波辐射，虽不及接通时危害大，但长时间也会对准妈妈和胎宝宝造成伤害。

贴心小贴士

准妈妈多吃一些胡萝卜、豆芽、番茄、油菜、海带、卷心菜、瘦肉、动物肝脏等富含维生素A、维生素C和蛋白质的食物，可增强机体抵抗电磁辐射的能力。

准妈妈如何选择合适的胸罩

随着乳房的不断增大，准妈妈以前的胸罩可能不太合身了，太紧的胸罩会压迫到乳房，还会摩擦乳头影响以后的哺乳。建议准妈妈要及时更换更合身的胸罩。在胸罩的选择上，准妈妈可以参考以下的建议：

选择舒适、吸汗、透气的纯棉质面料。色调应该选择明亮、轻快的，如白色、粉色、淡蓝色等可以带来好心情的颜色。

关注胸罩的肩带。合适的肩带应该在肩胛骨和锁骨之间，这样才不会有束缚感。在选购的时候，最好试穿一下，可以举手、耸肩，看看它是否会掉下来或感到不适。

孕期最好选择全罩杯的胸罩，并有软钢托支撑。

一般是每2个月为一个阶段，每个阶段至少准备2套内衣。当然，具体还要看准妈妈乳房的变化情况，应该以穿戴舒适为准则。

不要穿戴过紧的胸罩，穿戴过紧的胸罩有可能导致细微纤维进入乳腺管造成堵塞。另外，不要贴身穿化纤衣服或羊毛类的衣服，胸罩要单独清洗。

准妈妈的内衣首先应该方便穿脱、清洗，尤其是在孕晚期，最好选择搭扣在前面的。

准妈妈如何选择合适的内裤

建议准妈妈选择透气性好、吸水性强及触感柔和的纯棉质内裤，也可以选择孕妇专用内裤。

由于准妈妈的阴道分泌物增多，所以最好选择透气性好、吸水性强及触感柔和的纯棉质内裤。因为纯棉材质对皮肤无刺激，不会引发皮疹。

准妈妈可以选择孕妇专用内裤，这种内裤一般都有活动腰带的设计，方便准妈妈根据腹围的变化随时调整内裤的腰围大小，十分方便。一般裤长是加长的，高腰的设计可将整个腹部包裹，具有保护肚脐和保暖的作用。

在妊娠晚期，准妈妈还可以选择有前腹加护的特殊孕妇内裤，这种内裤可以起到托腹带的功效，减轻准妈妈的身体负担，让准妈妈轻松度过孕期。

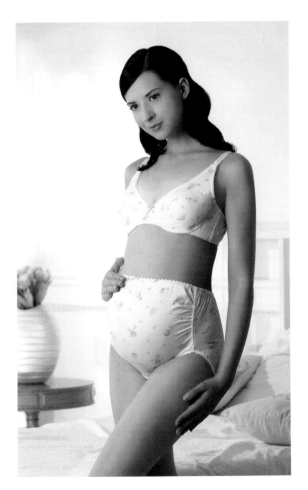

准妈妈怎样应对皮肤过敏

准妈妈出现皮肤过敏时要远离过敏原，使用温和、无刺激的护肤品，还要多吃新鲜果蔬，保证充足的睡眠和适当的运动。

避免接触有可能导致过敏的过敏原，容易过敏的准妈妈应停止吃虾等容易导致过敏的食物和辛辣食物。

使用温和、无刺激、经过过敏性皮肤测试的护肤品。

平时多用温水清洗皮肤，在春季花粉飞扬的地区要尽量减少外出，避免引起花粉皮炎，可于早、晚使用润肤霜，保持皮肤的滋润，防止皮肤干燥、脱屑。

多吃新鲜的水果、蔬菜，饮食要均衡，最好包括大量含丰富维生素C的水果蔬菜，以及富含B族维生素的食物。

随身衣物应冲洗干净，以免残留在衣物、毛巾中的洗涤剂刺激皮肤，引起过敏反应。

保证每天8小时的充分睡眠，让身体拥有更好的抗过敏能力。

坚持运动，以增进血液循环，增强皮肤抵抗力，以利于皮肤恢复正常。

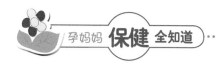

什么是凯格尔运动

凯格尔运动也叫骨盆底收缩运动,准妈妈经常练习可以增强骨盆底肌肉力量,对分娩十分有益。

骨盆底肌肉承载着准妈妈的尿道、膀胱、子宫和直肠。这套运动可以增强骨盆底的肌肉力量,从而减轻压力性尿失禁——70%的女性在怀孕期间或生产后都会被这个问题所困扰。甚至还有证据表明,强健的骨盆底肌肉会缩短第二产程的时间。

骨盆底肌肉练习还能促进准妈妈直肠和阴道区域的血液循环,预防痔疮,加快会阴侧切或会阴撕裂愈合。最后,在产后经常坚持进行骨盆底肌肉练习,不仅有助于准妈妈对膀胱的控制,而且会增强准妈妈阴道的弹性,让准妈妈产后的性生活更加幸福。

准妈妈最好在刚怀孕时,就开始做盆底肌肉运动,产后也应该继续进行。如果准妈妈还没有开始做骨盆底肌肉练习,建议从现在就开始进行,并且要一直坚持下去,成为伴随准妈妈一生的好习惯。

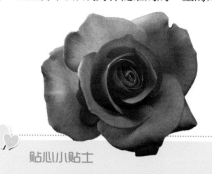

贴心小贴士

骨盆底收缩运动是以妇科医生阿诺德·凯格尔的名字来命名的。凯格尔早在20世纪40年代就推荐出现小便失禁或膀胱控制减弱的妇女进行这套练习。生过孩子后,这两种情况都有可能发生。

怎样进行凯格尔运动

进行凯格尔运动前,准妈妈需要排空膀胱里的尿液。

在开始锻炼之前,要排空膀胱。如果必要的话,可以垫上护垫接住遗漏的尿液。运动的全程,照常呼吸,保持身体其他部分的放松。可以用手触摸腹部,如果平躺,双膝弯曲。练习时,把手放在肚子上,可以帮助确认自己的腹部保持放松状态。

收缩臀部的肌肉向上提肛。

紧闭尿道、阴道及肛门(它们同时受到骨盆底肌肉支撑)。

保持骨盆底肌肉收缩5秒钟,然后慢慢地放松,5~10秒后,重复收缩。

贴心小贴士

如果准妈妈有小便失禁的问题,尝试在打喷嚏或咳嗽时,收紧骨盆底肌肉。这样做可以有效地防止发生令人尴尬的尿失禁。

每天应练习几次凯格尔运动

刚开始时,准妈妈可以在一天中分多次练习骨盆底肌肉。随着骨盆底肌肉的不断增强,准妈妈可以逐渐增加每天练习的次数,并延长每次收紧骨盆底肌肉的时间。

让骨盆底肌肉练习成为准妈妈生活的一部分,每日必做:比如在早晨醒来时、在看电视时以及睡觉前,准妈妈都可以进行一次凯格尔运动练习。只要坚持做下去,准妈妈肯定可以看到这项运动带来的巨大收益的。

疾病防护，安心孕期

当心孕期牙疾

有句俗话说："生一个小孩，掉一颗牙。"这句话虽然不完全正确，但却点出了孕妈妈应注意牙齿保健问题！

❀ 孕妈妈的牙齿变化

怀孕与牙齿疾病虽没有直接的因果关系，但是准妈妈在身体与饮食习惯的变化下，如果不注重口腔卫生，面临蛀牙、牙齿敏感等牙齿疾病的概率可就变高了！以下就请专家们说一说孕期的牙齿变化与解决之道。

❀ 牙龈炎

由于激素分泌变化，孕妈妈的血管会充血，反映在口腔就会变成牙龈充血，在这样的情形下，如果牙齿没有清洁干净、脏东西卡在牙齿中，牙龈会比平常容易肿胀、出血，当牙龈有红、肿、热、痛现象时，就代表牙龈发炎了。

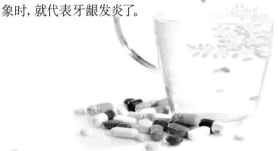

❤ 贴心小贴士

孕妈妈若是未保持良好的牙齿清洁习惯，就容易得牙齿疾病。

❀ 牙齿敏感、蛀牙

孕妈妈在怀孕初期容易恶心、呕吐，因此，胃部的食物有可能跑到口腔中。除了呕吐物之外，酸梅、柠檬等吃起来酸的食物都会侵蚀牙齿表面的牙釉质（即牙齿表面白白的那一层），如果呕吐完或吃东西后没有刷牙，久而久之，牙齿容易脱钙，导致牙齿变得较敏感。另外，当牙釉质被侵蚀后，牙齿表面变得不平，食物容易填塞进去，或附在牙齿表面，也容易产生蛀牙。

❀ 牙周病

牙周病包括牙龈炎与牙周炎。如上所述，牙龈炎会有牙龈发红、肿胀、疼痛的症状，刷牙时也常会流血，而牙周炎则会侵蚀牙龈下方的齿槽骨与牙周韧带组织，严重时会使牙齿摇晃、脱落。牙菌斑是牙周病的主要致病原因。牙菌斑是由附着在牙齿表面的食物与细菌所形成，通常人们在进食之后，牙齿就会产生牙菌斑，牙菌斑多了之后就会变成牙结石。

❀ 严重牙周病容易引发早产

如果患有严重的牙周病，不只是孕妈妈的牙齿要受苦，也有可能影响胎儿。研究指出，患有严重牙周疾病的孕妇，生出体重过轻的宝宝或早产的状况，比口腔健康的孕妇高出几倍。严重的牙周病会导致体内前列腺素分泌增加，进而引发子宫收缩，会有早产的现象发生。不过，孕妈妈不必过于惊慌，只有在牙周病很严重的情形下才会有早产的危险。另外，在怀孕时如发现患有牙周病，在进行适当的治疗后，临床证明可以减少早产儿和低体重儿的发生率。

何时治疗牙齿疾病较好

对于已怀孕的准妈妈,怀孕中期是最安全的治疗期,也就是约4~6个月的时候,但若十分紧急则另当别论。牙医会对孕妈妈采取保守性治疗,也就是说,除了尽量在怀孕中期进行治疗之外,通常会优先解决孕妈妈急性的红、肿、热、痛现象,并且尽量采用简单的治疗方法。一般来说,急性问题常见的有拔牙、拔智齿（当牙齿已疼痛难受时)等。而其他疾病或是基于美容的需求,若时间允许,则建议妈妈产后再做治疗,例如,植牙、牙齿美白等。

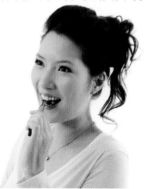

孕妈妈可以进行牙齿矫正吗

牙齿矫正是透过各种矫正工具来移动牙齿,准妈妈不需要服用药物,因此不会影响胎儿。如果准妈妈已经矫正了一段时间,仍可继续进行,在怀孕期间,如能避免照射X光或拔牙则应尽量避免。若是尚在考虑何时做矫正的阶段,不妨等到产后再做矫正,那么做起来会较为安心,因为矫正初期通常需要照口腔X光了解牙齿位置,以利进行矫正以及治疗,同时,矫正初期也需要一段时间来适应。如果牙齿极度不适,可与医生讨论缓解的方法,必要时亦可暂停矫正治疗。

牙齿治疗措施安全吗

如果准妈妈需要拔牙,或做其他治疗,通常需要照射口腔X光,来确定牙根与神经管的位置、牙根的形状以及牙根是否弯曲,拔牙的时候也必须注射麻药,拔完牙之后为了避免感染,还会再服用抗生素、止痛药。

如果不是在最必要的情形下,医生会尽量避免拔牙等治疗,因为不少前来诊所看牙齿的妈妈仍然会担心胎儿的健康是否受影响,治疗时多半很紧张,如此一来,不免增加了孕期看牙齿的压力,也会让就医治疗的过程增添更多变数。

预防胜于治疗

无论是在孕前、孕期或是产后,妈妈们都应该每半年做一次口腔检查,同时只要牙齿有问题就马上就医治疗。若是有计划生宝宝,更应该在怀孕前做检查,并进行治疗,以免在怀孕时口腔问题恶化,却又因担心胎儿安全而使治疗情形更复杂。

除了定期检查牙齿之外,要维持牙齿的健康,最重要的工作就是保持牙齿清洁。

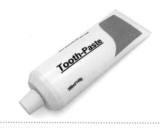

贴心小贴士

孕妈妈应在平日就注意牙齿保健,怀孕之后,更要保持良好的洁牙习惯,以免提高蛀牙或加重牙疾的可能性!毕竟,牙痛可不比产痛轻松!

准妈妈出现哪些症状时须及时就诊

准妈妈在孕期若出现如阴道无故出血，持续腹痛或提前子宫收缩等特殊症状时要及时去医院就诊。

阴道出血或有其他污迹。

持续的腹痛或提前子宫收缩。

持续时间长达两三个小时的剧烈头痛。

视力障碍，如视力模糊或复视。

昏厥或眩晕。

有发烧、打寒战，小便的时候有烧灼感或腹泻等感染的症状出现时。

体重的增长每周超过0.908千克，而且不是因为吃得过多。

胸腔里面胃上部的位置有剧烈的疼痛。

面部、双眼或双手有肿胀或虚胖（浮肿、水肿）。

连续几天呕吐，而且每天呕吐超过2~3次，尤其是发生在孕早期以后。

在第20周后，胎动异常或停止时间超过24小时。

在未满37周前"破水"，即提前破膜，表现为阴道有液体的滴流、不停止地滴漏或大量地涌出。

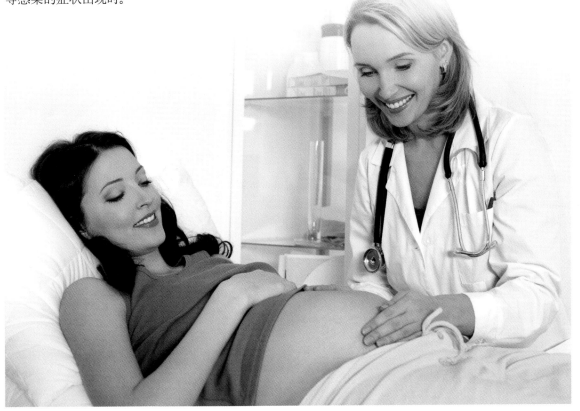

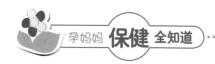
科学胎教，贵在坚持

准妈妈爱漂亮，胎宝宝更开心

事实上，美容、穿衣也是胎教，准妈妈完全有必要精心打扮自己。

娇好的容颜会给准妈妈带来许多欢乐，怀孕了，准妈妈就更应精心打扮。一方面对自己容颜、服装的关心会使准妈妈忘掉妊娠中不快的反应；另一方面，他人看到准妈妈漂亮的容貌而发出的由衷的称赞，会使准妈妈保持自信、乐观、心情舒畅。

建议准妈妈选一些颜色明快、合适得体的孕妇装束，打理好一头干净利索的头发，偶尔还可以化个淡妆（注意选择安全化妆品，并避免浓妆），让自己精神焕发，充满自信；让胎宝宝在出生前就感受到美女准妈妈的个人魅力。

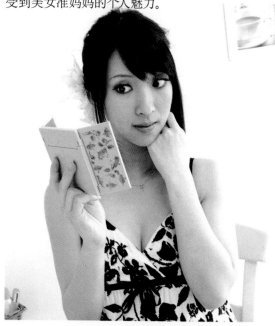

胎教过程中最不适合做的4件事

胎教不能随意而为，不当的胎教行为也会给胎宝宝带来危害。

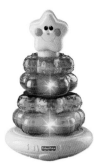

❀ **忌不良情绪**

准妈妈精神紧张，大喜大悲，情绪不定，使母体内的激素分泌异常，造成对胎宝宝大脑发育的危害。因此，准妈妈要使自己精神愉快，心情舒畅，对生活充满希望。

❀ **忌噪声**

噪声能使准妈妈内分泌腺体的功能紊乱，从而使脑垂体分泌的催产激过剩，引起子宫强烈收缩，导致流产、早产。

因此，准妈妈要警惕身边的噪声，不要受噪声的影响，更不要收听震耳欲聋的刺激性音响。

❀ **忌不合理的运动胎教**

与胎宝宝做运动联络时，要轻轻抚摸胎宝宝，每天2~4次为宜，有时胎宝宝也会不遵母命，此时就要耐心等待，不要急于求成。且做运动胎教时，动作不宜过猛。

❀ **切忌大声粗暴地训话**

这样会造成胎宝宝烦躁不安。等胎宝宝生下来以后，会变得十分神经质，以致对语言有一种反感和敌视态度。

抚摸胎教怎么做

一般过了孕早期，抚摸胎教就可以开始实施，方法主要有4种：来回抚摸法、触压拍打法、推动散步法、亲子游戏法。

✿ 来回抚摸法

来回抚摸胎教可以从孕3月后开始。具体做法如下：

准妈妈腹部完全松弛，然后准妈妈或者准爸爸用手从上至下、从左至右，来回抚摸。

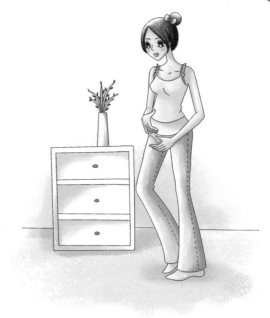

✿ 触压拍打法

触压拍打式抚摸胎教可以从孕4个月后，在抚摸的基础上进行。具体做法如下：

准妈妈平卧，放松腹部，先用手在腹部从上至下、从左至右来回抚摸，并用手指轻轻按下再抬起，然后轻轻地做一些按压和拍打的动作，给胎宝宝以触觉的刺激。

刚开始时，胎宝宝不会做出反应，准妈妈不要灰心，一定要坚持长久地、有规律地去做。一般需要几个星期的时间，胎宝宝就会有所反应，如身体轻轻蠕动、手脚转动等。

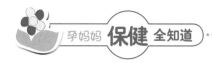

🌸 推动散步法

推动散步式抚摸胎教可以从怀孕六七个月后，当准妈妈可以在腹部明显地触摸到胎宝宝的头、背和肢体时，开始进行。具体做法如下：

准妈妈平躺在床上，全身放松，轻轻地来回抚摸、按压、拍打腹部，同时也可用手轻轻地推动胎宝宝，让胎宝宝在宫内"散步"。

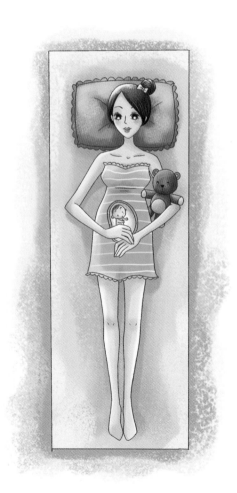

🌸 亲子游戏法

亲子游戏法可以在怀孕5个月以后，有胎动了，再开始进行。具体做法如下：

准妈妈先用手在腹部从上至下、从左至右轻轻地有节奏地抚摸和拍打，当胎宝宝用小手或小脚给予还击时，准妈妈可在被踢或被推的部位轻轻地拍两下，一会儿胎宝宝就会在里面再次还击，这时准妈妈应改变一下拍的位置，改变拍的位置距离原拍打的位置不要太远，胎宝宝会很快向改变的位置再做还击。反复进行。

抚摸胎教的注意事项

进行抚摸胎教时，动作宜轻，时间不宜过长。开始时每次5分钟，等胎宝宝做出反应后，每次5~10分钟。

在按压拍打胎宝宝时，动作一定要轻柔，准妈妈还应随时注意胎宝宝的反应，如果感觉到胎宝宝用力挣扎或蹬腿，表明他不喜欢，应立即停止。

推动散步法应在医生的指导下进行，以避免因用力不当或过度而造成腹部疼痛、子宫收缩，甚至引发早产。如果胎宝宝用力来回扭动身体，准妈妈应立即停止推动，可用手轻轻抚摸腹部，胎宝宝就会慢慢地平静下来。

亲子游戏最好在每晚临睡前进行，此时胎宝宝的活动最多。游戏时间不宜过长，一般每次10分钟即可，以免引起胎宝宝过于兴奋，导致准妈妈久久都不能安然入睡。

完美准爸爸须知

充当准妈妈最好的倾诉对象

准妈妈怀孕之后会变得比以前安静，不太爱说话，喜欢胡思乱想，朋友圈也明显地变小了。生活平淡又无趣，特别是当家里只剩下她一个人时，她会觉得整个世界都抛弃了她和宝宝，她需要一个可以让她诉说心事的对象。这时，准爸爸千万不要觉得这是准妈妈的无理取闹，也不要觉得准妈妈怀孕之后只会想着让自己吃好、睡好。她会比以前想得更多，方方面面，每天都在幻想着一家人的幸福未来，当然也会有担忧。所以，需要准爸爸跟她一起分享她心中美好的未来或是一起解决对未来的担忧。

准爸爸应该每天抽些时间主动跟准妈妈沟通，问问准妈妈有什么不开心的事或开心的事，让她觉得她不止一个人，她有家人。

给准妈妈一个拥抱

准妈妈的情绪变坏，是因为体内的生理变化，如血糖、血压、激素、水和电解液等发生的急剧变化而造成的，知道了这点，准爸爸应该就可以更加理解准妈妈了。

在准妈妈无理取闹的时候，给她一个拥抱，让她暂时安静下来，等她平静了，再好好沟通，消除误会。在准妈妈开心时，记得给她一个拥抱，她会觉得准爸爸在分享她的喜悦；在准妈妈伤心时，更应该给她一个拥抱，让她有个依靠，让她觉得准爸爸在时刻关心她。

需要在此提醒的是，如果发现准妈妈过度哭泣，或异常安静，孤僻而冷漠，她可能正经受着抑郁的折磨，这时，应及时就医治疗，改变这种抑郁症状。

陪准妈妈一起学习孕产知识

准妈妈心理状态不佳，很多原因是担心自己和胎宝宝出现各种不测，以及害怕分娩。准爸爸要与准妈妈一起学习孕产知识，对各种异常情况的预防和处理也要有所了解。这样，有助于消除准妈妈的紧张。

由于情绪上的多变和心理上的紧张、焦虑，准妈妈一个人通常是无法安心看书，学习孕产知识的。这个时候，准爸爸不管多忙都要抽时间多陪陪准妈妈，跟准妈妈一起学习孕产知识，甚至自己阅读完孕育书后，一有时间就给准妈妈讲读自己学到的孕产知识，让准妈妈更安心、更轻松地度过孕期。

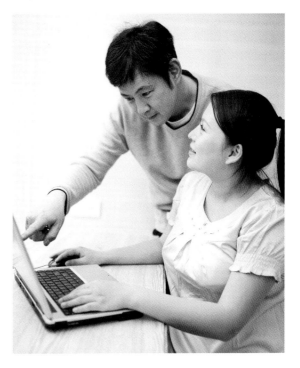

孕早期营养菜

乳蛋饼

原料 腊肉2片(约100克),菠菜100克,洋葱50克,蟹味菇100克,鸡蛋3个(约180克),黄酱1勺,奶酪粉1/2勺,盐、味精各适量。

做法 ①将腊肉切成1厘米宽的小块;菠菜切段,洋葱切成薄片;蟹味菇撕成小块。②用中火在锅中翻炒腊肉炒出油分,然后按顺序放入洋葱、蟹味菇、菠菜继续翻炒,加入盐、味精调味,盛入耐热容器中。③将鸡蛋打入碗中搅碎,加入黄酱、奶酪粉、盐、味精调味。④将所有配料混合在一起,淋入鸡蛋液。⑤放入烤箱中烤4~5分钟即可。

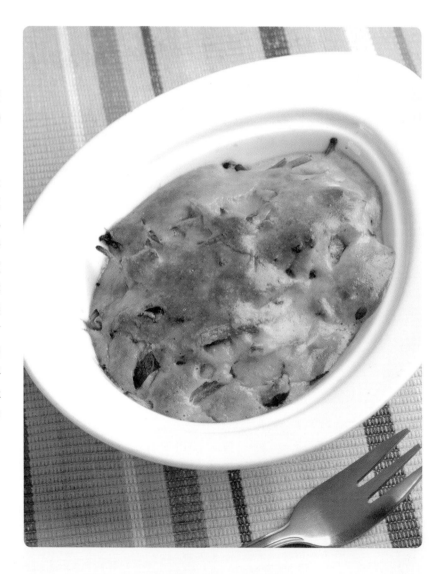

鸡汤馄饨

原料 面粉130克,虾仁、海参、香菇、香菜各50克,紫菜、油菜心各10克,葱、姜各5克,香油、酱油各1勺,鸡汤1碗,淀粉、盐各适量。

做法 ①将面粉和好,把面团擀成大薄片,边擀边撒上 淀粉,擀薄后,切成四方皮子。②虾仁剁成蓉,海参、香菇均切成丁,将虾仁蓉、海参丁、香菇 丁倒入碗中,加酱油、盐、葱、姜、香油拌匀。③用馄饨皮包上。4用鸡汤加少许开水煮馄饨,开锅煮熟后,加入油菜心、紫菜、香菜、盐、香 油即可。

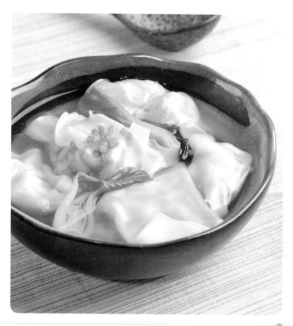

烤番茄牛腿肉

原料 牛腿肉160克,番茄50克,茄子30克,番茄酱、橄榄油各2勺,盐、味精各少许。

做法 ①牛腿肉洗净,撒上盐、味精腌制10分钟。②将番茄切成4等分的块;将茄子4等分后切片,撒上少许盐去除异味和水分。③把锅中的橄榄油烧热,将牛腿肉两面煎烤后取出;用煎 过牛腿肉的锅煎烤茄子。④将牛腿肉、茄子、番茄交错排列摆在盘中淋上番茄酱,放入烤箱 中烤4~5分钟即可。

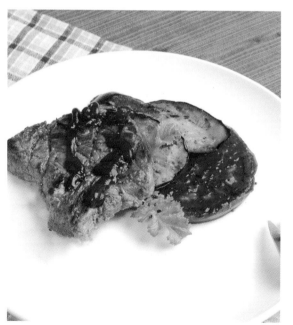

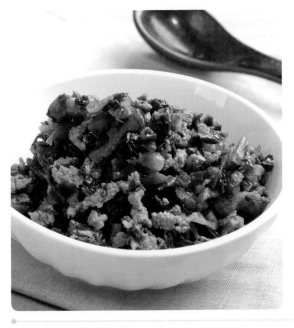

酸菜炒牛肉

原料 牛肉250克,酸菜200克,糖、酱油各1勺,淀粉1/2勺,盐、植物油各适量。

做法 ①牛肉洗净,剁碎,用酱油、淀粉拌好备用。②酸菜洗净,挤掉水分,剁碎备用。③将油加入牛肉中调匀,再用少许油烧热锅,炒熟牛肉,装起备用。④用少许油起锅炒酸菜,加少许糖和盐,再倒入牛肉拌炒片刻即可。

酸甜猪肝

原料 猪肝250克,菠萝肉75克,水发木耳30克,葱段10克,香油、糖、醋各1勺,酱油、水淀粉各1/2勺,植物油适量。

做法 ①将猪肝、菠萝肉分别洗净,切成小片;水发木耳洗净,撕小片。②将猪肝放碗内,加酱油、水淀粉,拌匀上浆。③锅上火,放油,烧至六成热,下猪肝滑熟,捞出沥干。④原锅内放葱段、水发木耳、菠萝肉,略炒几下,加入醋、糖,沸后用水淀粉勾芡,倒入猪肝翻炒均匀,淋香油、植物油适量即可。

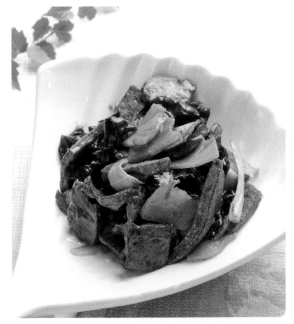

鸡汁粥

原料 母鸡1只约(2000克),粳米100克,盐适量。

做法 ①先将母鸡洗干净,用开水氽烫。②将母鸡熬成 汤,把肉捞出,将汤与粳米一起煮粥。③最后粥 熟的时候加入适量盐调味即可。

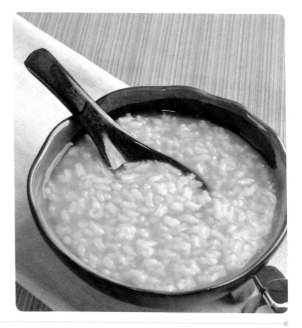

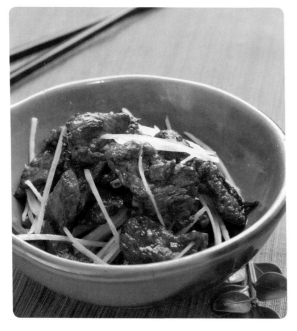

姜丝牛肉

原料 牛肉100克,姜丝5克,蒜末1克,淀 粉、酱油、香油、米酒、麻油各1勺,盐、植物 油各适量。

做法 ①牛肉切成薄片,加入除姜丝以外的所有调料腌 约20分钟。②起锅入油,待油热后以大火快炒牛 肉片,牛肉熟后即可起锅。③将姜丝与牛肉片搭 配在一起食用。

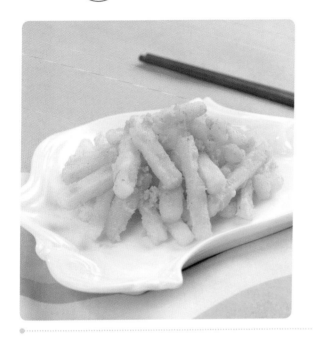

黄金山药条

原料　山药250克,熟咸鸭蛋黄2个(约60克),植物油、白糖、味精各适量。

做法　①山药去皮洗净,切条;熟咸鸭蛋黄用刀压碎,加白糖、味精调匀。②炒锅倒油烧热,倒入山药条,炸至呈金黄色捞出。③锅留底油烧热,加咸鸭蛋黄炒匀,加入山药条颠炒均匀即成。

蒜香排骨

原料　猪排骨300克,鸡蛋2个(约120克),葱末、姜末各2克,炸蒜蓉10克,糖、料酒、蒜香粉各1勺,盐、味精、植物油各适量。

做法　①排骨改寸段,洗净。②将猪排骨加蒜香粉调味,加鸡蛋液、味精、糖、油、料酒、盐腌制入味。③锅中加油,烧至五成热时,慢火炸透猪排骨,捞出。④另起锅,加油烧热,加葱、姜末和炸蒜蓉炒香,放入炸好的猪排骨炒匀即可。

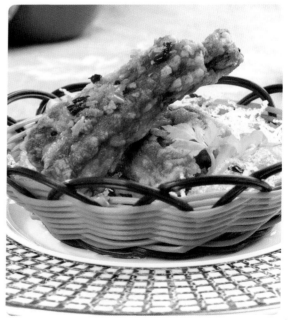

山药芝麻粥

原料 山药100克,黑芝麻20克,鲜牛奶200毫升,粳米60克,冰糖、玫瑰糖、清水各适量。

做法 ①将粳米洗净,用清水浸泡1小时,捞出沥干;淮山药切成小颗粒;黑芝麻炒香。②将以上3种用料放入盆中,加水和鲜牛奶拌匀,倒入搅拌机 磨碎成浆汁。③锅中加入清水,冰糖溶化过滤, 烧开后将粳米、山药、黑芝麻的浆汁慢慢倒入锅 内,加入玫瑰糖,不断搅拌呈糊状即可。

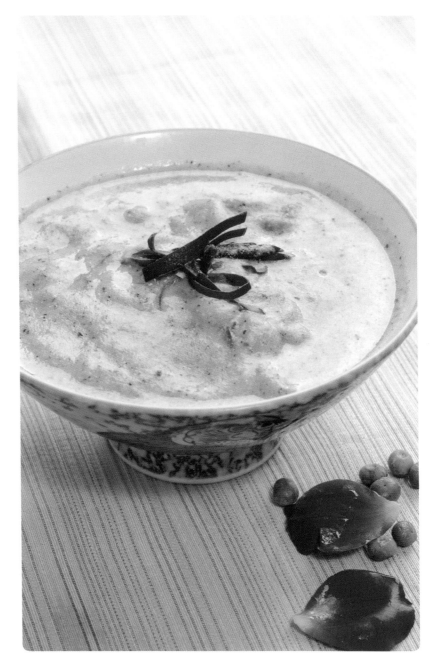

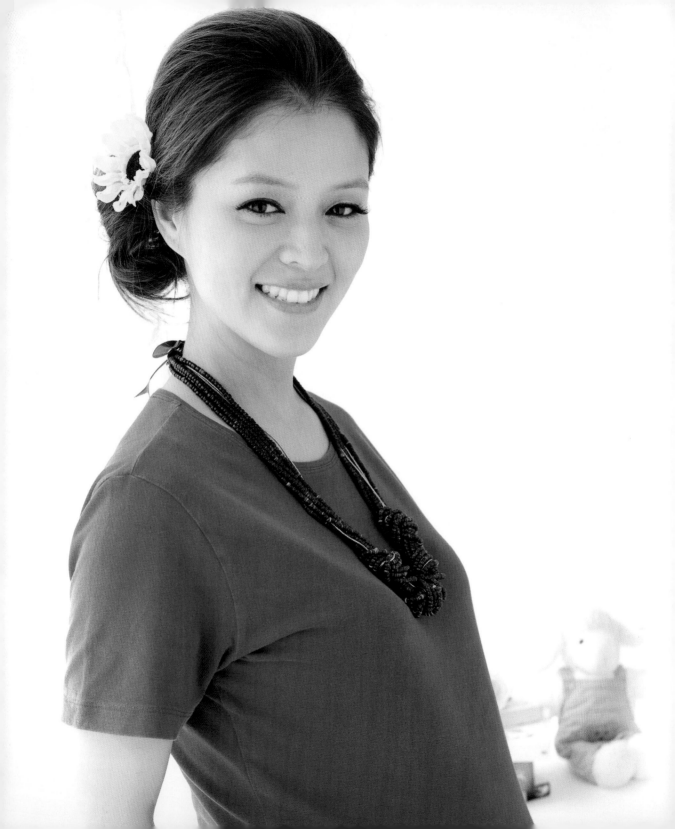

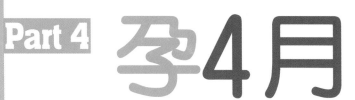

Part 4 孕4月

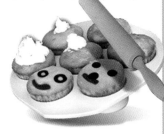

小腹渐隆的孕四月

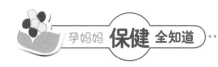

饮食营养方案

本月准妈妈应重点补充什么营养素

本月开始，准妈妈需要增加锌的摄入量。缺锌会造成准妈妈味觉、嗅觉异常，食欲减退，消化和吸收功能不良，免疫力降低。富含锌的食物有生蚝、牡蛎、肝脏、口蘑、芝麻、赤贝等，在生蚝中含量尤其丰富。准妈妈每天膳食中锌的补充量不宜超过20毫克。

妊娠14周左右，胎宝宝的甲状腺开始起作用，制造自己的激素。而甲状腺需要碘才能发挥正常的作用。母体摄入碘不足，新生儿出生后甲状腺功能低下，会影响宝宝的中枢神经系统，尤其影响宝宝大脑的发育。鱼类、贝类和海藻等海鲜是碘最丰富的食物来源，每周至少要吃2次。

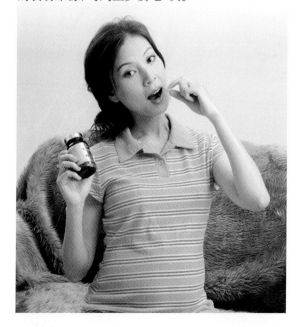

孕中期每日饮食如何安排

随着早孕反应的结束，准妈妈的胃口逐渐好转，胎宝宝的营养需求量也在增加，准妈妈可以想吃就吃，但不能暴饮暴食。

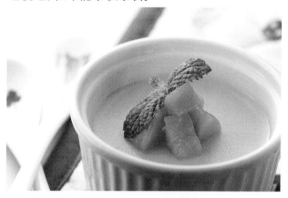

❀ 孕中期准妈妈每日应摄入的食物量举例

主食	包括大米、面，每日400~500克
蛋类	包括鸡蛋、鸭蛋等，每日1~2个
牛奶	250~500毫升
肉类	包括畜肉、禽肉及动物内脏和水产类，各类肉食可交替食用，建议多吃鱼
蔬菜	600~1000克，其中绿叶蔬菜约占2/3的比例
水果	250~400克
烹调用油	15~20克

孕期适合吃什么坚果

干果类一般分两类,一是树坚果,包括杏仁、腰果、榛子、核桃、松子、板栗、白果(银杏)、开心果、夏威夷果等;二是种子,包括花生、葵花子、南瓜子、西瓜子等。适合准妈妈食用的坚果,主要有以下三类:

第一是腰果。腰果的营养丰富,含蛋白质达21%,含油率达40%,各种维生素含量也都很高。因此,准妈妈应每天摄入 5~8粒(10~16克)的腰果。腰果对孕妇具有补充体力和消除疲劳的良好功效,还能使干燥的皮肤得到改善,同时还可以为准妈妈补充铁、锌等。

第二是核桃。核桃可以生吃,也可以和栗子一起煮粥吃,还可以加适量的盐水煮着吃。1千克核桃仁相当于5千克鸡蛋或9千克鲜牛奶的营养,并有补气养血、温肺润肠的作用。核桃营养成分的结构对于胚胎的脑发育非常有利。准妈妈每天应吃 2~3个核桃。

吃什么可以让宝宝长得更高

决定身高的因素35% 来自父亲,35% 来自母亲,后天因素只占30%。如果父母个头儿不高,应适当多吃富含维生素D和钙的食物。

维生素D可以促进骨骼发育,促使人体增高,它的这种效果尤其对于胎宝宝及出生后的宝宝最为明显。此类食品有虾皮、蛋黄、动物肝脏以及蔬菜。

钙和维生素D的摄入量要充足。准妈妈严重缺钙时会影响胎宝宝的骨骼、牙齿的构成,甚至可能导致胎宝宝畸形。注意补充铁等微量元素,应常吃蔬菜、海虾等。

第三是葵花子。它富含亚油酸,促进脑发育,同时也含有大量维生素E,促进胎宝宝血管生长和发育,还有增强孕酮的作用,有助于安胎。葵花子还含有丰富的镁,对稳定血压和神经系统有重要作用,准妈妈每晚吃一把葵花子可起到安眠的作用。

尽管干果有如此好的功效,然而凡事须适度,过犹不及。准妈妈一定要均衡营养,每天都怀有健康、愉快的心情,相信一定会拥有一个活泼可爱的宝宝。

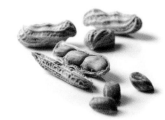

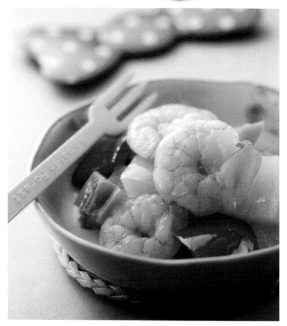

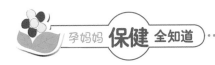

哪些食物可以淡化妊娠斑

部分准妈妈在妊娠4个月后，脸上会出现茶褐色斑，分布于鼻梁、双颊，也可见于前额部，呈蝴蝶形，被称为孕期妊娠斑。它是由孕期脑垂体分泌的促黑色素细胞激素增加而引起的。而黄褐斑是由于组织细胞间的微细循环受淤阻，细胞溶解死亡，黑色素增多形成色斑沉着所造成的。脸部的表皮层最薄，毛细血管最丰富，也最容易形成色素沉着。

黄褐斑的形成与孕期饮食有着密切关系，如果准妈妈的饮食中缺少一种名为谷胱甘肽的物质，皮肤内的酪氨酸酶活性就会增加，从而导致黄褐斑 "大举入侵"。所以，饮食的调理，对于抑制妊娠斑的生长还是非常重要的。

❀ 少吃

少吃咸鱼、咸肉、火腿、香肠、虾皮、虾米等腌、腊、熏、炸的食品，少吃葱、姜、辣椒等刺激性食品。

❀ 多吃

新鲜水果、蔬菜中具有消褪色素作用的冬瓜、丝瓜、番茄、土豆、卷心菜、花菜、鲜枣、橘子、柠檬、豆制品和动物肝脏等，这些食品对消除黄褐斑有一定的辅助作用。

建议准妈妈多吃富含维生素C的水果，如猕猴桃。维生素C能有效抑制皮肤内多巴醌的氧化作用，使皮肤中深色氧化型色素转化为还原型浅色素，干扰黑色素的形成，预防色素沉着，保持皮肤白皙。

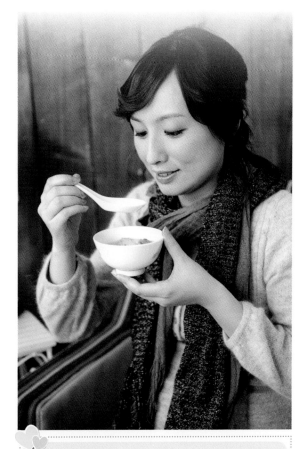

贴心小贴士

通常情况下，妊娠斑会在生产后3~6个月内自行减轻，甚至消失，只有部分特殊体质，以及内脏有特殊疾病的女性可能不见消失，需要到医院诊治。

日常护理，细心到位

孕期瑜伽好舒服

不少孕妈妈从怀孕后就停止运动，或是孕前就没有运动的习惯。但医生与专家们均表示，适度的运动不仅可改善部分伴随怀孕而来的身体不适、帮助身体放松，亦有助于生产。

很多运动做起来其实并不难，做完后还能使人产生愉悦、舒适的感觉。有鉴于此，介绍适合孕妈妈进行的运动，瑜伽则是第一种要让孕妈妈认识的运动。

曾有人说，您从几岁开始练瑜伽，您的外表就会停留在那个年纪，不会变老。无论这句话是真是假，练瑜伽的好处确实多多！

以下是瑜伽的各项优点：

通过呼吸使身心放松，并稳定情绪：

呼吸顺畅不仅有助于心肺循环，也能够转移对身体其他不适的注意力。对孕妈妈来说，心情放松、情绪稳定还有胎教的效果。

锻炼肌耐力：

怀孕、生产与照顾宝宝都需要体力，而练瑜伽能够锻炼肌耐力，良好的肌耐力能帮助身体维持在好的状态。例如，当背肌有力量，可以协助支撑肚子，较不容易产生腰酸背痛；大腿力量若足够，可以帮助稳定骨盆。

学习控制肌肉：

在练瑜伽的过程中，透过呼吸时放松肌肉，吐气时用力（使肌肉收缩），可以学习如何运用肌肉，这在生产时特别重要，可帮助孕妈妈待产时放松，并在适当时刻用力。

请教过医生后再做！

孕妇瑜伽虽是温和的运动，但没有做过瑜伽的孕妈妈不适合做。建议每一个孕前做过瑜伽的孕妈妈在咨询过妇产科医生后再练瑜伽。

✿ 孕后身体变化

有很多人怀孕之后，因为肚子变大，还有激素的影响，使得身体的姿势不正确，或是在不运动的情形之下，体力逐渐变差，这些改变包括：

怀孕后脊椎、骨盆都会受到影响，使得站姿、坐姿不正确。

腰部与膝盖承受的压力变大，例如膝盖容易过度伸展。

胸部变大，再加上下背的肌肉力量弱，胸部前侧的肌肉又紧绷，容易产生驼背。

子宫变大，压迫到肠胃，甚至顶到横膈膜，会产生胸闷等现象。

因此，一般瑜伽的目的在于增强体力，但孕妇瑜伽的目的主要在放松身心、使身体保持在舒适的状态，并维持体力，以及正确的姿势，而非挑战身体极限，同时也会避免进行较激烈的动作。

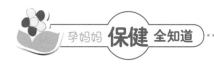

❀ 瑜伽的哪些动作不适合孕妇

那么，哪些动作不适合孕妇进行呢？孕妇不适合做的体位或姿势如下：

俯卧。因为俯卧的姿势会压迫到肚子。

侧弯。过度扭转的动作、仰卧起坐等也不适合孕妇进行。有些孕妇的腹直肌会分离，因此不能做仰卧起坐或是扭转的动作，以免受伤。

仰卧虽可进行，但是时间不能过久，仰卧的姿势建议进行三五分钟即可，因为姿势若维持过久会压迫到下腔静脉，可能使血液回流不畅。

除此外，一些动作会因孕妇的体形有所改良，让孕妇做起来既舒服又能锻炼到身体。

在瑜伽的动作里有很多的伸展动作，这些动作不仅能拉长肌肉，也在训练身体的柔软度。不过，无论是孕妇还是一般人，常误以为非得要扭转得很彻底，拉得很用力，或是身体弯曲的幅度很大才有效

果，结果反而使身体产生不适。瑜伽老师表示，每个人的身体结构以及柔软度都不同。柔软度较差的人只要稍微伸展就有效果，而柔软度较好者，必须把某些动作做得很满才有效果，虽然动作不同，但是效果是一样的。因此同一个动作，要做到什么程度是因人而异的，并不需要与他人或是老师比较。即便是进行同一个动作，也要注意自己当下的身体状况是否与平常不同，只要做动作时感到不舒服就要减轻动作的难度或是停止进行。

练瑜伽的前提是了解自己的身体，倾听身体在不同时刻的声音，在学习新动作时秉持着渐进的原则，视自己当前的身体状况来做，千万不要勉强自己。

以下介绍的瑜伽是邀请瑜伽老师为孕妈妈设计简单轻松的瑜伽动作，无论是在办公室或是家中，均可进行。

文中介绍的动作适合所有健康的孕妈妈进行，孕妈妈只要按照文中的顺序来做就可以了。同时这一套动作也没有场地上的限制，只要有椅子就能进行，但切记椅子必须没有轮子，能固定在原地。

有几个运动时的要点须注意：

随时保持肩膀放松与脊椎拉长、延伸(背部打直)。

按照文中的说明做运动是不会挤压到肚子的，但若有肚子被挤压或身体不舒服的情形则应马上停止。

猫姿拱背

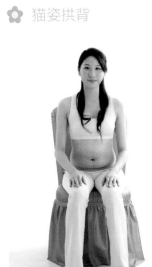

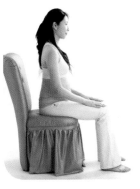

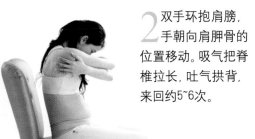

1 坐在椅子上，两脚打开与肩膀同宽，脊椎保持延伸拉长(亦即背打直)。

2 双手环抱肩膀，手朝向肩胛骨的位置移动。吸气把脊椎拉长，吐气拱背，来回约5~6次。

功效：增加脊椎的活动度，伸展上背，可单独进行，亦可作为暖身运动。

开胸

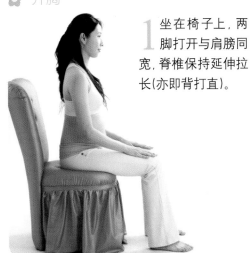

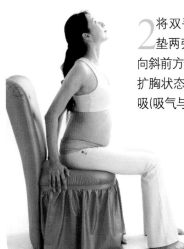

1 坐在椅子上，两脚打开与肩膀同宽，脊椎保持延伸拉长(亦即背打直)。

2 将双手往后放在椅垫两旁，把头往上抬向斜前方做扩胸。停留在扩胸状态并进行3~5次呼吸(吸气与吐气)。

❀ 侧弯

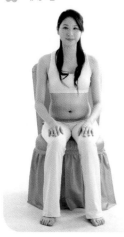

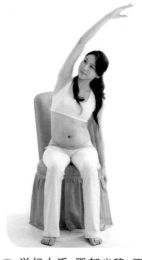

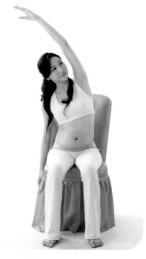

1 坐在椅子上，两脚打开与肩膀同宽，脊椎保持延伸拉长(即背打直)。

功效：增加脊椎的活动度，伸展侧胸。

2 举起右手，臀部坐稳，下半身不动，将上半身轻轻往左侧弯，再回复到预备动作。

3 再换左手进行，每一边各做2~3次。

1~3项动作均可促进呼吸功能

❀ 踮脚尖

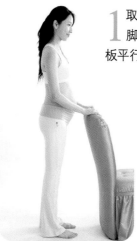

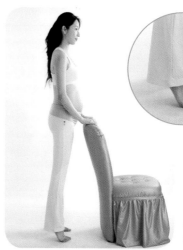

1 取站姿，双手轻扶椅背，双脚打开与肩膀同宽，两脚脚板平行，并保持脊椎延伸。

功效：可增加下半身的力量，增加平衡能力，减少下肢水肿、静脉曲张的发生。

2 轻轻地将脚尖踮起，再放下，并重复2~3次。

✿ 踮脚下蹲

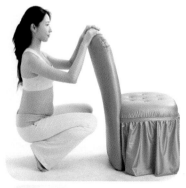

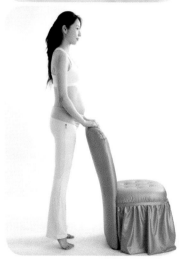

站立踮脚并往下蹲,直到臀部坐在脚跟上,并使大腿与地板平行,再慢慢起身,重复下蹲2~3次。

注意事项:若膝盖不舒服或受伤请停止做这个动作!

功效:可增加下半身的力量(锻炼臀部以及大腿前侧与后侧的力量)、增加平衡能力、改善静脉曲张现象,并有伸展效果。

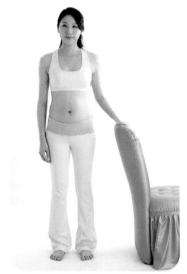

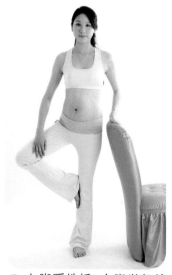

1 采取站姿,单手扶椅背。

2 左脚踩地板,右脚举起并踩到左腿内侧,并静止6~8个呼吸,再换另一边进行。

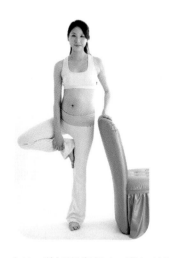

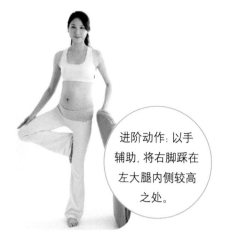

进阶动作:以手辅助,将右脚踩在左大腿内侧较高之处。

功效:增加平衡能力,增加单脚的力量,并能伸展髋关节。

注意事项:举起来的脚要往旁边打开,不要向前,才能打开髋关节!站立的脚板应整个踩稳在地面上,勿使重心偏向外侧(例如重心偏向小脚趾)。

✿ 站式 (正面姿势)

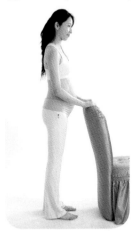
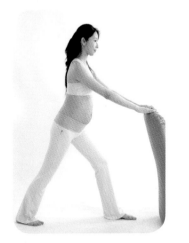
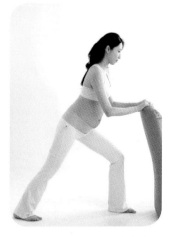

1 采取站姿,双脚打开约一个脚板的距离,双手轻扶椅背,并保持脊椎延伸。

2 左脚往前伸且膝盖微弯,右脚再往后退,两脚均保持脚尖朝前,且两脚的距离不必过大。

3 左脚向下弯曲但不超过膝盖,后脚伸直,此时身体会自然地往前倾,停留6~8个呼吸即可。

功效:训练下半身的力量、伸展小腿。

✿ 犬式一　　适合对象:怀孕28周以下,肚子较小的妈妈。

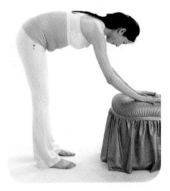
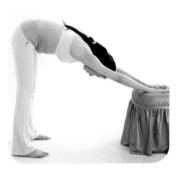
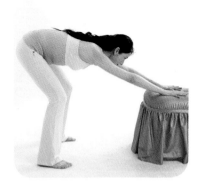

1 双手放在椅垫上,手肘微弯,双脚打开与臀宽,保持两脚脚板平行、脚尖朝前。

2 双手伸直,头部放松,双脚慢慢往后退,将臀部推向上。

3 先将头抬高到比心脏高的位置,膝盖微弯再慢慢回到原来的姿势,以免头部感到晕眩。

🌸 犬式二

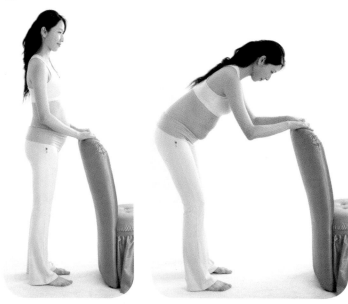

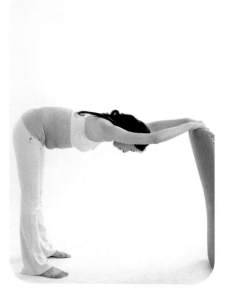

1 采取站姿，双手轻扶椅背，双脚打开与臀同宽或比臀宽，保持两脚脚板平行、脚尖朝前。

2 双手伸直，头部放松，双脚慢慢往后退，将臀部推向上，直到上半身与下半身呈"L"形。可进行6~8个呼吸，若身体感到不适即停止。

功效：犬式动作皆为全身性的伸展动作，可伸展手、背、臀部与腿等部位，亦可训练上半身力量(手、背部)。

注意事项：有高血压问题，或是进行犬式一时出现心悸、呼吸急促、气喘状况请马上停止，可改做犬式二，若进行犬式二时仍感到不适，则一律停止做犬式相关动作。

贴心小贴士

上述动作简易安全，孕妈妈别忘了每天抽点儿时间练习！

十大辣妈穿衣术

您还在为挑哪件衣服烦恼? 肚皮越来越大, 钱包却越来越缩水。要时尚, 不用一直花大钱! 聪明搭配, 才能发挥 "小气辣妈" 的精神!

紫色正火爆

紫色绒布材质的小可爱, 加上滚边设计, 使原本绒布成熟的感觉变得可爱许多! 相当适合白皙美女的紫色调, 搭配小小的亮色系饰品, 不仅浪漫味十足, 喜爱参加派对的您, 又怎么能少得了? 切记全身上下只能 "单一重点", 但整身深紫色的打扮会让人误以为看到 "茄子"!

假使想走狂野路线的时髦孕妈妈, 也可以试试看将整个头发刮澎, 本身已经是鬈发造型的美人, 可以利用支撑力高的发蜡, 让卷发更显丰盈!

交叉、V领

不少妈妈反映, 怀孕后脸变圆、身材变形, 衣服怎么穿都不对劲儿! 其实, 孕妈妈可以选择V领设计的款式, 或胸前有宽松交叉设计的上衣, 在视觉比例上, 不仅拉长脸形, 还能修饰身材!

假使上衣是一字领或是圆领设计, 可以搭配V领设计的小外套, 或搭配有垂坠感的长项链, 一样有拉长身形的功效。

孕妈妈专属——珍珠

带有光泽的粉色系珍珠最能衬出孕妈妈的好气色! 无论是搭配T恤、V领上衣、蝴蝶袖上衣、一片式洋装、衬衫等, 都相当完美! 假使嫌珍珠项链太老气, 带有珍珠纽扣的小外套也不赖, 或是搭配一个小珍珠别针, 都有异曲同工之妙!

饰品搭配上, 孕妈妈要把握 "亮色系" 的重点! 因为孕妈妈的生理变化, 加上有时睡眠质量不佳, 假使配戴 "暗色系" 的配件, 整个人反而会显得没精神!

粉红带来好气色

和孕妈妈最搭配的颜色就是粉红色! 粉红色不但凸显女性的柔美, 更能散发母爱的女性光辉! 无论是上衣或洋装, 皆能展现孕妈妈的好气色。不过, 切忌选择荧光粉红! 太过膨胀的色调会让您的身材看起来更加臃肿。

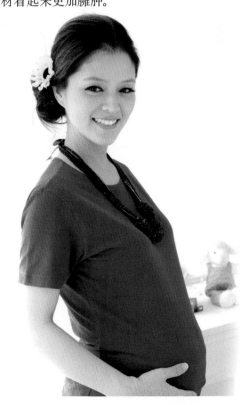

弹性材质穿出利落感

一件式的宽松大洋装虽然舒适，但若想显出利落感，孕妈妈不妨尝试具弹性纤维的一片式洋装！纯棉材质吸汗、透气性佳；针织材质适合春、秋两季，弹性极佳的特性，即便是产后也能继续穿着。无论是搭配球鞋或者低跟鞋，仍旧很有型！别忘了，怀孕的女人最有资格露出肚肚！

特别注意的是，清洗这类弹性的服装时，别忘了准备一个细网洗衣袋，可别一股脑儿就把衣服丢进洗衣机，避免经过洗衣机无情的扭转、拉扯，降低衣服的寿命！

腮红，凸显好气色的小帮手

因为怀孕生理状况的改变或不舒适，有时候真的懒得化妆！其实，只要在脸上打一点儿腮红（玫瑰粉红色最好），整个人就瞬间亮起来啦！讨厌涂涂抹抹的孕妈妈，不妨选择渐层式的腮红盘，打亮T字部位和腮红一次搞定！唇颊霜也是不错的选择，不但可以当唇彩(记得要先擦上保湿护唇膏)，轻轻地在脸颊推匀，马上就可以呈现自然的粉嫩感。

上窄下宽(或上宽下窄)永不出错

上班族孕妈妈若想穿出利落感，可以把握上宽下窄或上窄下宽的原则！上半身的话，孕妈妈可以挑选宽松的针织衫或者纱质上衣，下半身再搭配腰部有弹性设计的裙子或者长裤。此外，想塑造利落感觉的孕妈妈们，衬衫也是相当不错的选择！胸前有特殊立体剪裁的款式或V领设计，不仅可以让整体曲线拉长，硬挺的布料还有缩小视觉比例的功效！

随着怀孕周数增加，孕妈妈的肚围一天天变大，不妨到孕妇装专卖店，找找专为孕妈妈设计的牛仔裤、长裤、裙子。特殊的腰部弹性设计，不仅穿脱方便，吸汗透气，包覆力和支撑力也相当足够！

蝴蝶袖上衣

嫌自己怀孕发胖，担心自己成为虎背熊腰"大"美人？试试蝴蝶袖上衣吧！无论是轻薄毛呢剪裁的大V领蝴蝶袖上衣，或是斜肩设计的款式，加上宽松喇叭垂坠式的袖子，把所有的肥肉都藏起来了！

宽松的下摆设计，让肚子不会有压迫感，记得下半身别再搭配宽松的大蓬裙，想让自己有利落线条感的美人，还可以搭配牛仔裤和马靴。这时别忘了帮头发绑个小马尾！大圆脸美人可以在发鬓留下几撮发丝，马尾高度扎在太阳穴以上，还能拉长脸形！

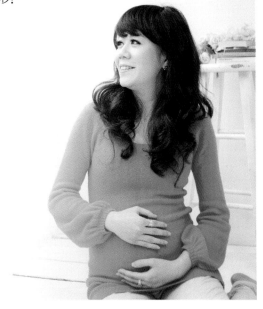

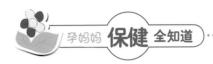
❀ V领小外套

季节交替之际，还是得随身带一件小外套才行！V字领小外套兼具修饰圆脸和拉长身形的功效，就是不错的选择。孕妈妈也可以选择带有腰身设计的硬板小外套，腰身的弧度设计，可以藏住腰部的肥肉，牛仔外套就是不错的选择！

❀ 变形虫图案OK

延续春夏热门的变形虫魅力，秋冬造型也少不了它！鲜艳加活泼图案的上衣，再搭上长裤、小外套，马上变身俏妈咪！想要有瘦身效果的妈妈，假使里面搭的上衣颜色属于亮色系，外面的小外套可以选择收敛色，就不会让整体看起来臃肿！

❀ 造型好帮手——大披肩

办公室空调冷飕飕，中午一出公司又要面对炙热阳光，温差之大，令人困扰，就连早上出门穿的薄毛呢上衣也显得闷热无比！孕妈妈不妨准备一条大披肩，白色或粉色调都能让准妈妈的气色看起来更好！平常出门内搭一件较贴身的V领薄上衣，下班后，只要轻松一披，再别上亮色系的别针或水钻夹，立刻有型有款！

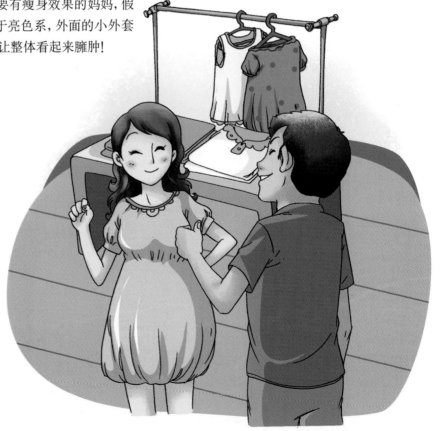

孕中期进行性生活要注意哪些问题

孕中期可以说是孕期的最佳性生活时机，但需要注意的是要保持性生活卫生，动作也要温柔。

要做好个人卫生。

不注意卫生容易引发细菌感染，所以一定要注意清洁。不过，手部的卫生往往被准爸爸准妈妈所忽视，其实在性生活时，如果不清洁的手与性器官接触，同样会导致细菌感染。因此性生活前，准爸爸准妈妈都要充分对手掌以及指甲等进行清洗，并且要养成勤剪指甲的习惯。

前戏不要过于激烈。

有些准妈妈会由于乳头过度刺激而引发子宫收缩，因此要尽量避免过度抚摸胸部。特别是在发生乳头流出液体的现象时，最好不要再进一步刺激乳房。另外，还要尽量避免过于激烈地爱抚阴道。

选择不压迫腹部的体位，并且准爸爸的动作要温柔。

如果一种体位让准妈妈感觉疼痛、辛苦或者腹部受压，千万不要强迫自己忍耐，而应该马上变换别的体位。另外，精液中含有使子宫收缩的前列腺素，因此曾经有过剖宫产、早产和腹部易肿胀的准妈妈，在性生活时最好让准爸爸戴上安全套。

如果感到十分疼痛，就要暂时中断一下。

如果准妈妈感到腹部肿胀或疼痛，应暂时中断休息一会儿，待肿胀感消失后，再继续进行。另外，准妈妈仰卧性生活时有时会因血压下降而感觉不舒适，此时也要暂时中断休息一下，并适当地将身体左右倾斜调整，不适感就会慢慢消失。

准妈妈每天睡多久合适

一般正常成年人每天需要不少于7小时的睡眠时间，准妈妈由于各方面生理变化容易疲劳，所以准妈妈的睡眠时间要比平时多1小时，即最少也要保证8小时的睡眠。当然，这个时间也是因人而异的，如果准妈妈的睡眠时间短，但感觉精力充沛，那也是没有问题的。主要是睡眠的质量，睡眠时间的长短并不是关键。如果准妈妈感觉身体很困倦，则应该多睡。有的准妈妈甚至需要睡上10小时，比如有妊娠高血压综合征或有先兆早产、胎宝宝宫内生长迟缓的准妈妈，都应适当增加睡眠时间。

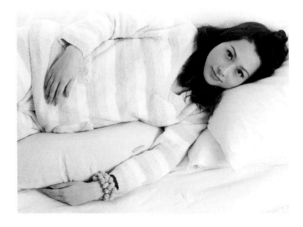

准妈妈可以慢跑吗

按照孕期身体的发展变化,在孕早期3个月和孕晚期3个月,应严禁做跳跃、旋转和突然转动等激烈的、大运动量的锻炼,以免引起流产和早产。因此,准妈妈的慢跑计划可以从本月身心都比较稳定的时候开始。

如果准妈妈孕前一直都有慢跑的习惯,在征得产科医生的同意之后,就可以开始慢跑计划了。如果准妈妈此前没有坚持过慢跑,可以在产科医生的指导下逐渐增强自己的运动强度。不一定都要选择慢跑,其他适宜孕期的运动项目都可以。

可以散步、打太极拳、做广播操(跳跃运动除外)等。

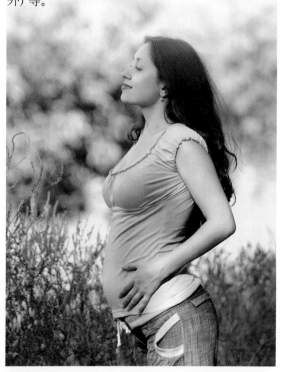

7种正确姿势远离孕期身体伤害

肚子变大后,孕妈妈身体的各种姿势也在不知不觉中跟着改变,不过很多孕妈妈习惯的姿势往往是错误的,在累积一段时间之后,身体就开始出现各种不适,像腰酸背痛、肩颈酸痛等。本文将逐一介绍日常生活中应保持的正确姿势,帮助孕妈妈远离身体伤害!

❀ 站姿

正确姿势:勿耸肩。

脊椎保持延伸、拉长,亦即抬头挺胸。

勿翘臀且将腹部向前推。

双脚打开,两只脚的脚板彼此平行。

膝盖微弯、放松。

错误姿势:驼背、腰椎向前推(肚子向前)、膝盖死锁(膝盖头往后压)。

影响:驼背与腰椎向前推会过度压迫腰椎,长期下来容易产生腰酸背痛。

❀ 工作时的站姿

适用情境:站着工作,工作场所不拘,包括办公室、厨房等。

正确姿势:若需要在工作台前长时间站立,应注意以下事项:

保持手可微弯的工作距离。

勿让身体前倾、保持身体与地板垂直。

单脚站立时,可将一只脚踩在凳子上或是有支撑的地方,使腰部保持直立不歪斜,且双脚轮流交替。

多移动位置,以增加身体活动,保持下半身血液循环畅通,减少下肢水肿。

错误姿势:将肚子靠在工作台上。

❀ 拿取高处物品

正确姿势：取物的高度以手臂能微弯，且在视线范围内为佳。

脚板应平放在地板或平面上。

若需拿取伸手不可及的高处物品，应在脚下放凳子、小椅子等，或请他人帮忙。

错误姿势：踮脚并且手伸直拿取放在高处的物品。

影响：容易重心不稳，造成一些意外。

❀ 工作时的坐姿1

正确姿势：应有垫子或枕头等物品支撑腰部、脊椎拉长。勿耸肩。

勿将身体往前倾。

让手臂靠在桌面上有所支撑，勿使手臂悬空（如使用鼠标时）。

多起身活动，保持下半身血液循环畅通。

错误姿势：腰部悬空没有物体支撑。手伸过直。

影响：腰部悬空易造成腰部酸痛，同时驼背也会挤压胸部与腹部的空间。

手伸过直会造成肩颈不适，容易酸痛。

❀ 工作时的坐姿2

适用情境：坐时拿取后侧物品。

正确姿势：坐在椅上时，若要拿取后侧物品，请起身拿取。

错误姿势：直接坐在椅子上扭转身体拿取。

影响：此举容易在瞬间扭伤腰、背部，使腰部韧带或是肩膀受伤。

❀ 休闲坐姿

正确姿势：应保持脊椎拉长。腰部应有支撑。多起身活动。

有下肢水肿者，可抬高下肢。

错误姿势：腰部悬空，没有物体支撑。

影响：会压迫到颈椎与腰椎。

勿躺在沙发上或床上看电视、看书，此举除了会压迫到颈部血管，长期下来还会伤害颈椎，如椎间盘突出。

❀ 舒服的睡姿

可采取侧睡姿势，并运用枕头、被子等工具让身体彻底放松。

方式：腹部以上加垫大被子或毯子，以支撑腰部与腹部。

上方的腿跨在枕头上，使脚、腰部放松，同时不会压迫到腹部。

双手抱枕头，使手、腰部放松。

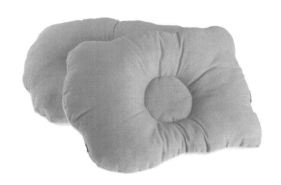

孕期的哪个阶段最适合游泳

孕中期是准妈妈进行游泳锻炼的最佳时间。

游泳能改善心肺功能,增加身体的柔韧性,增强体力,促进准妈妈的血液循环,有利于为胎宝宝输送营养物质,还有助于排出胎宝宝所产生的废物。研究表明,经常游泳的女性大多能顺产。准妈妈可以在咨询医生后,再确定是否去游泳。

准妈妈可以每周游泳1~2次,每次500米左右。不过,准妈妈进行游泳锻炼的游泳池水一定要干净合格,以免发生感染,不利于胎宝宝健康发育。进行游泳锻炼时,要控制好运动量,运动时间每次不宜超过半小时。运动量以活动时心跳每分钟不超过130次,运动后10分钟内能恢复到锻炼前的心率为限。

准妈妈去游泳应注意哪些问题

准妈妈去游泳前需征得医生的同意,不可擅自去游泳。

在咨询产科医生意见之后,准妈妈再决定是否去游泳。此外,去游泳时,还需牢记以下要点:

选择卫生条件好、人少的游泳池。最好能选择室内恒温的,水温在29℃~31℃之间为宜,并能避开阳光的直射。

下水前先做一下热身,下水时戴上泳镜;上岸时注意擦干身体,避免感冒。

游泳时动作不宜剧烈,时间也不要过长,一般不宜超过半小时,大致游300~400米即可。游泳前要做好充分的准备,不要跳水,不要仰泳。

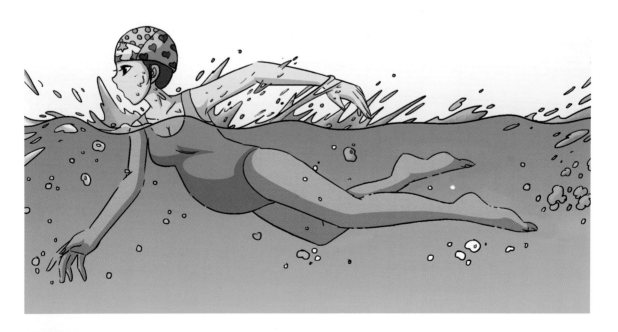

疾病防护，安心孕期

孕中期定期检查及项目

从孕4月开始到怀孕7月末，历时4个月，医学上定为孕中期。孕中期是整个孕期感觉最舒适、最安全的时期，但准妈妈千万不能忘了按时孕期检查。

孕中期检查除了能及时发现异常情况外，医生还会根据准妈妈的具体情况提出保健指导建议，为顺利度过孕晚期和分娩期奠定基础。如果孕中期不注意保健，例如，有的准妈妈无节制地大吃，体重增加远远超标，孕晚期各种并发症也会增多，

如妊娠高血压综合征、巨大儿等，分娩时容易出现子宫收缩乏力、大出血等，应予以重视。

孕中期检查的常规项目有身高、体重、血压、子宫底高度、胎动情况、胎心率、胎位、尿糖、尿蛋白等，必要时做B超、心电图等。

另外，在孕中期可以做些特别的筛查。例如，怀孕15~20周可进行唐氏综合征及神经管畸形筛查；怀孕24~28周可进行妊娠糖尿病筛查等。

特殊产检：畸形儿检查

✿ 羊膜囊穿刺术

怀孕4个月，通过羊膜囊穿刺术和超声波检查可以检查出胎宝宝是否畸形。

胎宝宝在胎胞内的羊水中生活，羊水所含的化学物质和细胞成分能准确地反映胎宝宝的情况，穿刺抽出一些羊水，检查其中的一种叫甲胎蛋白的物质。这种物质在正常妊娠15~20周时，含量应每毫升含10微克以下，如果胎宝宝有畸形（如神经管畸形、泌尿系畸形或脊柱裂等），甲胎蛋白比正常增高15~20倍。

✿ 超声波检查

通过超声波检查可以发现胎宝宝是否无脑或脑积水、小脑畸形、死胎、先天性神经管的缺陷以及先天性心脏病等。

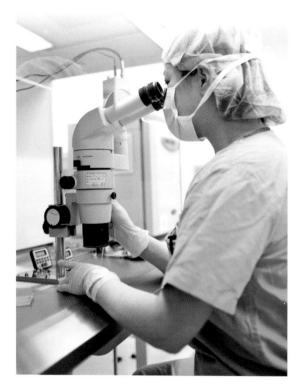

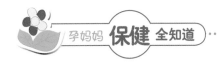

特殊产检：胎儿镜检查

胎儿镜检查是一项技术性较强的产前诊断项目，一般在怀孕第15~20周时进行检查。

胎儿镜检查的具体操作方式是：用超声波定位后，经过局部麻醉，将此镜插入羊膜囊，可以直接观察胎宝宝的外形、性别，判断有无畸形，进行皮肤活检或从胎盘表面的静脉抽取胎宝宝血标本，能对胎宝宝的某些遗传性代谢疾病、血液病进行产前诊断。它的应用使产前诊断发展到了一个新的水平。但事实上只有极少数准妈妈需要进行胎儿镜检查，而且它造成的胎宝宝流产率达5%，由操作引起的胎宝宝死亡率达4.7%。因此，目前使用尚不广泛。

一般来说，胎儿镜检查可以不做，但对于可能有异常的胎宝宝进行产前诊断是优生的一项重要措施。有产前诊断指征的准妈妈应该听从医生的劝告，接受检查，千万不要因为某些不必要的担忧而失去产前诊断的最佳时机。

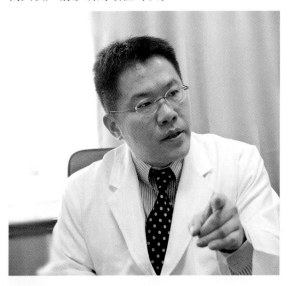

如何预防滴虫性阴道炎

滴虫性阴道炎是一种常见的阴道炎症，它是由阴道毛滴虫感染而引起。滴虫不仅在准妈妈阴道内的皱襞上寄存，还可侵入到尿道，甚至上行到膀胱、肾盂，引起泌尿道的感染。如果没得到医生及时的诊治，可能会引起急性肾盂肾炎，严重时还会导致准妈妈患上败血病。

而且一旦准妈妈患了阴道滴虫病，往往继发其他细菌感染，感染可由阴道上行蔓延到子宫腔，进一步引起宫腔感染。在孕早期感染容易引起流产、胎宝宝发育畸形，孕中期感染可引起绒毛膜发炎，造成胎膜早破、胎盘早剥，同时通过胎盘直接引发胎宝宝感染。

要预防滴虫性阴道炎，准妈妈和准爸爸最好养成以下卫生习惯：

准妈妈一定要注意孕期卫生，不要光顾不正规的游泳、洗浴场所。

孕期检查要选正规的医院，避免去不正规的医疗单位做器械检查而发生间接感染。

准爸爸患病，应严禁同房，积极治疗，以免引起滴虫的直接传播。

用过的内裤、浴巾及洗浴用盆，应该采取5~10分钟的煮沸消毒。

贴心小贴士

已经患有滴虫性阴道炎的准妈妈，必须先向医生进行咨询，然后在医生的指导下进行治疗，以免对胎宝宝造成影响。

如何自己在家测量宫底高

准妈妈怀孕以后,子宫的增大有一定规律性,每月的增长也有一定的标准。每月的产检,妇产科的医生会通过给准妈妈测量宫底高及腹围,估计胎宝宝在宫内的发育情况。因此,从宫高的增长情况也可以推断妊娠期限和胎宝宝的发育情况。自测方法如下:

测量前,准妈妈需要排空膀胱。然后平躺在床上,保持全身放松。然后将测量尺的末端放置于耻骨联合的上缘顶端,测量尺平置在腹部上,到达宫底顶端,读取两者之间的距离。

妊娠24周之后,准妈妈获取的子宫底测量数据通常会与孕周数(24周时宫底高约为24厘米,此后同理)吻合,也可能存在一些差异(增加或减少1~2厘米)。如果测量数据与预期孕周宫底高度的差异超过 1~2厘米,增加可能意味着多胎妊娠或羊水过多,减少则提示宝宝发育不良。准妈妈也可以参考下表中的数据,自己估算宫底高

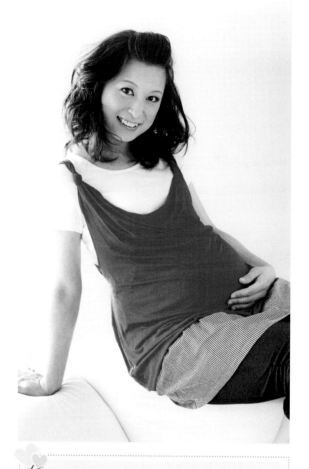

第3个月末	子宫底约在耻骨联合上缘2~3横指
第4个月末	子宫底达脐和耻骨联合上缘之间
第5个月末	子宫底在脐下1横指
第6个月末	子宫底与脐上1横指持平
第7个月末	子宫底在脐上3横指
第8个月末	子宫底在脐和剑突之间
第9个月末	子宫底在本月达到最高点,在剑突下2横指
第10个月时	宫底下降回复到8个月末水平或略高

贴心小贴士

建议准妈妈使用非弹性材料制成的测量尺,如裁缝使用的尺子。此外,由于孕晚期及分娩时取仰卧位可能导致宫底高度读数较高,由此导致读数以及孕龄估计的错误。因此,建议测量宫底高度时,准妈妈采取半卧位。

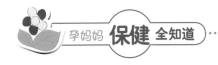
科学胎教，贵在坚持

胎宝宝可以"看到"准妈妈的微笑

人的情绪变化与内分泌有关，在情绪紧张或应激状态下，体内一种叫乙酰胆碱的化学物质释放增加，促使肾上腺皮质激素的分泌增多。在准妈妈体内这种激素随着母体血液经胎盘进入胎宝宝体内，而肾上腺皮质激素对胚胎有明显的破坏作用，影响某些组织的联合。如果准妈妈长期情绪波动，就可能造成胎宝宝畸形。所以，准妈妈每天都应该多一些微笑，保持轻松愉快的心情。

怀孕期间，不仅准妈妈要常常微笑，准爸爸也要常常微笑，因为准爸爸的情绪常常影响着准妈妈的情绪。如果准妈妈快乐，会将这种良好的心态传递给胎宝宝，让胎宝宝也快乐。胎宝宝接受了这种良好的影响，会在生理、心理各方面健康发育。因此，微笑也是一种胎教。

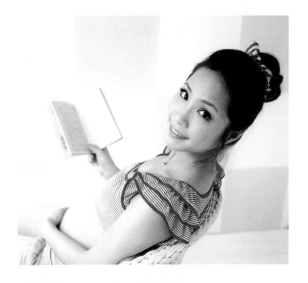

语言胎教怎么做

给胎宝宝进行语言胎教可先给胎宝宝起个乳名，然后和他说话、聊天。

✿ 给胎宝宝起个乳名

在怀孕5~6个月，胎宝宝有了听觉，准爸妈可给腹中的胎宝宝取一乳名，准爸妈经常呼唤胎宝宝的乳名，胎宝宝会记忆深刻。胎宝宝出生后，当呼唤其乳名时，他听到曾经熟悉的名字时，可有一种特殊的安全感，烦躁、哭闹会明显减少，有时还会露出高兴的表情。

✿ 和腹中的胎宝宝说话

可从4~5个月开始，每天定时和胎宝宝说话，每次时间不宜过长，1~3分钟即可。说话的内容不限，可以问候，可以聊天，可以讲故事、朗诵诗词、唱歌等，但应以简单、轻松、明快为原则。最好每次都以相同的词句开头和结尾，以加深记忆，这样循环发展，不断强化，效果会很好。

✿ 准爸爸也要参与语言胎教

胎宝宝特别喜欢准爸爸的声音，因为男性的声音低沉、浑厚。心理学家特别指出，让准爸爸多对胎宝宝讲话，这样不仅增加夫妻间的恩爱，共享天伦之乐，还能将父母的爱传到胎宝宝那里，这对胎宝宝的情感发育有很大的好处。

怎样提高胎教的成效

胎宝宝的接受能力取决于准妈妈的用心程度，胎教的最大障碍是准妈妈怀有杂乱、不安的心情。因此，要想提高胎教的成效，最首要的就是要让准妈妈的心情保持良好的平复状态。准妈妈可以尝试在胎教中使用以下呼吸法，来稳定自己的情绪并集中注意力：

选择一个安静的场所，可以在床上，也可以在沙发上，坐在地板上也可以。这时要尽量使腰背舒展，全身放松，微闭双目，手可以放在身体两侧，只要没有不适感，也可以放在腹部。尽量不去想其他事情，要把注意力集中在吸气和呼气上。

准备好以后，用鼻子慢慢地吸气，以5秒钟为标准，在心里一边数1、2、3、4、5，一边吸气。肺活量大的人可以6秒钟，感到困难时可以4秒钟。吸气时，要让自己感到气体被储存在腹中，然后缓慢、平静地将气呼出来，用嘴或鼻子都可以。呼气的时间是吸气时间的2倍。也就是说，如果吸时是5秒的话，呼时就是10秒。

反复呼吸1~3分钟，准妈妈就会感到心情平静、头脑清醒。

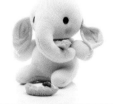

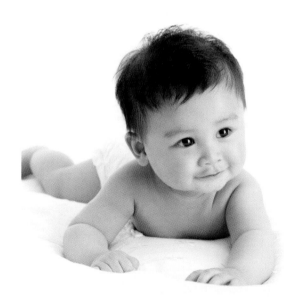

不要让胎教干扰了胎宝宝的睡眠

胎教并不是越多越好，也不是随时都能进行。胎宝宝绝大部分时间在睡眠中度过，因此为了尽可能不打搅胎宝宝的睡眠，胎教的实施要遵循胎宝宝生理和心理发展的规律，不能随意进行。

准爸爸准妈妈在进行胎教时需注意以下几点：

观察了解胎宝宝的活动规律，选在胎宝宝睡醒时进行胎教，且每次不超过10分钟。

每天定时胎教，帮胎宝宝养成规律的生活习惯。

胎教过程中，准妈妈要注意力集中，情感投入，和胎宝宝身心共鸣。

音乐胎教声音不要超过60分贝，以准妈妈听时感觉舒畅为准。如使用音乐传声器最好离肚皮2厘米左右，不直接贴住肚皮，这些是为了避免声音分贝过高伤害胎宝宝的听力。

贴心小贴士

准妈妈可以在每天早上起床时、中午休息前、晚上临睡时，各进行一次这样的呼吸法，这样，可以有效改善妊娠期间容易焦躁的精神状态。

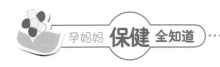
完美准爸爸须知

性生活时以准妈妈的安全和舒适为准

在孕中期（13~27周），由于胎盘全部形成，胎宝宝处于相对稳定时期。此时，可以进行适当的性生活。并且这还可以使夫妻双方精神和躯体得到放松，保持夫妻之间亲密的关系。

在对待孕期性生活的问题上，准爸爸和准妈妈双方都要坦诚，互相交流彼此的感受、欲望和需要，这样才能享受到更甜美无间的性生活。尤其是性生活的体位，一定要以安全和准妈妈的舒适度为主，准爸爸要多多体谅，准妈妈的腹中正怀着你们幸福的结晶。

在性生活中，方式不要过于激动和剧烈。动作仍要轻柔，幅度不宜过大。男性的生殖器不要插入太深，频率也要减少，更要注意不要刺激乳头，以免引发流产和感染。

如果准妈妈因为心理上的原因，不愿意进行性生活，准爸爸也不可责怪，而是要在沟通中诱导，慢慢培养准妈妈的情绪，这样才能让孕期性生活更加和谐。

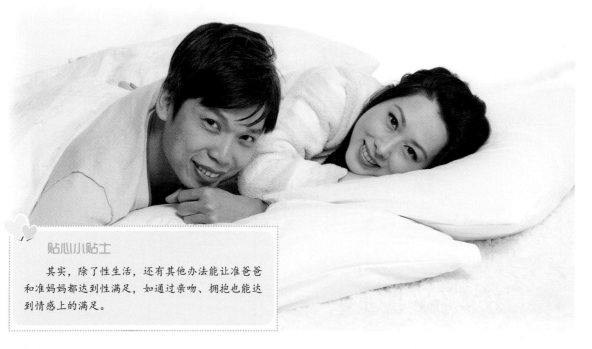

贴心小贴士

其实，除了性生活，还有其他办法能让准爸爸和准妈妈都达到性满足，如通过亲吻、拥抱也能达到情感上的满足。

帮准妈妈做按摩

在怀孕后，准妈妈的身体可能会出现很多不适，如浮肿、静脉曲张等，这是造成她心情不好的原因之一。

准爸爸除了要了解准妈妈的多种变化之外，还应该把理解付诸行动，身体力行地帮准妈妈对付这些不良的妊娠反应，让准妈妈觉得，怀孕真的不是她一个人在奋斗。在妊娠纹、下肢水肿等不良妊娠反应缓解时，准爸爸可以做的有很多，按摩就是帮助准妈妈缓解这些症状的好方法之一。

按摩不一定非得有什么专业手法，只要找到让准妈妈感觉舒适的手法即可。不过，给准妈妈做按摩时，有诸多的注意事项：

在开始按摩前，准爸爸应先去掉戒指、手镯或手表，并搓暖双手。

在开始时，要轻轻按摩，逐渐增加力量，但要保证让准妈妈感到舒服，而且动作一定要慢。

准妈妈的合谷、三阴交、肩井穴位是不能承受强刺激的，按摩这些穴位易引起流产。

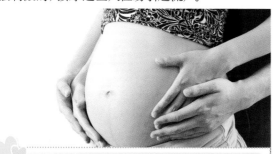

贴心小贴士

如果准爸爸的手比较粗糙，可以在按摩的时候准备一瓶按摩油或者润肤油。

送份小礼物给准妈妈

怀孕之后的准妈妈，往往比以往更加患得患失，身材走样、皮肤变差……她会担心准爸爸是否会因此不那么爱她，这种小女人心态是比较普遍的。对于准妈妈的这种心态，准爸爸除了要及时口头表达自己的爱之外，还可以尝试其他浪漫方法让准妈妈感受到准爸爸对她一如既往的呵护与重视。送礼物就是一种很讨巧的方法。

不要认为只有在生日，或者结婚纪念日才应该给准妈妈买礼物。如果准妈妈发现下班回家的丈夫竟然会带着一件礼物，这样的意外惊喜当然会给她一份好心情。

给准妈妈准备的礼物不一定非要多么贵重，重要的是一份关心。一条漂亮的孕妇裙，一本她喜欢的小说，一件送给未来宝宝的漂亮衣服，相信都可以让准妈妈惊喜连连。

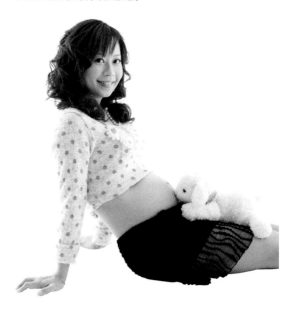

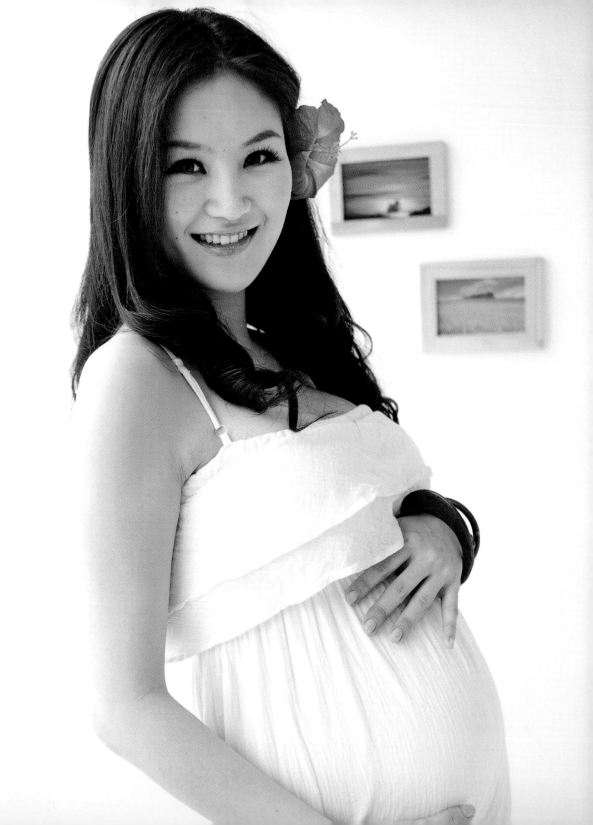

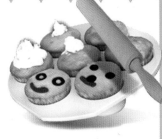

Part 5 孕5月

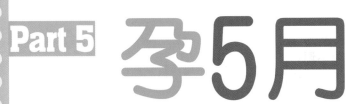

初感胎动的孕五月

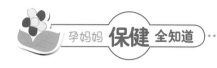
饮食营养方案

本月准妈妈应重点补充什么营养素

❀ 本月重点补充营养素——维生素D、钙

钙的补充要贯穿整个孕期。但进入本月之后，胎宝宝的骨骼和牙胚生长得特别快，是迅速钙化的时期，对钙质的需求剧增，因此准妈妈尤其要注意补钙。准妈妈可以选择含钙丰富的牛奶、孕妇奶粉或酸奶来补钙。此外，多吃富含钙质的食物：

海产品：如鱼、虾皮、虾米、海带、紫菜等均含有丰富的钙质，极易被人体吸收。

豆制品：如豆浆、豆粉、豆腐、腐竹等，价廉物美，烹调简单，食用方便。

必要的时候，准妈妈还可以在医生的指导下每天服用钙剂。

补钙的同时注意补充维生素D，以促进钙的吸收。每日的维生素D需求量为10毫克左右。建议准妈妈多进行户外活动，以保证有足够的阳光照射，使自己的皮肤产生吸收钙所需的维生素D。

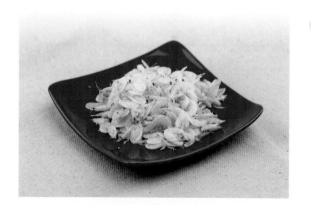

从本月开始全面补钙

孕中期，准妈妈每天需补充1000毫克钙，孕晚期需增加至1200毫克。孕期缺钙，不仅母体会引起相关疾病，并发妊娠高血压综合征，胎宝宝也易发生骨骼病变、生长迟缓、佝偻病以及新生儿脊髓炎等。准妈妈严重缺钙，可致骨质软化、骨盆畸形而诱发难产。调查表明，城市女性更容易缺钙，因此要引起足够的重视。而钙过量则会造成胎宝宝娩出困难。不过，一般饮食进补不会导致钙摄入过量。钙摄入过量主要是针对补充钙剂而言的。孕中期是胎宝宝骨骼成形的关键时期，准妈妈对钙的需求量大增，日常饮食可能无法满足该需求。建议准妈妈从本月开始，在产科医生或者营养师的指导下适当补充一些含钙营养素制剂或者钙片。

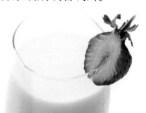

贴心小贴士

一袋250毫升的牛奶可补充250毫克的钙。准妈妈每天喝2袋牛奶即可。其中一袋应该在晚上睡前喝，这样可以维持半夜血钙正常，防止腿抽筋。乳糖不耐受的准妈妈，可以改喝酸奶，也可以补钙。一袋150毫升的酸奶的含钙量，相当于一袋250毫升的牛奶。严重缺钙的准妈妈应该在医生的指导下服用钙片。

怎样判断自己是不是缺钙

缺钙的一些常见症状有小腿抽筋、牙齿松动、妊娠期高血压综合征、关节或骨盆疼痛。

缺钙症状 1

小腿抽筋：一般在怀孕5个月时就可出现，往往在夜间容易发生。但是，有些孕妇虽然体内缺钙，却没有表现为小腿抽筋，容易忽视补钙。

缺钙症状 2

牙齿松动：钙是构成人体骨骼和牙齿硬组织的主要元素，缺钙能造成牙釉质发育异常，抗龋能力降低，硬组织结构疏松，如果准妈妈感觉牙齿松动，可能是缺钙了。

缺钙症状 3

妊娠期高血压综合征：缺钙与妊娠期高血压疾病的发生有一定的关系，如果准妈妈正被妊娠期高血压所困扰，那么就该警惕自己是否缺钙了。

缺钙症状 4

关节、骨盆疼痛：如果钙摄取不足，为了保证血液中的钙浓度维持在正常范围内，在激素的作用下，准妈妈骨骼中的钙会大量释放出来，从而引起关节、骨盆疼痛等。

如果准妈妈发生了以上症状的一种或者几种，应及时求助产科医生，判断是否缺钙，以及确定治疗方案。

准妈妈补钙需要注意哪些问题

准妈妈补钙时，需要注意钙的摄入量和人体对钙的吸收能力。准妈妈在饮食中应有意安排富含钙质的食物摄入，特别是早期孕吐反应剧烈的准妈妈更要加强。多吃一些虾皮、腐竹、黄豆以及绿叶蔬菜等含钙量丰富的食物，并且保证每天 2袋牛奶的摄入量。

补钙的同时还要注意补充磷。如果磷摄入不足，钙磷比例不适当，尽管补充了足够的钙，钙的吸收和沉积并无明显增加。海产品中磷的含量十分丰富，如海带、虾、蛤蜊、鱼类等，另外，蛋黄、肉松、动物肝脏等也含有丰富的磷。

铁对钙的吸收有一定的抑制作用，同样钙对铁的吸收也不利，如果准妈妈有缺铁性贫血，那么补钙与补铁的时间最好隔开。

准妈妈平时要多晒太阳。准妈妈如果多晒太阳，就能得到足量的维生素D，从而使胎宝宝的骨骼变得更结实，肌肉变得更强壮。准妈妈最好选择在上午或午后晒太阳，避开正午的阳光以免晒伤皮肤。

钙容易与草酸、植酸等结合，影响钙的吸收，因此补钙最佳时间应是在睡觉前、两餐之间。这样可减少摄入食物中的草酸影响钙的吸收。

可乐型饮料、酒精、菠菜等食物中含植物酸、草酸和鞣酸，可与钙离子结合成不溶性的钙盐，影响钙的吸收。准妈妈要尽量少食用。

> **贴心小贴士**
>
> 食用菠菜、茭白等含草酸多的蔬菜前可先用水焯一下，以减少对钙吸收的影响。

日常护理，细心到位

孕妈妈多汗怎么办

怀孕后孕妈妈多汗是因为妊娠期血中皮质醇增加，肾上腺皮质功能处于亢进状态，再加上孕妈妈基础代谢增高，自主神经功能改变，引起血管收缩功能不稳定，皮肤血流量增加，导致出汗增多。一般来说属正常现象，无须担忧，只要注意日常保健即可。

出汗较多的部位，多为手脚掌面、腋窝、肛门、外阴及头面部。到妊娠晚期可能还会发生多汗性湿疹。这种现象可一直延续到产后数天。

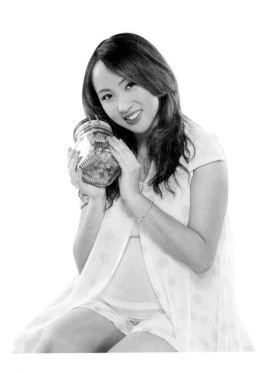

为此，孕妈妈在保健上应注意以下问题：

多饮水，多吃水果，以补充水分和电解质。

避免过多的体力活动，以免增加出汗。

出汗影响身体卫生，孕妈妈要常换洗衣服，并宜穿宽松肥大、利于散热的衣服，内衣要穿棉织品以利吸汗。

孕妈妈不要长时间吹电风扇或空调。

孕期应如何护理乳房

母乳是胎宝宝最好的粮食，很多准妈妈也都会在产后选择母乳喂养，但有时候会因为各种乳房问题而导致准妈妈不能顺利哺乳，比如乳头内陷、乳腺管不畅通、乳头皲裂等。准妈妈只有在孕期提前对乳房进行护理，才能避免产后哺乳时一些不必要的麻烦。

❀ 清洁和按摩的程序如下

先将乳痂清除掉，然后用温热的毛巾将表面的皮肤清洁干净。

用热毛巾对清洁好的乳房进行热敷。

用手做按摩。将拇指同其他四指分开然后握住乳房，从根部向顶部轻推，将乳房的各个方向都做一遍，每天这样做可以保证乳腺管畅通。

进行表面皮肤养护。用温和的润肤乳液将清洗干净并按摩完毕的乳房再进行一次按摩，这次按摩的重点是乳头，要给它一定的压力。

怎么纠正乳头内陷

乳头内陷的准妈妈，应该于怀孕5~6个月时开始设法纠正。

乳头内陷明显，会导致产后哺乳发生困难，甚至无法哺乳，乳汁淤积，继发感染而发生乳腺炎。因此，在孕期纠正乳头内陷很有意义。纠正乳头内陷的方法可以参考以下几点：

用一手托住乳房，另一手的拇指和中指、食指抓住乳头向外牵拉，每日2次，每次重复10~20次。

将两拇指相对地放在乳头左右两侧，缓缓下压并由乳头向两侧拉开，牵拉乳晕皮肤及皮下组织，使乳头向外突出，重复多次。随后将两拇指分别在乳头上下侧，由乳头向上下纵形拉开。每日2次，每次5分钟。

用一个5毫升空注射器的外管扣在乳头上，用一根橡皮管连接另一个5毫升注射器，利用负压抽吸方法也有助于乳头外突。

操作时要避免过度刺激乳头，从而引起宫缩。

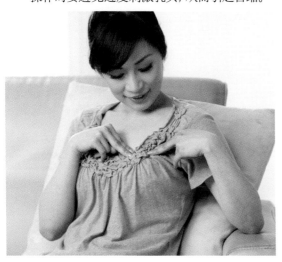

双胞胎的怀孕与生产须知

为何会怀双胞胎，双胞胎妊娠中常会面临哪些状况，应该特别注意哪些事项，一定要剖宫产吗，下面带您了解双胞胎的怀孕与生产须知。

❀ 双胞胎的成因

在知道自己怀的是双胞胎的情况下，许多准妈妈会问："这是同卵还是异卵双胞胎？"一般情况下，"异卵双胞胎"约占2/3，但是在不同的社会环境下，可能会有不同比例。

排除掉人工生殖造成的双胞胎，如果在同一个排卵周期排了两个卵子，而且都受孕着床，就形成了"异卵双胞胎"。如果是单一受精卵着床，但在胚胎发育早期分裂成两个独立的胚胎，则为"同卵双胞胎"。

❀ 怀双胞胎有哪些风险

怀了双胞胎之后，准妈妈应该知道，这是属于"高危妊娠"的一种。不论是对准妈妈或是胎儿，都会比一般的单胞胎怀孕有更高的危险性，需要特别注意，例如：

1.早产：双胞胎怀孕会明显增加早产的概率，因此整个怀孕过程都应时时注意子宫收缩的情形。

2.前置胎盘：双胞胎怀孕也会增加前置胎盘发生的机会，这会大大增加产前及产后大出血的可能性。

3.羊水过多：这是怀双胞胎常见的并发症。

4.胎盘早期剥离：由于子宫被过度撑大，除了造成早产问题，也较容易发生胎盘早期剥离，对孕妇及胎儿都有很大的危险。

5.妊娠高血压综合征：怀双胞胎的孕妈妈比较容易出现妊娠高血压，发生的时间通常也会比单胞胎妊娠来得早，也较严重。

❀ 孕期中应特别注意的事项

前面提到了双胞胎妊娠的危险性，所以当初期确定是为双胞胎后，有一些事情应该特别注意：

营养的摄取：

以目前的社会环境，怀孕中营养的补充多半不是不足，而是不均衡的问题。但怀双胞胎时应再在以下几个方面重点加强：

热量：每天应比单胞胎怀孕再增多1255千焦耳。

铁：每天补充40~60毫克。

叶酸：每天补充1毫克。

蛋白质、矿物质（尤其是钙）、维生素的摄取都应再增加。

注意早产现象：

多量血压，必要时增加产检的次数。

胎儿评估：

除了准妈妈本身密切注意胎动外，目前通用的超声波检查只有在20周时一次，这对双胞胎怀孕是不够的。因为有一种称为"胎儿—胎儿输血综合征"，指的是一个胎儿的血液，会透过胎盘血管的交错而流向另一胎儿，造成两个胎儿的大小差异越来越大，若未及时介入处置（如血管烧灼或及早生产），往往会造成胎死腹中。

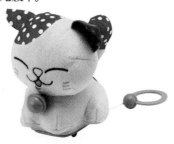

❀ 生产方式的选择

在面临生产方式的选择时，首先要确定胎位，并考虑胎次，以及两个胎儿的大小。有以下考虑：

如果第一个胎儿(靠近子宫颈口)的胎位正常，第二个胎儿体重并没有比第一个胎儿大很多，则可以选择自然生产。

如果第一个胎儿是胎位不正，多半以剖宫产为主。

不过双胞胎生产方式的选择，牵涉的因素很多，包括医院设备、医生接生的经验、胎儿大小、胎位、胎次及孕妇的个别状况等，所以应该在生产前，就整体状况与您的接生医生讨论，才能选择出最适合您的生产方式。

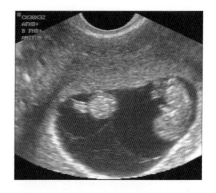

贴心小贴士

在大致了解整个双胞胎怀孕的各层面后，整体来说，从怀孕初期就应该注意营养的补充，随时注意是否有早产现象，胎动是否正常，并就每次产检的结果加强该特别注意的问题，选择合适的生产方式。虽然说这是属于高危妊娠，但若能因此多用心留意，应该可以让母亲及胎儿都得到最好的结果。

怎样计算胎动

准妈妈可在早餐或是晚餐后1~2小时计算胎动次数。连续的胎动算作1次，有停顿之后的另一次胎动则算是2次。

怀孕29~38周是胎动最频繁的时期，接近足月时则略微减少。建议准妈妈从本周开始每天记录胎动。每日记录胎动，是监督胎宝宝健康的简单、经济又有效的方法，它不仅可及早发现胎宝宝缺氧或胎盘功能不足的情形，还可减少准妈妈因过度紧张而造成的疑虑。一旦发现胎动不正常的情形，可以及时就医，降低了意外事情发生的概率。

胎动一般在1小时之内就可以算到3次。如果连续观察12个小时，胎动数不足20次，则应到医院检查。

胎宝宝有固定的休息和睡眠时间，这期间不容易感觉到胎动。但时间最长不超过1小时。若胎宝宝1小时都没有活动，建议准妈妈吃点儿东西，或者拍一拍肚子，正常情况下，胎宝宝会马上恢复胎动。

此外，胎动次数还会受到巨大的声音、刺激的强光以及准妈妈的健康状况的影响。所以计算胎动的时候，要将这些外在的因素考虑进去。

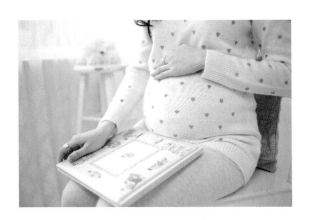

胎动有规律吗

胎宝宝的活动也有自己的规律。首先是，从早孕到足月，一般早、中期妊娠，因为羊水相对较多，活动空间较大，因此胎动次数多、幅度大；到妊娠晚期，羊水相对较少，胎宝宝大，活动范围受限而使胎动减少且幅度也小，但应在正常范围内。如果胎动次数明显减少甚至消失，则有胎宝宝缺氧的可能，胎动过于频繁也是胎宝宝缺氧的反应。

还有，胎宝宝睡眠—觉醒周期，一般为20分钟，睡一会儿，活动一会儿，这也是胎动的规律。再有，在一天当中胎动也有变化，一般下午2~5点钟时，胎动最少；下午6~11点胎动最活跃、次数最多，而早晨及上午胎动介于二者之间。

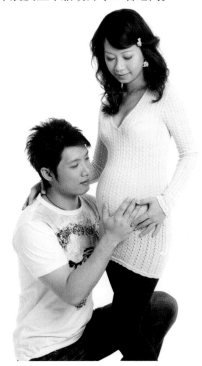

疾病防护，安心孕期

本月产检的注意事项

本月是妊娠第5个月，如果医生没有特别嘱咐的话，准妈妈应该去医院做第三次产前检查。出门之前准备好零钱、卫生纸、围产保健本等。

检查时要把这一段时间以来自己身体有无任何不适告诉医生，特别是还有没有呕吐的现象，有无头痛、眼花、浮肿、阴道流血或腹痛等症状。

检查的内容包括：身高的测量、体重的测量、腹围、子宫底的测量、血压的测量、尿常规化验及骨盆外测量等。

在孕20周以后，医生会建议准妈妈在进行产前检查的同时，准妈妈或家人还应进行自我监测，以便随时了解胎宝宝的生长情况，保证胎宝宝的正常发育。孕期自我监测的方法有很多，常用的方法有：测胎动、听胎心及检查子宫底的高度。如果发现胎动、胎心音或子宫底高度出现异常，或与妊娠月份不符，则可能说明胎宝宝有缺氧、发育迟缓或存在其他不正常情况，甚至可能表明胎宝宝有危险，准妈妈应该及时到医院做进一步的检查。

特殊产检：唐氏综合征筛查

唐氏综合征检查时间控制非常严格，一般是在孕期的16~18周之间，无论是提前或是错后，都会影响检查结果的准确性。如果错过了时间段，无法再补检，必要时只能进行羊膜穿刺检查。

目前在活产的新生儿中，唐氏综合征发生率是1/800~1/700。患有唐氏综合征的新生儿多为小于胎龄儿或早产儿，表现为肌张力低下、韧带松弛，随着发育表现为智力严重低下，智商20~25，同时还可能伴有先天性心脏病、消化道畸形，成年后可能伴有白内障、精神异常。唐氏综合征是一种偶发的疾病，患者存活年限是20~30年。以前认为只有35岁以上的准妈妈怀孕才有可能生这样的孩子，经过研究只有25%~30%的唐氏综合征发生在35岁以上的年龄组，70%~75%的病例出生于35岁以下的孕妇。所以，每一个怀孕的准妈妈都有可能孕育先天愚儿，因此每个怀孕的准妈妈都应该做唐氏综合征筛查。

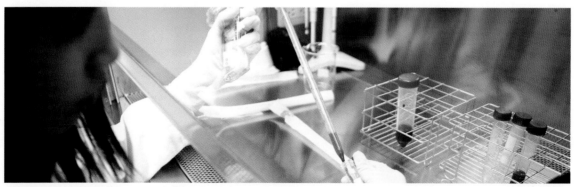

特殊产检：羊膜腔穿刺

羊膜腔穿刺检查又叫羊水诊断，是产前诊断的重要组成检查部分。

羊膜腔穿刺是在腹部超声波的导引下，利用特殊长针，经准妈妈的腹部进入羊膜腔，抽取少量的羊水来作为检查标本。羊水中有胎宝宝脱落的细胞、毳毛、白细胞、清蛋白、脂肪、尿盐酸、有机盐、无机盐、激素和酶等，多在怀孕16~20周期间进行穿刺。还能判断胎宝宝的成熟度，如果怀疑母体血型不合时，检查羊水中血型物质及胆红素、雌三醇，判断胎宝宝血型及预后，应在怀孕末期进行穿刺检查。

❀ 优点

安全性高，一般不会增加母亲早产、流产和胎宝宝异常的概率。

❀ 时机

怀孕第16~20周。

❀ 适合对象

年龄30 岁以上的产妇。

前次怀孕有过染色体异常胎宝宝者。

母血唐氏筛查结果显示为高危人群者。

贴心小贴士

准妈妈需做羊膜穿刺检查时，要严格掌握适应证，并配合超声波检查，经严密消毒后让有经验的医生操作。

妊娠合并子宫肌瘤有什么危险

妊娠合并子宫肌瘤在临床上并不少见。肌瘤可以随着孕周而增大。因为肌瘤增长迅速，可以出现肌瘤局部供血不足，出现红色退行性变；有些部位的肌瘤如浆膜下肌瘤，可发生子宫肌瘤的蒂扭转。这些情况都可表现为腹部疼痛、发热呕吐、局部压痛及血白细胞增高等急腹症症状，继发产生子宫收缩，出现阴道出血。

妊娠早期合并子宫肌瘤者容易出现流产，而且出血较多。大的肌瘤会影响胎宝宝在宫腔内的生长，可能出现胎位不正，手术率提高。巨大的子宫肌瘤可能会阻塞产道，造成难产。分娩后，由于肌瘤影响子宫正常的收缩，易出现子宫收缩乏力和产后出血。

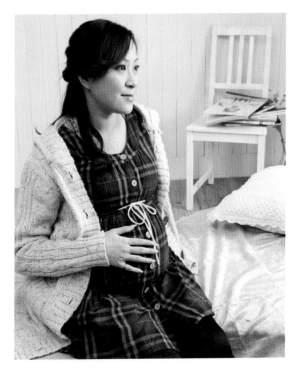

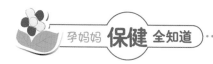
科学胎教，贵在坚持

准爸妈吵架也会影响胎宝宝吗

研究表明，在夫妻感情不和睦的环境里孕育的宝宝，在身心缺陷方面的概率比生活美满、和睦相处的准爸爸准妈妈所生的宝宝要高，胎宝宝出生后因恐惧心理而出现神经质的概率也比生活美满、和睦相处的父母所生的孩子要高，而且这类儿童往往发育缓慢，胆小怯弱，生活能力差。

准爸爸准妈妈激烈争吵时，准妈妈受刺激后内分泌发生变化，随之分泌出一些有害激素，通过生理信息传递途径为胎宝宝所接受，同时，准妈妈的盛怒可以导致血管收缩，血流加快，其物理振动传到子宫也会殃及胎宝宝。而且争吵中准爸爸准妈妈的高声大喊，无异于十分有害的噪声，直接危害胎宝宝。

在准妈妈怀孕期间，准爸爸应体贴照顾好准妈妈，处理好夫妻之间的一些矛盾，与准妈妈共同分担所承受的压力。双方应互相尊重，互相理解，耐心倾听对方的意见，理智地、心平气和地对待彼此间的分歧。这样才能孕育出一个健康聪明的胎宝宝。

胎教时间：一起来玩"踢肚游戏"吧

准妈妈或者准爸爸用手掌轻轻拍击胎宝宝以诱引胎宝宝用手推或用脚踢的回击，这种游戏也被称作"踢肚游戏"。

做这种游戏的时候需要经过一段时间的抚摸胎宝宝训练。其具体游戏方法是：当胎宝宝具备了四肢运动的能力时，准妈妈可以先轻轻抚摸腹部，与胎宝宝沟通一下信息，当胎宝宝用小手或小脚给以"回敬"时，则轻轻拍打被踢或被推的部位，然后等待胎宝宝再一次踢打准妈妈的腹部。一般等1~2分钟后胎宝宝会再踢，这时再轻拍几下，接着停下来。如果准妈妈拍的位置变了，胎宝宝会向改变的位置再踢，需要注意改拍位置离原来的位置不要太远，游戏时间也不宜过长，一般每次10分钟左右即可。

做过踢肚游戏的胎宝宝出生后在听、说和使用语言技巧方面都能获得高分，并且出生后坐、立、行学得比一般孩子快些。这表明和胎宝宝玩游戏既可提高宝宝的健康灵敏程度，又有利于胎宝宝智力的发育。

学会自己选择胎教音乐

在进行音乐胎教期间，应注意以下问题：

作为胎教音乐，要求在频率、节奏、力度和频响范围等方面，应尽可能与宫内胎音合拍。在选购"胎教"音乐时，不是听一听音乐是否好听，而是看它是否经过了医学、声学的测试。只有完全符合听觉生理要求的胎教音乐，才能真正起到开发智力、促进健康的作用。

胎教音乐忌用高频声音。准妈妈在选购胎教音乐时应慎重，最好请专业人员帮助选购。

播放音乐时不要使用传声器，并尽量地降低噪声。千万不要把播放器直接放到准妈妈肚皮上来让胎宝宝听。因为此时胎宝宝的耳蜗虽说发育趋于成熟，但还很稚嫩，尤其是内耳基底膜上面的短纤维极为娇嫩，如果受到高频声音的刺激，很容易遭到不可逆性损伤。

音乐胎教的时间随孕龄的递增而适当延长，但不要超过30分钟。每天做1~2次即可。

完美准爸爸须知

毫不吝惜地赞美准妈妈

女人天生都是爱美的动物，当准妈妈艰难地挺着肚子，不惜牺牲身材与容貌，孕育你们的爱情结晶的时候，准爸爸应该毫不吝惜地告诉准妈妈，她是全世界最美丽的女人！

准爸爸应多给准妈妈一些真诚的赞美，告诉她你喜欢她现在这个样子。给她一个拥抱，或者将耳朵安静地贴伏在准妈妈的肚子上，享受一下温馨的甜蜜，这都可以帮准妈妈找回自信。准爸爸还可以主动带准妈妈去逛逛商场，给她买件漂亮的孕妇装，而不要觉得孕妇装穿的时间不长，是一种浪费。这会让准妈妈体会到准爸爸对她的爱，使她的心情开朗起来。

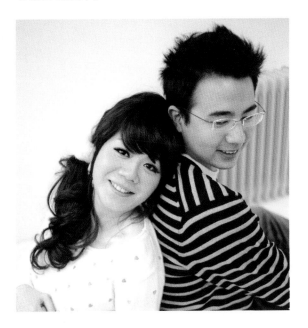

听听准妈妈的心声

爸爸要学会倾听准妈妈的心声，这样才能更好地照顾准妈妈。

以下几条内容是准妈妈们的普遍心声：

希望老公理解我情绪上的种种变化，并及时地给我安慰。我心绪不佳时，希望老公能在我身边，耐心劝慰我，并多一些时间陪陪我。

当我因体形、容貌发生改变而郁郁不乐时，我希望老公能耐心劝慰我、接纳我、鼓励我、一如既往地爱我。

希望老公能像我那样关注宝宝的成长，关心宝宝的健康，为宝宝设计出生后的成长计划。

希望老公能陪伴我一同去孕妇学校学习孕产知识，陪我去医院做检查，一起参加分娩准备及分娩前的训练。

在这个时期，我的身体不舒适，又怕流产，因此对性生活提不起兴趣。我知道这样做对老公不公平，希望老公能够理解我的心情，并愉快地与我配合。

希望孩子的性别出乎意料时，第一个来安慰我的人是老公。

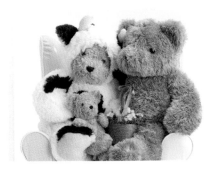

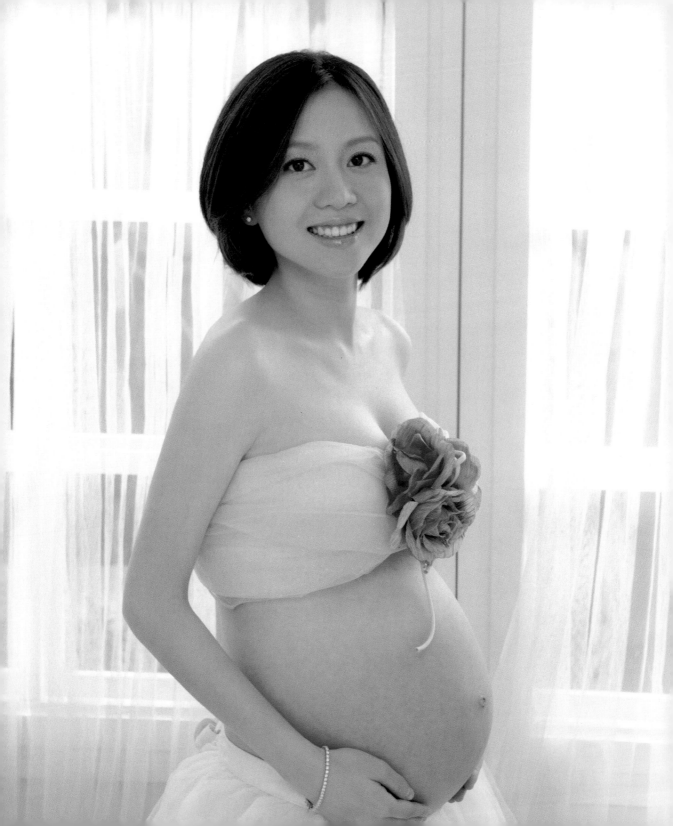

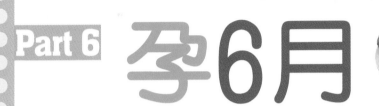

Part 6

孕6月

胃口大开的孕六月

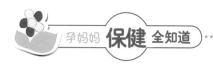

饮食营养方案

本月准妈妈应重点补充什么营养素

❀ **本月重点补充营养素——铁**

准妈妈及胎宝宝在妊娠期和分娩时总共需要铁约1000毫克。其中350毫克用于满足胎宝宝和胎盘的需要，450毫克用于满足孕期红细胞增加的需要，剩余部分用以补偿铁的丢失。整个孕期，准妈妈膳食中铁的供给量应由一般成年妇女的每日18毫克提高到每日28毫克。

进入本月之后，随着胎宝宝不断生长发育的需要，以及准妈妈自身血容量的不断增加，对矿物质铁的需求量日渐增加。为了避免出现缺铁性贫血，准妈妈应注意及时补充铁质。以下是给准妈妈的补铁建议：

多吃富含铁的食物：

适当多吃瘦肉、家禽、动物肝及血(鸭血、猪血)、蛋类等富含铁的食物。豆制品含铁量也较多，肠道的吸收率也较高，要注意摄取。主食多吃面食，面食较大米含铁多，肠道吸收也比大米好。

注意搭配食用有助于铁吸收的食物：

水果和蔬菜不仅能够补铁，所含的维生素C还可以促进铁在肠道的吸收。因此，在吃富铁食物的同时，最好一同多吃一些水果和蔬菜，也有很好的补铁作用。准妈妈最好鸡蛋和肉同时食用，提高鸡蛋中铁的利用率。或者鸡蛋和番茄同时食用，番茄中的维生素 C可以提高铁的吸收率。

用铁炊具烹调饭菜：

做菜时尽量使用铁锅、铁铲，这些传统的炊具在烹制食物时会有铁溶解于食物中，形成可溶性铁盐，容易让肠道吸收铁。

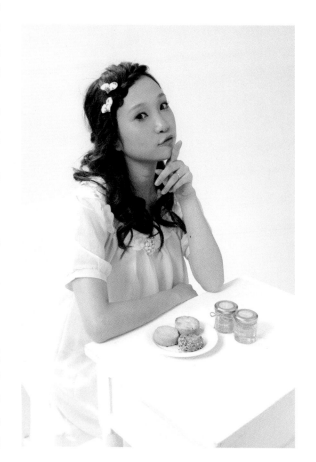

准妈妈常吃红枣有哪些好处

红枣营养丰富，含有丰富的营养物质和多种微量元素。红枣含有的维生素C比苹果、梨、葡萄、桃、柑橘、橙、柠檬等水果均高，还含有维生素 P、维生素 A、B族维生素和黄酮类物质环磷酸腺苷、环磷酸鸟苷等，十分有益于人体健康，故红枣又有"天然维生素"的美誉，对于准妈妈补充营养及胎宝宝生长发育都有很大的帮助。具体好处如下：

增强准妈妈免疫力： 红枣是营养丰富的滋补品，它除含有丰富的碳水化合物、蛋白质外，还含有丰富的维生素和矿物质，对准妈妈和胎宝宝的健康都大有益处。尤其是维生素C，它可增强准妈妈的抵抗力，还可促进准妈妈对铁质的吸收。

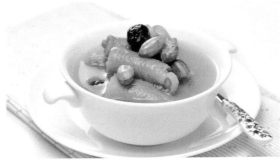

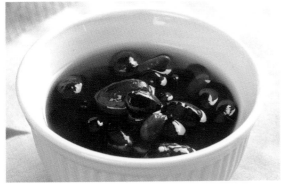

促进胎宝宝大脑发育： 红枣中含有十分丰富的叶酸，叶酸参与血细胞的生成，促进胎宝宝神经系统的发育。而且红枣中含有微量元素锌，有利于胎宝宝的大脑发育，促进胎宝宝的智力发育。

健脾益胃： 红枣能补益脾胃和补中益气。多吃红枣能显著改善肠胃功能，达到增强食欲的功效。此外，红枣还能补气血，对于气血亏损的准妈妈特别有帮助。

安神定志： 准妈妈经常会出现躁郁、心神不宁等情绪，多食红枣可起到养血安神、舒肝解郁的作用。特别是对于治疗准妈妈的心神不安、产后抑郁综合征都有所帮助。如果准妈妈感到精神紧张和烦乱，甚至心悸失眠和食欲缺乏，不妨在平日的汤或粥中加点儿红枣同食，有养血安神、舒肝解郁的功效。

补血： 红枣除了可补中益气外，还有补血的作用。

降血压： 红枣中含有芦丁，是使血管软化、降低血压的物质，对于妊娠高血压综合征有一定的防治作用。

贴心小贴士

红枣可以经常食用，但不可过量，否则会有损消化功能，并引起便秘等症。每日食用红枣不宜超过10个。肠胃不好的准妈妈应减少食用量。

生食红枣时，一定要将它消毒、洗净，否则红枣上可能会残留农药，对胎宝宝和准妈妈会产生不好的影响。红枣含糖量丰富，患有糖尿病的准妈妈不要多食。

怎样判断自己是否贫血

贫血患者会有一定的表征，通过这些表征，孕妈妈可以大致判断自己是否患有贫血。

一般情况下有两种方法，一种是由检查判断，一种是由症状判断。

❀ 由检查判断：

孕期的产检中就包含有血色素、血比容的检查，医生会通过检查数据给孕妈妈提供建议。

❀ 由症状判断：

少数贫血患者并没有自觉症状，但大部分贫血患者会有疲倦、头晕、心跳加速、心悸、脸色苍白、下眼睑苍白、呼吸短促、指甲苍白等症状出现。孕妈妈如果发现自己有以上贫血症状，应及时通过调整饮食补充铁质，必要时还可在医生指导下服用铁剂补铁。

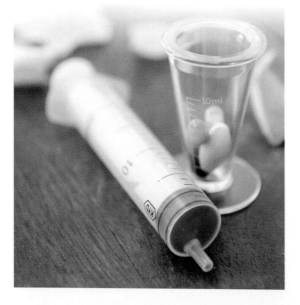

准妈妈服用补铁剂要注意什么

如果准妈妈贫血比较严重，就需要在专业医生的指导下服用补铁剂了。

为了避免准妈妈在服用补铁剂的过程中发生不良反应，建议准妈妈详读下列要点：

注意选择易吸收的补铁剂。建议准妈妈选择硫酸亚铁、碳酸亚铁、富马酸铁、葡萄糖酸亚铁，这些铁剂属二价铁，容易被人体吸收。准妈妈需要在医生的指导下正确服用铁剂。

铁剂对胃肠道有刺激作用，常引起恶心、呕吐、腹痛等，应在饭后服用为宜。反应严重者可停服数天后，再由小量开始，直至所需剂量。若仍不能耐受，可改用注射剂。

维生素C可以促进铁的吸收。建议准妈妈在服铁剂时，补充适当的维生素C。同时避免浓茶和中药煎剂等影响铁剂的吸收。

铁剂易与肠内的硫化氢结合成硫化铁，使肠蠕动减弱，引起便秘，并会致使患者排出黑色粪便，这些都是正常的，准妈妈不必紧张。

贴心小贴士

铁剂一般在十二指肠吸收。当机体不缺铁时，铁的吸收停止，过多的铁从肠道排出，所以口服铁剂一般不会引起过量中毒。

准妈妈水肿如何进行饮食调理

妊娠水肿属于正常反应，通过饮食上的适当调理，可以起到很好的调节作用。

进食足够量的蛋白质：每天一定要保证食入畜、禽、肉、鱼、虾、蛋、奶等动物类食物及豆类食物。这类食物含有丰富的优质蛋白质。贫血的准妈妈每周还要注意进食2~3次动物肝脏以补充铁。

进食足量的蔬菜水果：蔬菜和水果中含有人体必需的多种维生素和微量元素，它们可以提高机体抵抗力，加强新陈代谢，还具有解毒利尿等作用。准妈妈每天不应忘记进食蔬菜和水果。

不要吃过咸的食物：水肿时要吃清淡的食物，不要吃过咸的食物，尤其是咸菜，以防止水肿加重。其实，即使不加调味料，天然食材中也含有钠，牛奶240毫升含钠120毫克、1个鸡蛋含钠70毫克、鱼或家禽家畜肉25克含钠25毫克、贝类25克含钠50毫克、鲜蔬菜半碗含钠40毫克、水果半碗含钠2毫克。因此，食盐的量一定要做好控制。

控制水分的摄入：水肿较严重的孕妇应适当控制水分的摄入。

少吃或不吃难消化和易胀气的食物：如油炸的糯米糕、白薯、洋葱、土豆等，以免引起腹胀，使血液回流不畅，加重水肿。

摄取具利尿作用的食物：被认为有利尿作用的食物包括芦笋、洋葱、大蒜、南瓜、冬瓜、菠萝、葡萄等。

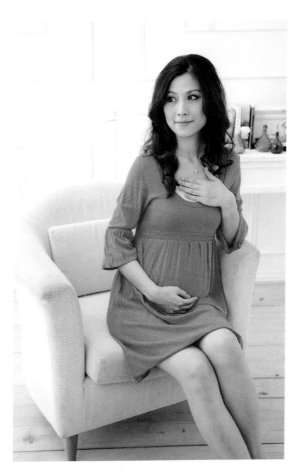

贴心小贴士

当准妈妈出现下肢甚至全身浮肿，同时伴有心悸、气短、四肢无力、尿少等不适症状时，情况就不正常了。营养不良性低蛋白血症、贫血和妊娠高血压综合征都是孕妇水肿的常见原因。因此当出现较严重的水肿时，要及时去医院检查、确诊和治疗，同时要注意饮食调理。

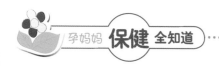
患糖尿病的准妈妈该怎么吃

患糖尿病的准妈妈要少量多餐，注意蛋白质及热量的摄取，多摄取高纤维食物。

注意热量需求： 妊娠初期不需要特别增加热量，中、后期必须依照孕前所需的热量，再增加300千卡/天。由于体重减轻可能会使母体内的酮体增加，对胎宝宝造成不良的影响，故孕期不宜减重。

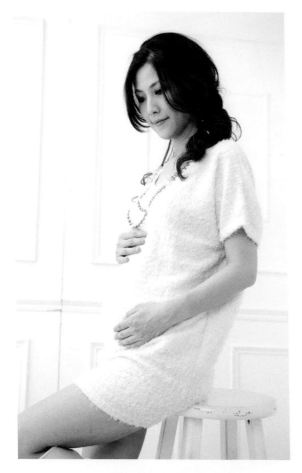

少量多餐： 为维持血糖值平稳及避免酮血症之发生，餐次的分配非常重要。因为一次进食大量食物会造成血糖快速上升，且母体空腹太久时，容易产生酮体。而且糖尿病准妈妈可能会有"加速饥饿状态"，也就是说每顿吃不多，但是容易饿的情况，所以更强调少量多餐，如每天吃4~6顿比较好。

注重蛋白质摄取： 如果在孕前已摄取足够营养，则妊娠初期不需增加蛋白质的摄取量，妊娠中期、后期每天需增加蛋白质的量各为6克、12克，其中一半需来自优质蛋白质，如蛋、牛奶、深红色肉类、鱼类及豆浆、豆腐等黄豆制品。最好每天喝至少两杯牛奶，以获得足够的钙质，但千万不可把牛奶当水喝，以免血糖过高。

油脂类食物要注意： 烹调用油以植物油为主，减少油炸、油煎、油酥之食物，以及动物皮、肥肉等。

多摄取食物纤维： 在可摄取的分量范围内，多摄取高纤维食物，如以糙米或五谷米饭取代白米饭、增加蔬菜的摄取量等，如此可延缓血糖的升高，帮助控制血糖，也比较有饱足感，但千万不可无限量地吃水果。

> **贴心小贴士**
>
> 有些糖尿病准妈妈在怀孕期间过分强调营养，结果吃得太多太好，体重增加过多，这样对血糖控制，特别是产后血糖的控制不利。糖尿病准妈妈要勤测体重，使整个怀孕期间体重的增加量控制在10~12千克。

血压高的准妈妈该怎么吃

血压高的准妈妈要注意限盐、限水，适当多吃利于降压的食物，如芹菜、鱼肉等。

限盐（主要是限制钠的摄入量）：食盐中的钠具有贮留水分、加重水肿、收缩血管、升高血压的作用。每日的食盐量应控制在3~5克（包括食盐和高盐食物，如咸肉、咸菜等）。小苏打、发酵粉、味精、酱油等也含有钠，要适当限制食用。

限水（包括茶水、汤汁）：轻度患者可以自己掌握，尽量减少水分的摄入。中度患者每天饮水量不超过1200毫升，重度患者可按头一天尿量加上500毫升水计算饮水量。

补充维生素C和维生素E：维生素C和维生素E能抑制血中脂质过氧化的作用，降低妊娠高血压综合征的反应。

注意补充钙、硒、锌：钙能使血压稳定或有所下降；硒可明显改善平均动脉压、尿蛋白、水肿症状，血液黏稠度也会降低，从而使妊高征的发病率下降；锌能够增强妊高征患者身体的免疫力。

还要注意补充蛋白质：重度妊高征患者因尿中蛋白流失过多，常有低蛋白血症。因此，应及时摄入优质蛋白，如牛奶、鱼虾、鸡蛋等，以保证胎宝宝的正常发育。每日补充的蛋白质量最高可达100克。

多吃芹菜、鱼肉、鸭肉等利于降压的食物。

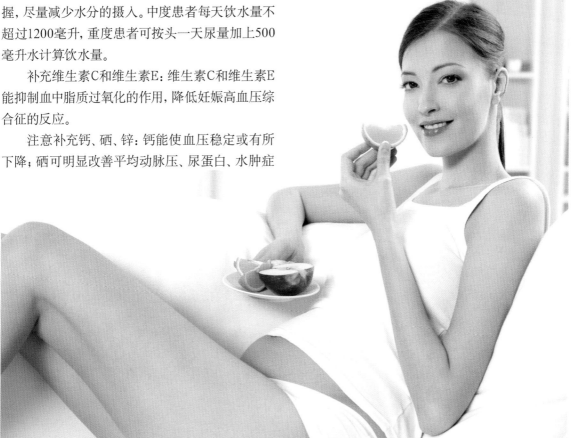

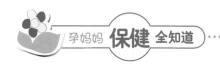
日常护理，细心到位

教您轻松挑选孕妇鞋

随着小宝宝在肚中一天天长大，准妈妈的负担也逐渐增加，虽然准妈妈们都会说："这是一个甜蜜的负担。"可是准妈妈的脚丫子可不一定这么想！孕期体形的变化，让双脚的负担加重，平底鞋对孕妈妈不见得完全适合的原因是什么呢？帮助孕妈妈稳固重心的舒适鞋款，又该如何挑选？

❀ 孕妈妈如何挑选一双合适的鞋

有气垫款式最佳：可以平均分散双脚的压力、减缓胎儿体重增加对脚跟造成的压力。将身体力量平均分散到气垫上，才不会让孕妈妈走路感到重心不稳。怀孕的过程中，体重增加不要超过14千克，因为体重过重会造成腰、髋、膝、踝关节至脚跟无法负荷。所以过重的孕妈妈最好能够控制体重，若不行的话，建议孕妈妈尽量选择气垫鞋的款式。

尖头、高跟及细跟皆不宜：因为会左右摇晃，容易重心不稳而跌倒。

有防滑功能：鞋底要有防滑设计，且具耐磨性；若本身鞋子未具有防滑设计，则可至坊间购买防滑鞋垫，视需要补充。

透气性高：因为孕妈妈排汗增加，所以选购透气性佳、能帮助排汗的鞋款更显重要。

容易穿脱：因为孕妈妈挺着肚子，弯腰和抬脚的动作都相当不便。因此选择站着就能轻松套入的鞋款为佳，例如，鞋面是魔鬼粘、松紧带的设计都是不错的选择。

❀ 选鞋不可忽略的技巧

买鞋时可以轻微弯曲鞋底，拉拉鞋面材质（尽量选择柔软上皮），看看弹性如何。看看脚部是否有活动空间，避免太窄而造成脚跟摩擦、脚趾变形等问题。

鞋子的大小不只是指长度适合，也必须包括鞋子的长、宽以及鞋面外围都要符合脚形，否则可能会因为宽度及外围不符合，使脚受到压迫变形。

❀ 孕妈妈可以穿高跟鞋吗

若只是暂时性的因素，孕妈妈还是可以穿着高跟鞋，例如，喝喜酒、做造型……但千万不可以在逛街、休闲时穿着，因为怀孕时体形会改变，胎儿的重量会造成孕妈妈的重心向前，为了保持重心平衡，孕妈妈会习惯向后挺，造成脊椎前凸，若再加上长时间穿着高跟鞋，便容易导致重心更加前倾，身体机制因为要预防摔倒，脊椎就会更加前凸，如此一来，便会导致孕妈妈感到腰酸背痛了。

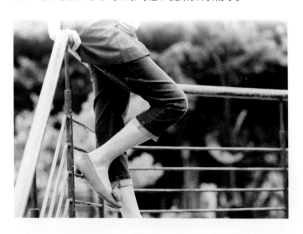

❀ 腰酸背痛真苦恼

腰酸背痛的原因

穿不适合的鞋子时(特别是高跟鞋),上半身会往前倾造成重心改变,也变得容易摔跤。人体为了维持重心不变,腰椎会以前凸的姿势来补偿,造成腰部肌肉不当的使用,时间一久就会有腰酸背痛的情形发生。

腰酸背痛怎么办

除了穿着适当的鞋子之外,孕妇不宜久坐或久站,即便是躺着休息时,也必须时常改变姿势。

腰酸背痛如何改善

仰卧屈膝,然后将背部尽量贴合地板。

坐着或躺着时,把支撑腰部的垫子放在背后,尽量不要让腰椎悬空,加强腰椎的支撑力。

❀ 外出不宜穿拖鞋,室内拖鞋要有防滑设计

若准妈妈需要长时间行走,最好避免穿拖鞋。因为准妈妈本身是一个不稳的个体,拖鞋没有包覆脚部,行走时,脚掌便需要花更多的力量来抓住拖鞋,因此容易造成准妈妈行走时分心,增加跌倒的可能性。而长时间用脚抓住拖鞋,也容易引起足底筋膜炎。不过,若平日在家,不需要长时间行走,准妈妈还是可穿着室内拖鞋,但是最好鞋底有加强防滑设计,能帮助准妈妈稳固重心,去浴室或上、下楼梯时,避免因重心不稳而滑倒。

❀ 克服恼人的孕期水肿、抽筋及脚底角质增厚

孕期水肿

孕妈妈水肿的原因:由于怀孕周期数增加,子宫逐渐变大而压迫下腔静脉,增加血液回流的阻力,造成血液循环不畅,因而就产生水肿的情形了。

如何舒缓孕妈妈的水肿:平常只要有机会能坐下时就尽量把脚垫高,睡觉时也要把脚垫高,如此一来可以减缓地心引力,让血液回流较顺畅,让水肿的不舒服感减轻。

孕期抽筋

孕妈妈抽筋的原因:①平常很少动或是都不动;②平常很少动,一下子运动太激烈,使肌肉瞬间紧绷,造成抽筋。

如何避免孕妈妈抽筋:平常很少动的孕妈妈不要一下子动太多,适量即可;平时可以把脚抬高做小腿的按摩及热敷,让肌肉得到适当放松。

脚底角质增厚

孕妈妈脚底角质增厚的原因:造成脚底角质变厚的原因,是因为同一个着力点反复摩擦所引起。当孕妇的体重增加,导致着力点承受的压力变大,摩擦也加大,因此孕妈妈的角质才会变得比没怀孕时厚。

如何改善孕妈妈脚底角质增厚的情形:除了穿着宽松的鞋子及避免尖头、过紧的鞋外,让双脚浸泡在温水中5~10分钟,再抹上乳液,也能获得不错的效果。

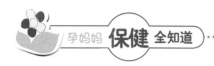

平底鞋不适合孕妈妈行走

许多孕妈妈认为平底鞋是最佳选择，其实不然。穿平底鞋走路时，一般是脚跟先着地而脚心后着地，反而让足弓吸收震荡，更易引起肌肉和韧带的疲劳及损伤。此外，鞋底完全平坦的鞋子也会让人往后仰，加上孕妈妈的体形和一般人不同，平底鞋无法有效支撑孕妈妈的重心，因此，选择高度2~2.5厘米的粗跟鞋或对足弓有特别设计的运动鞋，会比平底鞋更适合孕期穿着。

足底筋膜炎

足底筋膜炎患病原因：足底不正常的受力，造成足底筋膜过度疲劳，或使足底脂肪垫变薄。站立太久、慢跑、走太多路或经常走健康步道，在不平的石子路面走太久，这些都会使足底筋膜受伤，进一步造成急性或慢性发炎。

足底筋膜炎的症状：起床着地时，脚跟忽然传来一阵刺痛，初期症状可能只有早晨起床，刚踩下地起步时，脚后跟会剧烈疼痛，或久坐要站立行走时也有相同的症状，但在多走几步或几分钟后，疼痛会渐渐减轻；如果继续站立或行走，疼痛又会加剧。

谁是足底筋膜炎的高危人群：足底筋膜炎的发生率，女性是男性的2倍，好发在需要经常步行、站立、负重的人，所以譬如老师、喜好爬山、过度步行或走路姿势不正确的人（如穿皮鞋、拖鞋或穿高于5厘米的高跟鞋行走、跳舞等），都是足底筋膜炎的高危人群。

此外，足底筋膜炎也会引起腰际和足踝的疼痛，因为当炎症发生时，如果脚跟得不到恰当的休息与治疗，疼痛的症状加剧，又因行走时为了避免压到疼痛点，姿势、着力点又会跟着不正确，这时候就有可能引起其他如腰、髋、膝、踝等关节的疼痛并发症。

足底筋膜炎的预防及治疗

预防：早上起床时，让双脚泡40℃的热水10分钟，并在水中动一动，泡好后就立即做脚板伸展运动。

站弓箭步，手扶墙壁或橱柜上，以身体重量轻压脚后跟，维持15秒，再休息5秒，接着进行第二次，持续10分钟，再换另一脚做10分钟。

治疗：超声波或微波热疗（因药物对胎儿会产生不好的影响，所以以物理治疗为主）。

扁平足孕妈妈如何选鞋

正常人走路的着力点是在外侧，而扁平足的人行走时的着力点在内侧，当孕妈妈因体重持续增加，行走时便会影响腰部、膝盖及脚底的内侧关节。因此，扁平足准妈妈可以选择内侧有足弓垫的鞋子，或是定做特殊鞋垫，放在鞋子里，帮助身体重心的着力点移到外侧，便可以降低"足底筋膜炎"发生的机会。

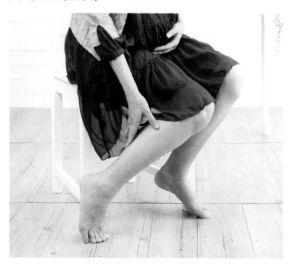

准妈妈节假日里需要注意哪些问题

准妈妈在节假日里不能像其他人那样狂欢，在饮食与休息上尤其要多加注意。

要注意饮食：节假日朋友聚会多，准妈妈切忌暴饮暴食，或进食对妊娠不利的食物，以免对准妈妈自身和胎宝宝造成伤害。

要注意休息：在假期里，准妈妈可能会访亲会友，也许还会因为娱乐而熬夜，这样的后果会使准妈妈疲劳不堪。所以，准妈妈要注意休息，避免长时间的站立和行走，保证每天有8小时的睡眠时间。

要注意卫生：放假了，准妈妈可能想来个大扫除，但是准妈妈千万不要去清洁那些死角的卫生，如果准妈妈吸入了那些死角的灰尘，有可能患上呼吸道疾病或发生过敏反应。

要注意运动：准妈妈在节假日里一定要注意适量运动，不要长时间坐在沙发上看电视。不要因为放假而放弃了运动，一定要保持适量运动的好习惯。

要注意安全：在假期里大家都会出来购物，但是，准妈妈一定不要去人多拥挤的地方，以免被人群碰撞。如果准妈妈自己开车出门，一定要系好安全带，以保证安全。

要保持室内空气流通：在节假日里，家里如果来了不少客人，也会有男性吸烟，所以在家里准妈妈一定要经常开窗通风，以保持室内空气的新鲜。最好是告诉亲友不要在家抽烟。

要注意性生活：有的夫妻在平时可能处于两地分居的状态，现在两人终于可以团聚了，免不了卿卿我我。但是要提醒准妈妈，在恩爱时一定要注意分寸，孕期前3月和最后 3个月尽量不要过性生活，孕中期性生活不要过于激烈。

要及时就医：如果准妈妈在节假日里突然出现身体不适，或者突然出现腹部疼痛、阴道流血等症状一定不要拖延，要尽快去医院检查。

准妈妈该如何制订旅行计划

孕中期的4~7个月是准妈妈旅游出行的最佳时间。

因为这段时间"妊娠反应"已过，沉重的"大腹便便"与腿脚肿胀尚未出现，准妈妈的胃口不错，心理一般也都摆脱了孕早期的疑惑、忧虑等不良情绪，是孕期最适合出行的时间。

不过，在去旅游前，准妈妈需做好以下准备：

必须事先咨询产科医生，看自己是否适合旅行，并让医生指导自己的旅行计划，以免在旅行中出现不利的突发状况。

带好证件和必备行李，再额外准备一个舒适的小枕头，在旅途中可以倚靠消除疲劳。

事先了解一下目的地的医院状况，以便发生紧急状况时可以随时去医院。尽量不要去医疗水平落后的地区，以免发生意外情况时无法及时就医。

要选择真正轻松休息的旅游为主，逗留期为2~3天的旅行比较理想。尽量避开热线，选一些较冷的线路出行。

应该有人全程陪同、照顾准妈妈。

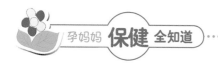
疾病防护，安心孕期

本月产检注意事项

去做产检之前，准妈妈应携带孕妇围产保健本、零钱、卫生纸，并在用餐完2小时之后再接受检查，以保证各项指标不受胃内食物的影响。

在检查时，准妈妈应该告诉医生这一段时间以来，身体是否出现不适，如浮肿、体重突然增加、头痛、胃痛、恶心、尿量及次数减少等。如果有龋齿，医生会建议准妈妈在这个时期治疗最为合适。

检查的内容包括：体重的测量、腹围、子宫底的测量、血压的测量及尿常规化验等。医生会根据准妈妈身体各项指标的变化，来判断准妈妈的身体是否健康、胎宝宝的生长发育是否正常。

这一阶段的准妈妈，子宫底高度为18~21厘米，或脐上一横指，子宫长度为22~25.1厘米。在尿常规的化验中，如果蛋白的排出量每24小时超过0.3克，则属异常。如果每24小时超过2克，则提示有重度妊娠高血压综合征。

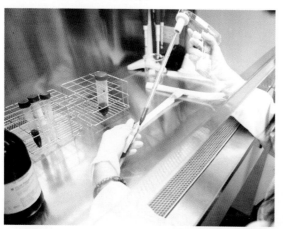

特殊产检：高层次超声波检查

高层次超声波的黄金诊断期在20~24周，之后胎宝宝会长大，器官也会越来越大，骨骼会越来越钙化，超声波能透视看到的状况也会随之降低。

当然，并不是每一个准妈妈都需要照高层次超声波的，只有一些特殊族群才会建议照高层次超声波，如有危险因子的准妈妈（有慢性疾病包括高血压、糖尿病、有免疫系统问题、遗传性的家族疾病、高龄产妇、前一胎曾发生问题等状况的准妈妈），才会建议照高层次超声波。

而且，初级超声波大概都是检查胎盘位置对不对，羊水量正不正常，胎宝宝的大小、头围、腹围以及看一下脸、嘴巴、四肢有无重大缺陷。低于1/4的人才会需要照高层次超声波。一般超声波至多可筛查60%的缺陷，而高层次超声波至多能筛查80%的胎宝宝重大缺陷。

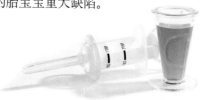

贴心小贴士

从超声波如看到胎宝宝有些许异常如兔唇、多指症，有些准妈妈就想终止妊娠。其实，如果仅有兔唇，而没有合并其他染色体异常的话，胎宝宝的健康是没有问题的，生下来之后可以进行手术处理，长大后几乎看不出来曾是唇裂儿。

怎样防治妊娠高血压综合征

由于妊高征发病原因尚不清楚，因此难以完全避免。不过，如果准妈妈已证实患了妊娠高血压综合征，也不必担心，只要定期做产前检查，及早治疗，好好休息，病情多半可以得到控制并好转。

在妊娠早期进行定期检查，主要是测血压、查尿蛋白和测体重。

注意休息和营养。准妈妈的心情要舒畅，精神要放松，争取每天卧床10小时以上，并以侧卧位为佳，以增进血液循环，改善肾脏供血条件。饮食不要过咸，保证蛋白质和维生素的摄入。

补充维生素C和维生素E，能够抑制血中脂质过氧化作用，降低妊娠高血压综合征的反应。因此，准妈妈应多吃蔬菜、水果、坚果等食品。

整个孕期准妈妈的体重增长应控制在10~14千克之间。尤其是孕后期，以每周增重0.5千克为宜。孕后期热能摄入过多，每周体重增长过快都是妊娠高血压综合征的危险因素。

及时纠正异常情况，如发现贫血，要及时补充铁质；若发现下肢浮肿，要增加卧床时间，把脚抬高休息；血压偏高时要按时服药，症状严重时要考虑终止妊娠。

注意既往史，曾患有肾炎、高血压等疾病以及上次怀孕有过妊娠高血压综合征的准妈妈，要在医生的指导下进行重点监护。

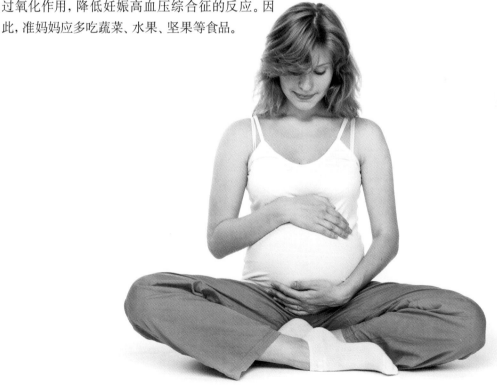

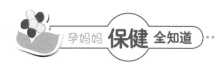

科学胎教，贵在坚持

带胎宝宝一起感受美好的大自然

良好的环境，能使胎宝宝接收到良好的感应，不良的环境，能使胎宝宝接受到不良的感应。外界的色彩、音响和声乐，乃至无限美好的大自然的景色等，不仅使准妈妈置身于舒适优美的环境中，而且准妈妈得到了美与欢快的感受，自觉心情轻松愉快，进而影响腹中的胎宝宝。因此，准爸爸准妈妈应在工作之余，常常带着小"宝宝"去感受、享受美丽的大自然。

胎宝宝最爱听绘声绘色的精彩故事

讲故事时，准妈妈应把腹内的胎宝宝当成一个大孩子，娓娓动听地述说。亲切的语言将通过语言神经传递给胎宝宝，使胎宝宝不断接受客观环境的影响，在不断变化的文化氛围中发育成长。

准妈妈在讲故事的时候既要避免高声尖气的喊叫，又要防止平淡乏味的读书，方式可以根据准妈妈的具体情况而定。内容可以由准妈妈任意发挥，讲随意编就的故事，也可以读故事书，最好是图文并茂的儿童读物，还可以给胎宝宝朗读一些儿歌、散文等。内容不应过长，宜有趣，切忌引起恐惧和悲伤。如《灰姑娘》《白雪公主》等就不宜选用。讲故事时准妈妈应取一个自己感到舒服的姿势，精力要集中，吐字要清楚，声音要和缓，应以极大的兴趣绘声绘色地讲述故事的内容。除此之外，还可给胎宝宝朗读一些轻快活泼的儿歌、诗歌、散文以及顺口溜等。

完美准爸爸须知

享受性生活代偿的乐趣

妊娠中期,夫妻可以同房,如果真的不适合同房,也别丧气,可以通过其他方法来追求"性福"!

🌸 亲密爱抚

准爸爸应该多多抚慰准妈妈,因为,有"身孕"的女性,有时并不需要真正的性生活,而只是想有热情的拥抱、接吻与亲密的爱抚而已。所以,准爸爸要善于利用这一手法,来满足爱妻的性心理。

🌸 充分沟通

准爸爸和准妈妈还可以通过自己的需要和沟通,寻找到适合自己的方式。但是,不要勉强,要注意一切性行为,必须要在保证胎宝宝健康,不会对胎宝宝造成伤害的情况下进行。否则,应尽量避免!

帮助准妈妈洗头发

大肚准妈妈行动不便,准爸爸应当主动地帮准妈妈洗头。

可以让准妈妈躺在舒服的长沙发上,或是躺在床上,在身下铺上大的塑料垫,然后,准爸爸就可以打来适宜温度的水,拿来洗发用品,轻柔地为准妈妈洗头了。

相信,在准爸爸这样亲密的"美发师"身上,准妈妈一定会找到浪漫和幸福的感觉,对妊娠有益。

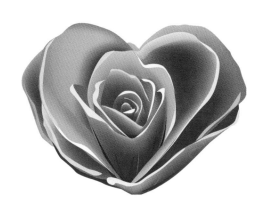

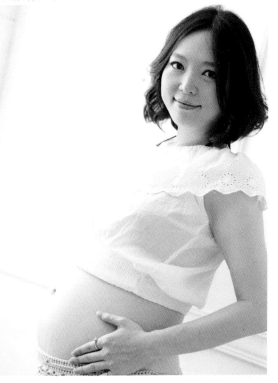

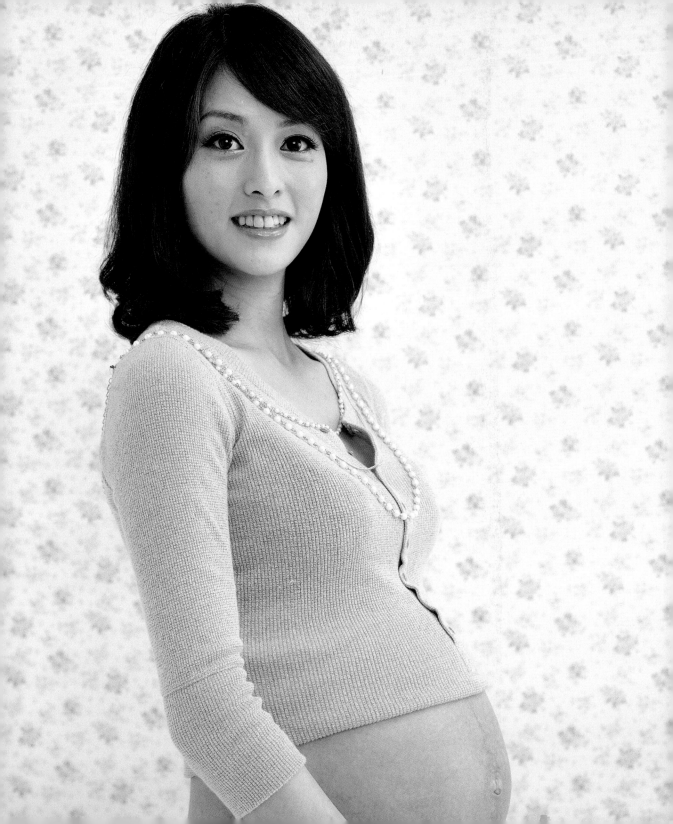

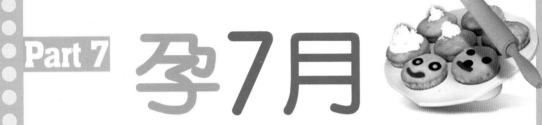

Part 7 孕7月

孕味十足的孕七月

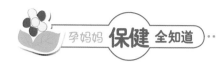
饮食营养方案

本月准妈妈应重点补充什么营养素

本月重点补充营养素——脑黄金

保证婴儿大脑和视网膜正常发育的ＤＨＡ、ＥＰＡ和脑磷脂、卵磷脂等物质合在一起，被称为"脑黄金"。"脑黄金"对于怀孕7个月的准妈妈来说，具有双重的意义。首先，"脑黄金"能预防早产，防止胎宝宝发育迟缓，增加婴儿出生时的体重。其次，此时的胎宝宝，神经系统逐渐完善，全身组织尤其是大脑细胞发育速度比孕早期明显加快，而足量"脑黄金"的摄入，能保证胎宝宝大脑和视网膜的正常发育。

为补充足量的"脑黄金"，准妈妈可以交替地吃些富含DHA类的物质，如富含天然亚油酸、亚麻酸的核桃、松子、葵花子、杏仁、榛子、花生等坚果类食品，此外还包括海鱼、鱼油等。

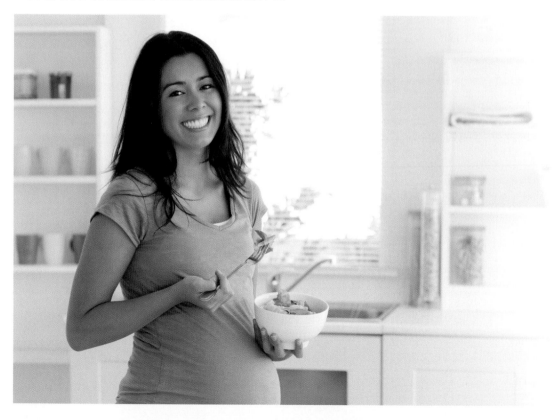

胎宝宝大脑发育需要哪些营养素

胎宝宝大脑发达必须具备三个条件：一是大脑细胞数目要多；二是大脑细胞体积要大；三是大脑细胞间相互连通要多。这三点缺一不可。要想满足这三大条件，就不能忽视以下营养素：

营养素	对大脑的作用	食物推荐
蛋白质	含量占脑干总重量的30%~35%，是人的大脑复杂智力活动中不可缺少的基本物质，缺乏会引起胎宝宝大脑发育障碍，影响智能水平	肉、动物内脏、鱼、虾、蛋、乳类、豆类食品、坚果等
脂肪	占脑重的50%~60%，在大脑活动中起着不可代替的作用。其中含有对大脑发育最重要的脂质是不饱和脂肪酸、卵磷脂	食用油、核桃、动物内脏等
糖类	是大脑活动能量的来源，具有刺激大脑活动能力的作用	白糖、红糖、蜂蜜、甘蔗、萝卜、主食、红薯、大枣、甜菜及水果
维生素A	可以促进脑的发育，缺少会导致智力低下	肝脏、鱼、海产品、鸡蛋、牛奶
B族维生素	通过帮助蛋白质代谢而促进脑部活动	芦笋、杏仁、肉、蛋、花生、牛奶、动物肝脏、五谷杂粮、绿叶蔬菜
维生素C	在胎宝宝大脑发育期起到促使脑功能敏锐的作用	樱桃、猕猴桃、西蓝花、草莓、柿子、柠檬、番茄、苦瓜等
维生素E	具有保护细胞膜的作用，还能防止不饱和脂肪酸的过氧化	坚果、植物油、麦芽、谷物、新鲜绿叶蔬菜、动物内脏、豆类、蛋黄、瓜果、瘦肉、花生等
钙	具有保证大脑顽强工作以及对大脑产生异常兴奋起到抑制，使脑细胞避免有害刺激的作用	牛奶、乳酪、绿色蔬菜、大豆、小鱼干、芝麻等
碘	是胎宝宝神经系统发育的必要原料	碘盐及海带、海蜇、紫菜和淡菜等海产品

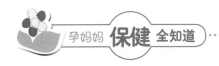
不爱吃鱼的准妈妈应注意补充什么营养

鱼肉和畜肉一样，蛋白质含量丰富，约占20%，水分65%~80%，脂质20%~40%，而且含有丰富的维生素D，能有效促进钙的吸收。此外，有些种类的鱼，如鳗鱼，还富含维生素A。鱼类含有大量脂肪酸DHA，与脑部及神经传导有很大关系。不爱吃鱼的准妈妈，可能会缺乏蛋白质、脂肪、矿物质和维生素D、维生素A。建议这类准妈妈在日常饮食中适当增加以下食物的摄入量，以补充易缺乏的营养：

食用鱼油： 准妈妈最好选择以深海鱼为原料提炼而成的那种。

用坚果当加餐： 坚果脂类含量丰富，可以作为不吃鱼准妈妈的一种营养补充剂。

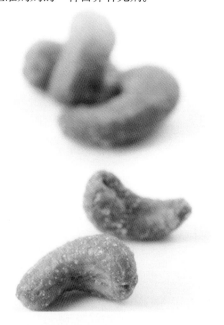

不爱吃蔬菜的准妈妈应注意补充什么营养

蔬菜是含有维生素、食物纤维、钾、钙等重要营养素的食品源。根据颜色和种类的不同，蔬菜分为绿黄色蔬菜和其他蔬菜(淡色蔬菜)，其中尤以绿黄色蔬菜的营养素含量最为丰富。绿黄色蔬菜是指那些可食部分100克中胡萝卜素含有量在600微克以上的蔬菜，例如，目前市场上常见的番茄、大辣椒、竹笋等。正常的人，每天的蔬菜食用量应该是350克，其中120克是黄绿色蔬菜，作为准妈妈所需要食用的量更要增加。

不爱吃蔬菜的准妈妈，可能会缺乏各种维生素、纤维素以及微量元素。建议这类准妈妈在日常饮食中适当增加以下食物的摄入量，以补充易缺乏的营养：

日常饮食中多吃富含维生素C的食物。 蔬菜富含维生素C，不爱吃蔬菜的准妈妈可在两餐之间多吃一些富含维生素C的水果，如橙子、草莓、猕猴桃等，也可以将它们榨成新鲜的果汁。

早餐增加一份燕麦。 燕麦富含铁、B族维生素及纤维素，可以将其加在早餐的牛奶里。此外，也可以吃些全谷物粮食及坚果。

补充叶酸及辅助少量一些补充铁质的片剂。

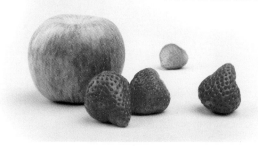

太瘦的准妈妈该怎么进补

准妈妈摄入的营养是优先供给胎宝宝的，胎宝宝发育成长所需的营养全部取自准妈妈，即使准妈妈体内营养不足，胎宝宝也会强行摄取准妈妈体内贮存的营养。

所以，如果准妈妈太瘦弱，平时没有营养储存，又不能及时从食物中补足，除会导致自身更加虚弱外，还因本身缺乏营养而患病。如缺铁及蛋白质，引起贫血。维生素D、钙不足，引起腰腿痛、牙齿脱落，严重者可引起骨质软化症、骨盆变形，造成难产。只有准妈妈身体健壮，并能充分摄入胎宝宝和自身所需营养，才能保证胎宝宝的健康发育，并保证自身的身体健康。

过于瘦弱的准妈妈，建议在日常饮食中，适当增加坚果、肉类等油脂含量较高的食物，有意识地增加饮食热量的摄入，达到逐渐强壮的目的。在烹调食物的时候，可以巧妙地添加些坚果、芝麻等高营养、高热量的食物进去；蔬菜尽量炒来吃而不是凉拌；吃米饭时可以撒些芝麻；喝牛奶时可以撒些麦片等。但最好还是不要吃高热量却低营养的垃圾食品。

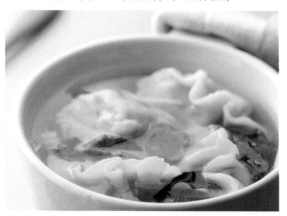

过胖的准妈妈孕期该怎么吃

随着生活水平的日益提高，很多准妈妈怀孕以后都会大量地补充营养，体重在不知不觉中日益攀升。同时，在传统观念的影响下，长辈们总觉得准妈妈就是要胖，这样胎宝宝才能获取充足的营养，这也是造成准妈妈孕期容易肥胖的原因之一。实际上，肥胖对准妈妈来说有害无益。准妈妈过于肥胖不仅可导致分娩巨大儿，还容易在孕期并发妊娠糖尿病、妊娠高血压综合征、剖宫产、产后出血情况增多等，危及母婴安全。

肥胖的准妈妈在日常饮食中要注意以下几点：

保证营养均衡的基础上控制热量的摄入。主要控制糖类食物和脂肪含量高的食物，米饭、面食等粮食均不宜超过每日标准供给量。动物性食物中可多选择含脂肪相对较低的鸡、鱼、虾、蛋、奶，少选择含脂肪量相对较高的猪、牛、羊肉，并可适当增加一些豆类，这样可以保证蛋白质的供给，又能控制脂肪量。

避免吃油炸、煎、熏的食物，多吃蒸、炖、烩、烧的食物，少食面制品、甜食、淀粉高的食物。

休息时间不宜过长，做到早晨起床、餐后室外活动20分钟以上，并进行一些力所能及的体力活动。

多吃蔬菜、水果。主食和脂肪进食量减少后，往往饥饿感较严重，可多吃一些蔬菜、水果。注意要选择含糖分少的水果，既缓解饥饿感，又可增加维生素和有机物的摄入。

养成良好的膳食习惯。肥胖的准妈妈要注意饮食有规律，并按时进餐。可选择热量比较低的水果做零食，不要选择饼干、糖果、瓜子仁、油炸土豆片等热量比较高的食物做零食。

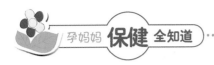
如何防止营养过剩生出巨大儿

一次正常的妊娠体重增长应控制在13千克以内。胎宝宝的最佳出生体重应该控制在2.8~3.5千克。为了符合这一标准，建议准妈妈要在孕期控制好自己的体重，请参考以下的专家指导：

从营养学的角度来讲，准妈妈每天仅需要100克左右的蛋白质。因此，每天吃个鸡蛋或喝2杯牛奶，就已经可以获得足够的蛋白质，不必通过吃十几个鸡蛋来补充营养。

适当地吃一些主食。可以多吃芥蓝、西蓝花、豌豆苗、小白菜、空心菜等深绿色的蔬菜，为自己补充膳食纤维、胡萝卜素、维生素C、钙、铁等营养素。

可以吃一些苹果、香蕉之类的水果，但以不超过300克为宜；因为水果中的含糖量很高，吃得太多容易摄入过多的热量，使人发胖。

少食高盐、高糖及刺激性食物，特别是一些高糖水果不要多吃。

烹饪应按少煎、炸，多蒸、煮的原则，可将一天的总量分成5~6顿进食，最好不要增加饭量，可以多吃些辅食。

注意参加适当的运动，也可以做一些强度不大的家务活儿，促使准妈妈体内的新陈代谢，消耗多余的脂肪，维持身体的平衡。

密切关注胎宝宝的生长发育进程，当发现胎宝宝增长过快时，应该及早去医院做一次糖耐量的检测和营养咨询，合理调整饮食，避免隐性糖尿病的发生。

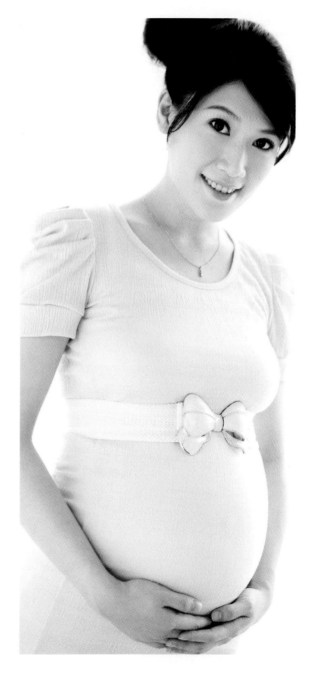

准妈妈可以常吃火锅吗

准妈妈偶尔吃火锅是可以的，但要注意吃火锅的方式，以及火锅的饮食卫生。

在吃火锅的时候，只要准妈妈多参考以下的注意事项，就可以吃得美味又安全了。

🌸 火锅远勿强伸手

假如火锅的位置距准妈妈太远，不要勉强伸手夹食物，以免加重腰背压力，导致腰背疲倦及酸痛，最好请准爸爸或朋友代劳。

🌸 加双筷子免沾菌

准妈妈应尽量避免用同一双筷子取生食物及进食，这样容易将生食上沾染的细菌带进肚里，而造成腹泻及其他疾病。

🌸 自家火锅最卫生

准妈妈喜爱吃火锅，最好自己在家准备，除汤底及材料应自己安排外，食物卫生也是最重要的。切记，无论在酒楼或在家吃火锅时，任何食物一定要煮至熟透，才可进食，特别是肉类食物，如牛肉、羊肉等，这些肉片中都可能含有弓形虫的幼虫。幼虫可通过胎盘感染到胎宝宝，严重的会发生小头、大头（脑积水）、无脑儿等畸形。

🌸 降低食量助消化

吃火锅时，准妈妈若胃口不佳，应减慢进食速度及减少进食分量，以免食后消化不了，导致不适。

🌸 先后顺序很重要

涮火锅的顺序很有讲究，最好吃前先喝小半杯新鲜果汁，接着吃蔬菜，然后是肉。这样，才可以合理利用食物的营养，减少胃肠负担，达到健康饮食的目的。

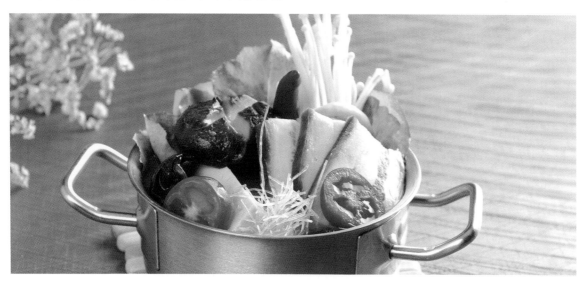

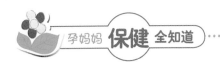

日常护理，细心到位

呵护好准妈妈双足

准妈妈们随着肚子一天天变大，身体的负担也逐渐增加，尤其是支撑准妈妈全身重量的双足，负担也日益沉重。再加上激素的变化，难免有些不舒服的情形发生，只要了解产生不适的原因，并依循适当的方式，就可有效舒缓准妈妈怀孕期间的足部不适。

❀ 为何会水肿

水肿，可分为生理性水肿和病理性水肿两类。生理性水肿可由以下因素引发：

水分滞留

怀孕期间因体内激素改变，黄体素增加，使水分容易滞留在体内。

血液循环不良

一般孕妈妈在怀孕时体重增加13千克左右。孕妈妈在站立及行走时，膝盖与腿部会承受较大的压力，使腿部血液循环不良，而略显浮肿。

有些准妈妈则是因姿势不良，如在站立或行走时，为维持身体平衡，会将身体微向后仰，或是睡觉时采取平躺姿势，因肚子会压迫到分布在脊椎骨前的动脉血管，而使血液循环不良，使末梢血液增加，显得浮肿。

新陈代谢量增加

在怀孕时，肾脏除代谢母体所产生的废物外，胎宝宝所产生的废物也会经胎盘由母体代谢，由于新陈代谢量的增加，肾脏负荷过大，导致水分滞留，而发生水肿情形。

另外，在怀孕时，孕妈妈体内的血液总量会增加1/3，此时母体体内的血液与水分都较多，在新陈代谢不及时的情况下，也会发生水肿。

饮食习惯改变

准妈妈在怀孕期间可能因胃口不佳或口味发生变化而想吃重口味的食物，在不知不觉中可能摄取过多盐分，体内钠离子增加，使水分滞留，导致水肿。

❀ 病理性水肿则有两个因素

高血压

若孕妈妈本身有高血压，在怀孕期间又有蛋白尿与水肿情形，要特别留意是否有妊娠高血压综合征的可能。

妊娠糖尿病

因胎盘分泌激素的影响，导致某些孕妈妈在怀孕期间患有糖尿病，而糖尿病会使末梢血液循环变差，易有水肿症状。

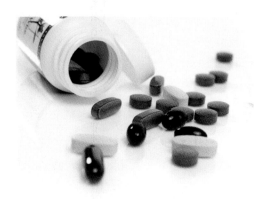

如何舒缓水肿不适

以下是医生与专家们所提供的饮食、穴位按摩及精油芳香疗法等4种舒缓方式：

饮食

有水肿情形的准妈妈在饮食上应尽量清淡，掌握少盐、少糖、少油的原则，少吃辣及刺激性食物，平时可用冬瓜、瘦肉加上一点儿姜丝煮汤。而食用青木瓜炖排骨与红豆水，皆有利尿、排出体内多余水分的效果。

穴位按摩

承山、委中、足三里、三阴交与阴陵泉5个穴位皆有促进血液循环的作用，常按压上述穴道，可帮助排出体内多余水分，有消肿与促进血液循环的效果。

按摩时，由膝盖往下按摩，延着委中穴、足三里至足跟，阳陵泉往下至脚踝外侧，与阴陵泉往下至脚踝内侧 3条路径由上往下按摩，促进血液循环，并舒缓因水肿产生的不适。

芳香疗法

准妈妈在怀孕4个月后，可使用柠檬、橘子、柳橙、葡萄柚等柑橘类的按摩精油，由脚踝处向上按摩，柑橘类的精油具有促进血液循环与排水的效果。

不过，准妈妈在使用精油之前，最好先征询医生或专业芳疗师的意见，所使用的精油是否会对胎儿有不良的影响，且不会引起过敏反应，才能安心享受芳香疗法所带来的舒适感。

改正姿势

孕妈妈可用托腹带减轻身体的负担，使准妈妈们在站立及行走时能维持良好的姿势，不会压迫到脊椎骨前血管；睡觉时，采左侧卧，避免压迫到血管，并可利用枕头垫高腿部，帮助末梢血液回流；坐时，腰部有靠垫支撑腰部力量，减轻孕妈妈腰背负担，维持血液循环顺畅。

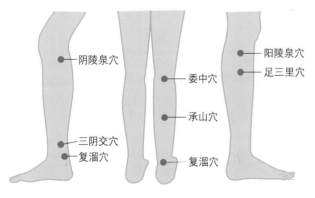

详细的穴位说明与位置图

阴陵泉穴	膝盖内侧胫骨骨边凹陷处，有收缩及消肿的作用
复溜穴	位于脚踝上方两寸，有利尿的作用，帮助排出体内多余水分
承山穴	延跟腱向上，小腿肚正中央，用力伸小腿时，人字纹中央处
委中穴	位于膝关节后横纹正中央
足三里穴	膝盖下三寸外侧
三阴交穴	内踝骨上三寸处
阳陵泉穴	位于膝盖下一寸外侧，外尖骨前凹陷处

为何会抽筋

抽筋最常见的原因是缺钙而引起，由于胎宝宝生长时会从母体吸收大量的钙质以供应生长所需，孕妈妈若没有适当地摄取钙质，便易有抽筋的情况产生。

其实，只要营养均衡，从平时所摄取的食物如豆腐、牛奶等就足以供应母体对钙质的需求。

如何避免抽筋

以下亦介绍饮食、穴位按摩与芳香疗法等3种改善之道：

饮食 怀孕期间容易抽筋多是因缺乏钙质引起的，因此只要补充足量的钙质，便可减少抽筋。建议准妈妈可适量摄取豆腐、小鱼干、牛奶等富含钙质的食品，只要维持均衡的饮食，即可从日常饮食中获取身体所需的钙质。

有抽筋情形的孕妈妈可利用芍药10克、甘草10克、水100毫升，熬成60毫升，去渣后饮用，可减少抽筋概率。

穴位按摩 由膝盖后方的委中穴向下沿着足三里穴按压至足跟，或由膝盖下方外侧的阳陵泉穴往下顺向按摩至脚踝内侧，平时可多按压有益血液循环的穴道，一方面促进血液循环，另一方面可舒缓肌肉紧张，减低抽筋发生。

芳香疗法 准妈妈可采用足浴的方式让双足放松，水位在脚踝上方15厘米左右，并可添加葡萄子精油或葡萄柚精油，舒缓腿部肌肉的紧张状态，并促进血液循环。

脚底角质为何会增厚

怀孕时，准妈妈体重增加太快，加上久站、缺乏运动，脚部承受太大压力，易使足部角质增厚。

有些准妈妈则是有足癣或疣等足部疾病而有角质增厚的情形。

若非疾病所引起的角质增厚，只需注意保持脚底角质水分便可改善角质增厚情形。在沐浴时可将脚泡在温水中5~10分钟，再抹上润肤乳液，滋润脚底肌肤，减少角质增厚。

若是因足癣等足部疾病引起的角质增厚，则需寻求皮肤科医生的专业协助，配合医生处方，才可有效改善角质增厚。

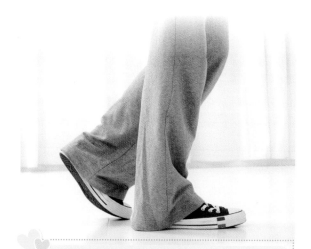

贴心小贴士

了解怀孕期间水肿、抽筋与脚底角质增厚的成因，除寻求专业医生的协助外，亦可调整饮食，并搭配简易的穴位按摩与芳香疗法，舒缓各种足部不适症状，轻松度过280天。

孕期晒太阳需要注意哪些问题

适当、合理地进行日光浴，可以帮助准妈妈补充丰富的维生素D，促进钙质的吸收。不过，进行日光浴有诸多注意事项，以免晒伤准妈妈。

冬天每日晒太阳一般不应超过1个小时，夏天则保持在半个小时左右即可。

如果准妈妈长期在室内或地下工作，晒太阳尤为重要。

孕早期的3个月，准妈妈的身体对高温最敏感，我们建议准妈妈避免长时间暴晒，以保护胎宝宝。

怀孕后期，高温还会导致准妈妈早产，增加流产概率。所以，这段时间也要避免暴晒。

在上午11时至下午3时，是一天中温度最高的时候，建议准妈妈待在阴凉场所。

贴心小贴士

一定强度的日光可以使皮肤受到紫外线的损伤，导致脸上的色素、色斑增多，甚至还可能出现日光性皮炎、加重静脉曲张。所以，晒太阳不是越多越好。

指甲可以反映身体的健康状况吗

准妈妈平时多注意观察指甲上的微妙变化，便可了解身体的一些健康状况。

指甲上一些常见的症状主要有以下几个：

❁ 出现凹痕

如果准妈妈的指甲上出现凹痕，那么可能缺钙就比较严重了。如果孕期摄钙不足会造成肌肉痉挛、抽筋、骨头酸痛，还可导致准妈妈骨质疏松，引起骨软化症。平时要多吃一些含钙高的食品，如牛奶、奶酪、鸡蛋、豆制品、海带、紫菜、虾皮等。

❁ 甲色苍白

如果准妈妈的指甲形状像一个小匙子，甲色苍白，那么就有贫血的可能。准妈妈可以口服铁剂，也可以食补，严重的话可能就需要输血了。

❁ 指甲无光

如果准妈妈的指甲无光并且全部是白色的，这可能是妊娠合并有肝部疾病的征兆。准妈妈会常觉得手脚发凉、精神很差、易疲劳，而且，皮肤特干燥、粗糙毛孔粗大。一方面要增强血液循环，减少代谢产物和毒素对肝脏的损害。另一方面，要养成良好的饮食习惯，饥、饱不匀的不良饮食，会引起消化液分泌异常，导致肝脏功能失调。所以白指甲的准妈妈产检的时候别忘了化验肝功能。

❁ 指甲发黄

如果准妈妈的指甲发黄，很容易折断，做家务的时候轻轻碰撞一下，指甲就会整片整片地往下掉，那就要警惕有没有妊娠期糖尿病了。妊娠期糖尿病将危及准妈妈和胎宝宝的健康，普通人患糖尿病的明显症状是多饮、多食、多尿和消瘦，准妈妈却没有什么明显症状，不易发现，通常要靠抽血筛查和做糖耐量试验。

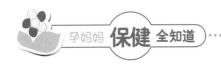
孕中期宫缩怎么办

一般情况下,在孕14周的时候就可以开始有宫缩了,只不过这种宫缩无痛,出现频率也低,一般无感觉,对准妈妈和胎宝宝的健康也没有任何影响。

但如果孕中期准妈妈感觉到宫缩比较频繁,或者有疼痛感,就要小心了,这可能是先兆流产、早产的征兆。建议准妈妈卧床休息,减少活动和对腹部的刺激,暂时禁止性生活。必要时应及时去医院就诊,并在医生的指导下休养治疗。

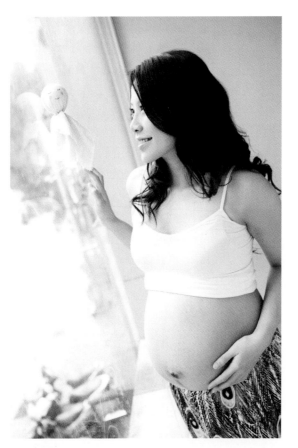

练习拉梅兹分娩呼吸法可减轻分娩的疼痛吗

拉梅兹分娩呼吸法也被称为心理预防式的分娩准备法,是由法国医生拉梅兹 (Lamaze)博士首创的。这种分娩呼吸法强调分娩是一种正常、自然、健康的过程。

拉梅兹呼吸法主要通过对神经肌肉控制、产前体操及呼吸技巧训练的学习过程,有效地让产妇在分娩时将注意力集中在对自己的呼吸控制上,从而转移疼痛,适度放松肌肉,能够充满信心地在分娩过程发生产痛时保持镇定,以达到加快产程并让胎宝宝顺利出生的目的。

采用拉梅兹分娩呼吸法时,最重要的是需要准妈妈充分了解分娩过程中自身的身体变化及胎宝宝的状态,这样才能使拉梅兹分娩呼吸法发挥最大作用。

什么时候练习拉梅兹分娩呼吸法较好

一般情况下,建议准妈妈从怀孕7个月开始进行拉梅兹分娩呼吸法的训练。

要想在分娩时更好地运用拉梅兹分娩呼吸法,平时应当认真努力练习,这样才能在分娩时熟练应用,不要等到临盆前才匆匆忙忙去上课。这样的话,一旦上了产床,会因方法运用不够熟练使效果大打折扣。

准妈妈最好及早参加医院提供的准妈妈学校的学习,早日认识生育过程和相关知识,尤其是及时学习拉梅兹分娩呼吸法,并能够熟练掌握,以便在分娩中合理利用。准爸爸如果能陪准妈妈一起练习拉梅兹分娩呼吸法的话,效果将会更好。

拉梅兹分娩呼吸法如何练习

在客厅地板上铺一条毯子或在床上练习，室内可以播放一些优美的胎教音乐，准妈妈可以选择盘腿而坐，在音乐声中，准妈妈首先让自己的身体完全放松，眼睛注视着同一点，然后开始拉梅兹分娩呼吸法练习。

❀ 阶段一：胸部呼吸法

应用阶段： 应用于分娩开始的阶段。此时宫颈开3厘米左右，准妈妈可以通过这种呼吸方式准确地给家人或医生反映有关宫缩的情况。

呼吸指导： 准妈妈可以学习由鼻子深深吸一口气，随着子宫收缩就开始吸气、吐气，反复进行，直到阵痛停止才恢复正常呼吸。

❀ 阶段二：嘻嘻轻浅呼吸法

应用阶段： 应用于胎宝宝一面转动，一面慢慢由产道下来的时候（子宫颈开7厘米以前）。

呼吸指导： 首先让自己的身体完全放松，眼睛注视着同一点。然后用嘴吸入一小口空气，保持轻浅呼吸，让吸入及吐出的气量相等，完全用嘴呼吸，保持呼吸高位在喉咙，就像发出"嘻嘻"的声音。当子宫收缩强烈时，需要加快呼吸，反之就减慢。

练习时由连续20秒慢慢加长，直至一次呼吸练习能达到60秒。

❀ 阶段三：喘息呼吸法

应用阶段： 子宫开至7~10厘米时，准妈妈会感觉到子宫每60~90秒钟就会收缩一次，这已经到了产程最激烈、最难控制的阶段了。

呼吸指导： 先将空气排出后，深吸一口气，接着快速做4~6次的短呼气，感觉就像在吹气球，比嘻嘻轻浅式呼吸还要浅，也可以根据子宫收缩的程度调解速度。

练习时由一次呼吸练习持续45秒慢慢加长至一次呼吸练习能达90秒。

❀ 阶段四：哈气呼吸法

应用阶段： 第二产程的最后阶段。此时准妈妈想用力将胎宝宝从产道送出，但是医生却要求准妈妈不要用力，以免发生阴道撕裂，等待胎宝宝自己挤出来。这一阶段准妈妈可以用哈气法呼吸。

呼吸指导： 阵痛开始，先深吸一口气，接着短而有力地哈气，如浅吐1、2、3、4，接着大大地吐出所有的"气"，就像在吹一样很费劲儿的东西。

练习时每次呼吸需达90秒。

❀ 阶段五：用力推

应用阶段： 此时宫颈全开了，助产士要求产妇在即将看到胎宝宝头部时，用力将胎宝宝娩出。准妈妈此时要长长吸一口气，然后憋气，马上用力。

呼吸指导： 下巴前缩，略抬头，用力使肺部的空气压向下腹部，完全放松骨盆肌肉。需要换气时，保持原有姿势，马上把气呼出，同时马上吸满一口气，继续憋气和用力，直到胎宝宝娩出。当胎头已娩出产道时，准妈妈可使用短促的呼吸来减缓疼痛。

每次练习时，至少要持续60秒用力。

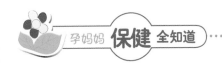

疾病防护，安心孕期

本月产检注意事项

本月，准妈妈应去产检医院接受第五次产前检查。

此阶段最重要的是为准妈妈抽血检查乙型肝炎，目的是检查准妈妈本身是否携带乙型肝炎病毒。如果准妈妈的乙型肝炎两项检验皆呈阳性反应，一定要在准妈妈生下胎宝宝24小时内，为新生儿注射疫苗，以免新生儿遭受感染。此外，要再次确认准妈妈前次所做的梅毒反应，是呈阳性还是阴性反应。如曾注射过麻疹疫苗的女性，由于是将活菌注射于体内，所以，最好在注射后3~6个月内不要怀孕，因为可能对胎宝宝造成一些不良的影响。

特殊产检：妊娠糖尿病检查

妊娠期糖尿病是指妊娠后初次确诊为糖尿病者。

妊娠糖尿病检查是将50克葡萄糖溶于200毫升水中，5分钟内喝完，1小时后抽血检测血糖，若大于7.8毫摩尔/升，则进一步做75克耐糖试验，以确定诊断。

妊娠期糖尿病患者系高危妊娠，对母婴危害很大。这种孕妇合并妊高征、羊水过多、感染、难产的发生率比普通孕妇要高得多，胎宝宝可能会出现先天畸形、巨大儿、胎宝宝宫内发育迟缓、围产儿死亡等。

一些准妈妈在怀孕前后，按常规查了空腹血糖为正常，就以为高枕无忧了。其实不然，由于怀孕期间母婴耗糖量增高，很有可能隐匿了糖耐量减低的状况，而这部分人则是潜在的糖尿病人群。为此，怀孕后的妇女最好进行妊娠期糖尿病筛查，筛查异常者再做一个糖耐量试验，一旦确诊应及时转入高危妊娠门诊，接受密切的产前检查和胎宝宝临护，以确保母婴的健康。

特殊产检：贫血检查

贫血可通过血常规的检查得知。妊娠期严重的贫血易诱发心脏病、围产儿死亡率高，妊娠期重度贫血的宝宝，长到1~2岁时较普通孩子更易发生贫血。所以，怀孕后的准妈妈需积极预防和治疗贫血。为了防止贫血，准妈妈在饮食中应注意以下方面：

多吃含铁丰富的食物，如动物肝脏、鸭血、蛋黄、瘦肉、豆类、菠菜、苋菜、番茄、红枣等食物含铁量都较高，孕妇可以经常吃。

适当补铁、叶酸和维生素B_{12}。妊娠4个月起应补充铁剂，每日补充硫酸亚铁0.3克，最好同时补给维生素C，有助于铁的吸收。多吃新鲜的菠菜、番茄、胡萝卜、青菜、蘑菇等，经常进食牛奶、蛋黄。

如何防治妊娠糖尿病

准妈妈只要控制好饮食、体重并进行有规律的锻炼，就能减低妊娠糖尿病的发病危险。妊娠糖尿病一般发生在妊娠第28周左右，因为此时胚胎开始生长，大量激素可以抵抗胰岛素的分泌等。这种形式的糖尿病在大龄准妈妈中更普遍，大多数在分娩后就消失。妊娠期只要被控制住，对于胎宝宝和母体都是没有危险的。一旦发生妊娠糖尿病，准妈妈应在医生的治疗、指导下，让血糖恢复到正常值，确保妊娠安全。

贴心小贴士

准妈妈若出现极度口渴，小便频多、量大（区别于早期怀孕的小便频多、量大）、疲乏（这可能很难区别于怀孕疲劳）等症状，则需谨防妊娠糖尿病的发生。最好去医院做糖尿病检测。

糖妈妈的日常起居要注意哪些问题

血糖值高的准妈妈，一定要注意调整自己的日常生活习惯，以达到控制血糖值的目的。以下几点是糖妈妈日常生活中的注意事项：

注意养成良好的生活习惯，并且规律作息：每天的吃饭时间、每次进食量及进餐次数应大体相同；每天工作和学习的时间及工作量大体相同；准妈妈孕早期和孕中期每天可以到户外进行一些简单的散步，呼吸一些新鲜的空气；保证充足的睡眠，每天的作息时间应大体相同。

通过适度的运动，可以增加妈妈身体对胰岛素的敏感性，促进葡萄糖的利用，降低游离的脂肪酸。

只要身体和天气允许，准妈妈最好每天出去散步。在散步时要尽量避开有坡度或台阶的地方，特别是在妊娠晚期，以免摔倒。也不要去闹市散步，这些地方空气中的汽车尾气含量很高，过多吸入不利于胎宝宝的大脑发育。散步一开始时步子最好放慢些，大约走1千米。每周3次，逐渐增加距离。如果天气太热，出去散步要注意避开上午10点至下午3点这一段时间。

注意定期检查。孕期血糖高的妈妈应该经常到医院进行血糖监测，适时调整饮食和生活。同时要按时到医院进行孕期常规检查，这样对一些疾病防治也有很好的助益。

贴心小贴士

很多准妈妈都会把血糖偏高和糖尿病相混淆，其实孕期血糖偏高并不等于糖尿病。血糖偏高的准妈妈只要注意控制饮食，及时调整饮食结构就不会发展成糖尿病。

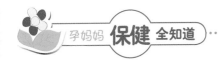
怎样缓解孕期胃灼热

怀孕后期，随着胎宝宝的不断长大，准妈妈腹部的空间越来越小，胃部会被挤压，从而造成胃酸被"推"回食道，导致胃部返酸，造成烧灼的感觉。以下几点注意事项有助于缓解胃灼热现象：

发生胃灼热期间，少吃引起胃肠不适的食物和饮料，如碳酸饮料、咖啡因饮料、巧克力、酸性食物、肉类熟食、薄荷类食品，辛辣、味重、油炸或脂肪含量高的食品。

白天应尽量少食多餐，使胃部不要过度膨胀，即可减少胃酸的返流。睡前2小时不要进食，饭后半小时至1小时内避免卧床。

放慢吃饭的速度，细嚼慢咽。不要在吃饭时，大量喝水或饮料，以免胃胀。吃东西后嚼块口香糖，可刺激唾液分泌，有助于中和胃酸。

穿着宽松舒服的衣服，不要让过紧的衣服勒着腰和腹部。睡觉时多垫几个枕头或楔形的垫子。垫高上半身有助于使胃酸停留在胃里，促进消化。

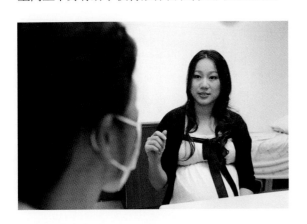

怎样预防早产

早产是在妊娠28~37周足月前这一阶段提前分娩。早产儿由于各个器官组织发育还不够成熟，体重往往低于2500克，也被称为低休重儿。早产儿中大约有15%在新生儿时期死亡，虽然有一部分能够存活，但护理上稍有不当便会威胁到新生儿的身体健康。所以，孕晚期的准妈妈一定要注意以下几点建议，积极预防早产的发生：

注意孕期卫生，充分认识各种可能引起早产的因素，并加以避免。

注意生活中不要过度劳累，每天按时起居，注意休息。

节制性生活，特别是曾有流产或早产史的准妈妈，在孕晚期应禁止性生活。

注意控制饮食中盐分的摄入，以免体内水分过多而引发妊高征，从而引发早产。

预防便秘和腹泻，避免因此引起子宫收缩，引起早产。

坚持定期做产前检查，一旦发现胎位异常，应及时在医生的指导下积极纠正。

不长时间做压迫腹部的家务活，避免撞击腹部，避免剧烈活动。

走路和起坐时要小心，避免摔倒。孕晚期避免开车，也不要乘飞机出行或搭乘震动较大的交通工具出行。

一出现早产症状就应尽快去医院，不可延误时机。

科学胎教，贵在坚持

想象胎教：发挥想象的神奇力量

准妈妈如果在孕期产生一些不好的联想感受，胎宝宝能够意识到，从而会引起胎宝宝精神上的异常反应。这样的胎宝宝出生后大多有情感障碍，出现感觉迟钝、情绪不稳、体质差等现象。所以，准妈妈应多想一些美好的事物。

孕7月的胎宝宝初步形成的视觉皮质就能接受通过眼睛传达的信号，能够区分外部的明暗，并能直接体验准妈妈的视觉感受。准爸爸准妈妈应该把生活环境布置得整洁美观、赏心悦目。还应挂几张健美的娃娃头像，准妈妈可以天天看，想象腹中的胎宝宝也是这样健康、美丽、可爱，胎宝宝出生后也会更加可爱。

准爸爸准妈妈还可以为将要出生的胎宝宝做形象设计：取各人相貌中最理想而具有特点的部位，如准爸爸俊俏的眉毛、准妈妈漂亮的眼睛等加以组合，想象成未来宝宝可爱的形象。一旦将设计的宝宝形象确定下来了，准妈妈就要经常联想，反复使这一形象具体清晰，并在心中不断地呼唤。久而久之胎宝宝就会按照准妈妈的意愿生长发育，接近或达到准爸爸准妈妈理想的相貌。

还可以想象胎宝宝在羊水中安详地睡眠，一副逗人喜爱的样子。当准妈妈察觉到胎动时，就可以想象胎宝宝欢快地从睡眠中醒来，伸脚动手打哈欠的可爱模样。

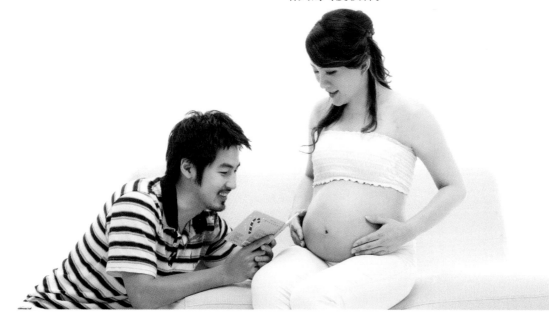

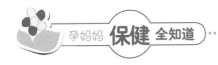
光照胎教和语言胎教可同时进行

光照胎教对胎宝宝日后视觉敏锐、协调、专注和阅读都会产生良好的影响。光照胎教的实施必须建立在胎宝宝视力发展的基础之上。

胎宝宝的感觉功能中视觉的发育最晚,7个月的胎宝宝视网膜才具有感光功能。因此,光照胎教应该从怀孕 6个月之后开始。具体的胎教方法如下:

每天用手电筒 (4节1号电池的手电筒)紧贴准妈妈腹壁照射胎头部位,每次持续5分钟左右。照射的同时,准爸爸或准妈妈可以同时对胎宝宝进行语言胎教,告诉胎宝宝现在是什么时间。结束时,可以反复关闭、开启手电筒数次。

❀ 光照胎教的注意事项

进行光照胎教的时候,准妈妈应注意把自身的感受详细地记录下来,如胎动的变化是增加还是减少,是大动还是小动,是肢体动还是躯体动。通过一段时间的训练和记录,可以总结一下胎宝宝对刺激是否建立起特定的反应或规律。

切忌强光照射,同时照射时间也不能过长。

应在有胎动的时候进行光照胎教,而不要在胎宝宝睡眠时进行光照胎教,以免打乱胎宝宝的生物钟。

和其他胎教一样,光照胎教要取得预期的效果,就必须持之以恒、有规律地去做,这样才能使胎宝宝领会其中的含义,并积极地做出回应。

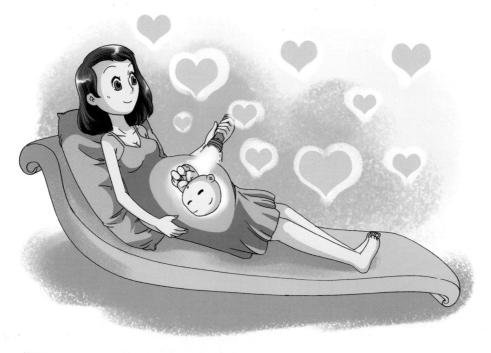

完美准爸爸须知

给准妈妈换一张宽大舒适的床

为准妈妈换一张较大的床，这样可能更容易让她保持舒适的睡眠。

给准妈妈挑选的床铺，不可太软，也不可太硬。太软，会让准妈妈感觉更疲劳，且由于增大的腹部，容易造成慢性腰肌劳损。而太硬，则缺乏对身体的缓冲力，从而转侧过频，多梦易醒。所以，挑选床铺的原则是，不要选用硬板床，可以选用质量上乘的席梦思床，软硬适度，才不至于使准妈妈太难受。至于床上用品，最好都是棉织品，不宜使用化纤混纺织物做被套及床单。

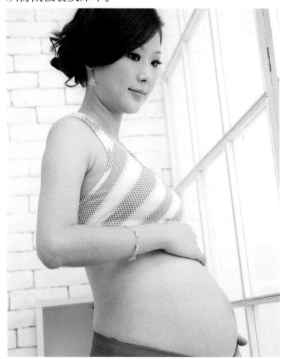

准妈妈身体不适，准爸爸帮忙按摩

由准爸爸来按摩，可以让准妈妈直接感受丈夫的关怀，使准妈妈的依赖心理得到满足，焦虑情绪得到改善。

准爸爸可在晚间为准妈妈轻轻按摩，通过按压的动作，不但促进血液循环、减少不适感觉、舒缓压力、增强抵抗力，还有助于松弛神经，让准妈妈酣睡入梦。

🌼 准爸爸可以为准妈妈做的按摩

头部按摩：用双手轻轻按摩头和脑后，3~5次。用手掌轻按太阳穴，3~5 次，可缓解头痛、松弛神经。

胸部按摩：从腋下以乳晕为中心聚拢胸部，然后向中央聚拢胸部，反复6次以上。可促进乳腺分泌，预防产后乳疮。

腿部按摩：促进血液循环。把双手放在大腿的内外侧，一边按压一边从臀部向脚踝处进行按摩，将手掌紧贴在小腿上，从跟腱起沿着小腿后侧按摩，直到膝盖以上10厘米处。反复多次，可消除浮肿，预防小腿抽筋。

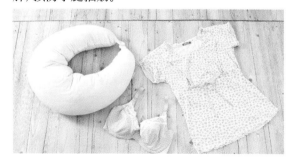

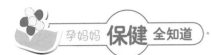
孕中期营养菜

奶油烤鳕鱼

原料 鳕鱼100克,胡萝卜、洋葱各10克,无盐奶油,盐少许。

做法 ①鳕鱼洗净,用吸油纸吸干水分,放置在烤盘上。②洋葱、胡萝卜均洗净,沥干水分,切末。③将洋葱、胡萝卜末混合拌匀,与无盐奶油、盐一起铺在鳕鱼身上,再放入已预热的烤箱中,180℃烤约15分钟即可。

营养解析: 健脑益智,促进生长发育。

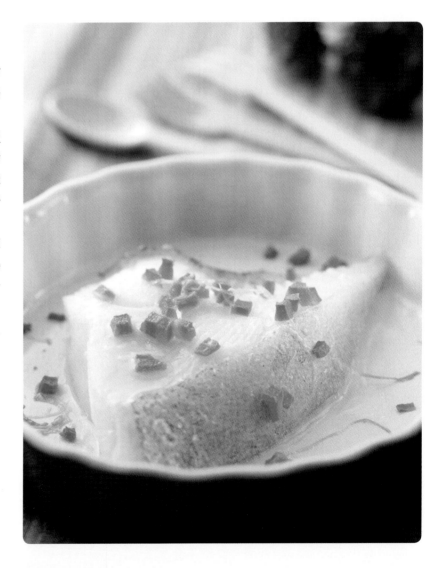

燕麦海鲜粥

原料 蛤蜊20克,虾仁、鱿鱼、燕麦各10克,芹菜末少许,盐少许。

做法 ①虾仁洗净抽去肠泥,鱿鱼洗净,切十字花刀后改切小片,蛤蜊放盐水中吐沙。处理完毕后,分别放入滚水中汆烫一下。②将所有海鲜与燕麦加适量水煮约10分钟,加入盐调味,撒上芹菜末即可。

营养解析: 补充营养,健脑益智。

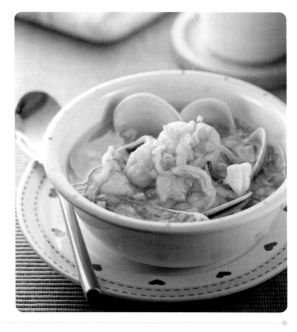

什锦炒饭

原料 米饭100克,糙米饭50克,肉丝、虾仁、熟毛豆、玉米粒各10克,鸡蛋1个(约60克),植物油、水淀粉、精盐、酱油各少许。

做法 ①虾仁去除虾线,洗净,抹少许精盐,裹上一层水淀粉拌匀;鸡蛋打散成蛋液。②锅中倒油烧热,放入鸡蛋液炒至略熟,加入肉丝、虾仁,炒至八成熟,放入米饭、糙米饭,将饭炒松,加入玉米粒、熟毛豆、酱油,拌炒均匀即可。

营养解析: 营养丰富,增强体力。

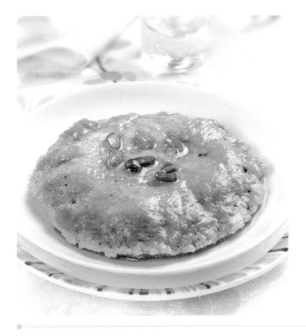

鸡蛋蒸肉饼

原料 肉馅150克，鸡蛋1个（约60克），葱花1克，姜末、盐、蚝油、淀粉各少许，香油适量。

做法 ①肉馅放大碗中，加入鸡蛋液、姜末、盐、蚝油，用手顺一个方向搅打起劲，加入淀粉搅匀，淋上香油拌匀，制成肉料。②将肉料盛入一蒸钵内，入笼蒸15分钟，取出撒上葱花即可。

营养解析：增强体力，促进胎宝宝生长发育。

茄汁炖牛腱汤

原料 牛腱100克，番茄50克，洋葱30克，葱段5克，盐少许。

做法 ①将牛腱洗净，切成小块；番茄洗净，切成块；洋葱去皮切片。②锅中倒水，大火煮开，放入所有食材以小火炖煮1小时后关火，加入盐调味即可。

营养解析：牛腱富含蛋白质及氨基酸，具有滋养脾胃、补中益气的效果，可有效改善虚弱体质，提高抵抗力。

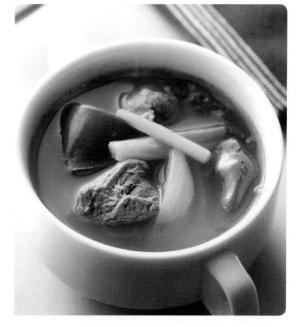

红烧菠萝鸡腿

原料 鸡腿100克，胡萝卜30克，香菇5朵，葱段、姜片各2克，酱油、红糖、水淀粉各适量，橄榄油少许。

做法 ①将鸡腿洗净，放入滚水中煮30分钟后盛起；煮鸡腿的汤汁留1大碗备用；胡萝卜洗净，用挖勺挖成球状；香菇洗净。②炒锅倒油烧热，放入葱段、姜片炒香，加入酱油、红糖炒匀，放入鸡腿、香菇、胡萝卜球及鸡腿汤汁，小火焖煮10分钟，取出置于盘中。③将剩余汤汁加入少许红糖、水淀粉煮成酱汁，淋在盘中即可。

营养解析：鸡腿不仅能提供人体所需营养素，更能强化身体机能，提高免疫力，降低身体过敏反应。搭配菠萝、胡萝卜红烧，别有一番风味，还能促进孕妈妈食欲。

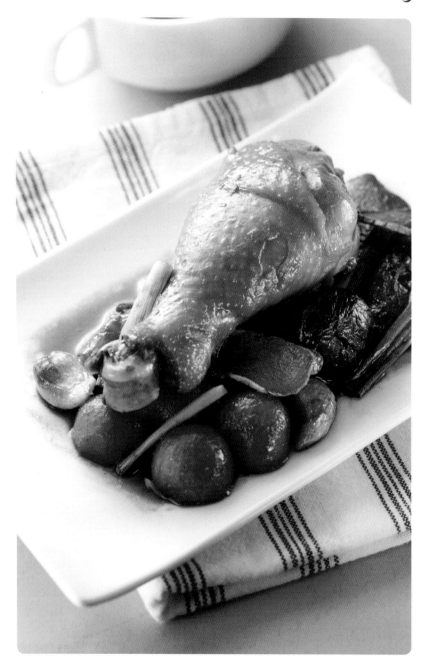

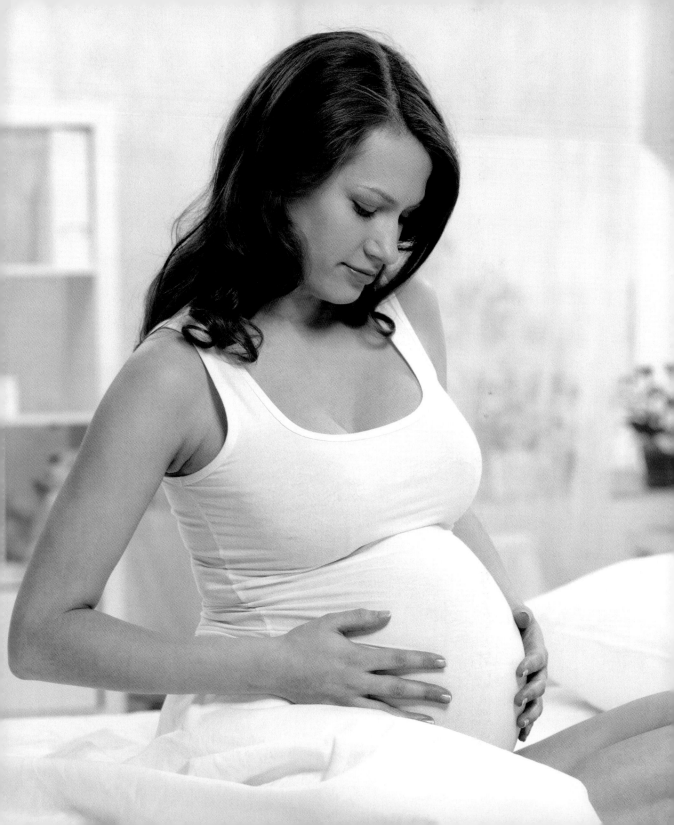

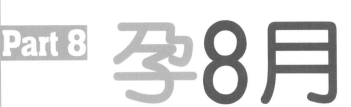

Part 8 孕8月

胎动频繁的孕八月

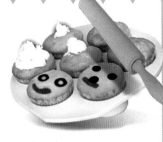

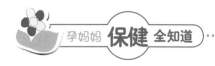
饮食营养方案

本月准妈妈应重点补充什么营养素

❀ 本月重点补充营养物质——碳水化合物

到第8个孕月，胎宝宝开始在肝脏和皮下储存糖原及脂肪。此时如果碳水化合物摄入不足，将会造成蛋白质缺乏或酮症酸中毒，所以，准妈妈在孕8月应保证热量的供给，增加主食的摄入，如大米、面粉等。

一般来说，准妈妈每天平均需要进食400克左右的谷类食品，这对保证热量供给、节省蛋白质有着重要意义。另外，主食以米、面为主之外，还要增加一些粗粮，比如小米、玉米、燕麦片等。

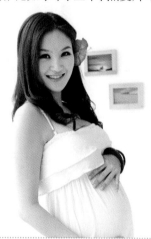

贴心小贴士

这个时期，很多准妈妈有夜间被饿醒的经历，这时，准妈妈可以喝点儿粥，吃2片饼干喝1杯奶，或者吃2块豆腐干、2片牛肉，漱漱口，再接着睡。

孕晚期的营养原则有哪些

准妈妈进入到孕晚期之后应结合孕晚期的营养特点，需要在孕中期饮食的基础上，进行相应的调整。

❀ 孕晚期的营养原则具体如下

增加蛋白质的摄入 此时期是蛋白质在体内储存相对较多的时期，其中胎宝宝存留的蛋白质约为170克，母体存留的蛋白质约为375克，这就要求准妈妈饮食蛋白质的供给比孕前增加25克，应多摄入动物性食物和大豆类食物。

供给充足的必需脂肪酸 此时期是胎宝宝大脑细胞增殖的高峰期，需要提供充足的必需脂肪酸如花生四烯酸，以满足大脑发育所需，准妈妈多吃海鱼可利于DHA的供给。

增加钙和铁的摄入 胎宝宝体内的钙一半以上是在孕后期贮存的，准妈妈应每日摄入1200毫克的钙，同时补充适量的维生素D。准妈妈应每天摄入铁达到28毫克，且应多摄入来自于动物性食品的血色素型的铁。

摄入充足的维生素 孕晚期准妈妈身体需要充足的水溶性维生素，尤其是硫胺素，如果缺乏则容易引起呕吐、倦怠，并在分娩时子宫收缩乏力，导致产程延缓。

热能 热量的供给量与孕中期相同，不需要补充过多，尤其在孕晚期最后1个月，要适当限制不要过于饱和。

准妈妈上火怎么办

上火的准妈妈可以多吃一些苦味食物，因苦味食物中含有生物碱类等苦味物质，具有解热祛暑、消除疲劳的作用。

最佳的苦味食物首推苦瓜，不管是凉拌、炒还是煲汤，都能达到去火的目的。除了苦瓜，准妈妈还可以吃一些苦菜、芥兰等。

除了多吃苦味食物，准妈妈还要多吃甘甜爽口的新鲜水果和鲜嫩蔬菜。专家指出，甘蓝菜、花椰菜和西瓜、苹果、葡萄等富含矿物质，特别是钙、镁、硅的含量高，有宁神、降火的神奇功效，因此准妈妈应多吃和常吃这些食品。

维生素C可降低分娩危险吗

在怀孕期间，由于胎宝宝发育占用了不少营养，所以准妈妈体内的维生素C及血浆中的很多营养物质都会下降。并且水溶性维生素C在人体内存留的时间不长，未被吸收的维生素C会很快被排出体外。如果在准妈妈的饮食中加强维生素的补给，能够防止白细胞中的维生素C含量下降。

增量服用维生素C有利于保持白细胞中储存的营养，从而有利于防止羊膜早破。准妈妈不仅要增量服用维生素C药丸（增加的量需咨询医生来定），同时还应当多吃一些含丰富维生素C的水果和蔬菜，如橙子和西蓝花。

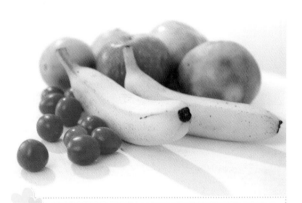

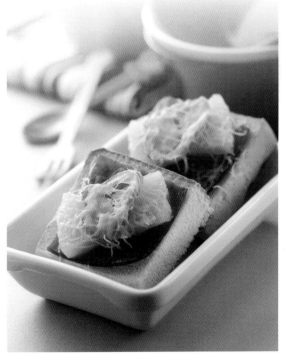

贴心小贴士

很多人认为喝牛奶会加重上火，引起烦躁，其实，喝牛奶不仅不会上火，还能解热毒、去肝火。中医认为牛奶性微寒，可以通过滋阴、解热毒来发挥去火功效。不过，准妈妈需要注意的是，不要把牛奶冻成冰块食用，否则很多营养成分都将被破坏。

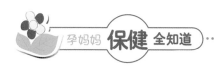
胃胀气、消化不良的准妈妈该怎么吃

胃胀气、消化不良的准妈妈饮食需注意以下几点：

❁ 补充纤维素

准妈妈可多吃含丰富纤维素的食物，如蔬菜、水果等。蔬菜类如茭白笋、韭菜、菠菜、芹菜、丝瓜、莲藕、萝卜等都有丰富的膳食纤维；水果中则以柿子、苹果、香蕉、猕猴桃等含纤维素较多。另外，流质的食物虽然较好进食，但却并不一定好消化，因此，准妈妈可选择半固体的食物。

❁ 少量多餐

准妈妈不妨从每日三餐的习惯，改至一天吃6~8餐，以减少每餐的分量，这样可有效减轻腹部饱胀的感觉。另外，在饮食上除了要控制蛋白质和脂肪的摄入量，烹调时添加一些大蒜和姜片，也可以减少腹胀气体的产生。

❁ 细嚼慢咽

准妈妈在吃东西的时候应保持细嚼慢咽、进食时不要说话、避免用吸管吸吮饮料、不要常常含着酸梅或咀嚼口香糖等，避免使不必要的气体进入腹部。

❁ 避免食用产气食物

胀气状况严重时，应避免吃易产气的食物，例如，豆类、蛋类及其制品、油炸食物、马铃薯等，太甜或太酸的食物、辛辣刺激的食物也不宜食用。

❁ 多喝温开水

准妈妈每天至少要喝1500毫升的水，充足的水分能促进排便，如果大便累积在大肠内，胀气情况便会更加严重。

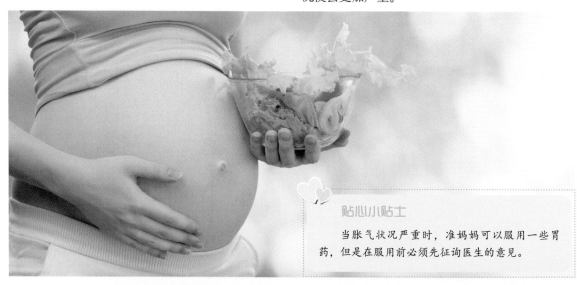

贴心小贴士

当胀气状况严重时，准妈妈可以服用一些胃药，但是在服用前必须先征询医生的意见。

日常护理，细心到位

孕晚期还能进行性生活吗

建议准爸爸准妈妈进入孕晚期之后避免性生活。

这一段时间是胎宝宝发育的最后关键阶段，胎宝宝生长迅速，子宫增大很明显，对任何外来刺激都非常敏感。而且此时胎膜里的羊水量也日渐增多，张力随之加大，在性生活中稍有不慎，即可导致胎膜早破，致使羊水大量流出，使胎宝宝的生活环境发生变化而活动受到限制，子宫壁紧裹于胎体，直接引起胎宝宝宫内缺氧，引起早产，不利于胎宝宝的安全。即使在胎膜破裂后勉强保胎，也有可能引起宫腔内感染，使胎宝宝在未出生之前就饱受各种细菌的袭击，引起新生儿感染，轻者可以给宝宝后天的发育及智力带来不良的影响，重者还会危及生命。所以，为了准妈妈和胎宝宝的健康，孕晚期（最后3个月）准妈妈与准爸爸最好避免性生活。

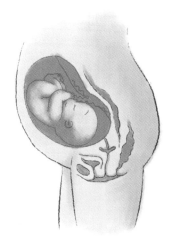

胎位不正怎么办

如果准妈妈在孕7月前发现胎位不正，则不必处理，但是在孕8月时胎宝宝的头部仍未向下，应予以矫正。

胎位是指胎宝宝在子宫内的位置与骨盆的关系。正常的胎位应该是胎宝宝的头部俯曲，枕骨在前，分娩时头部最先伸入骨盆，医学上称之为"头先露"，这种胎位分娩一般比较顺利。除此以外的其他胎位，就是属于胎位不正了，包括臀位、横位及复合先露等。

❀ 以下方法可以帮助准妈妈矫正胎位

膝胸卧位

准备前，准妈妈需要排空大小便，换上宽松、舒适的衣服。将小腿与头和上肢紧贴床面，在床上呈跪拜样子，但要胸部贴紧床面，臀部抬高，使大腿与床面垂直，保持15分钟，然后再侧卧30分钟。每天早、晚各做一次，连续做7天。患有心脏病、高血压的准妈妈忌用此方法。

桥式卧位

准备前，准妈妈仍需要排空大小便，换上宽松、舒适的衣服。先用棉被或棉垫将臀部垫高30~35厘米，准妈妈仰卧，将腰置于垫上。每天只做1次，每次10~15分钟，持续1周。

此外，准妈妈可以进行适当的运动，如散步、揉腹、转腰等轻柔的活动。

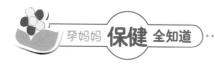

远离孕期便秘

便秘，几乎是每位孕妈妈的可怕梦魇！怎样才能预防孕期便秘？本文介绍10种超简单方法，帮助您一扫恼人的便秘问题！

❀ 什么是"便秘"

何谓便秘？怎样才算排便正常？

医生表示，没有便意、排便次数太少，3天以上才排便一次或每周少于3次，就可以算是便秘。反之，即使1天排便3次或是1周排便3次，只要是没有腹部胀痛或其他相关症状，例如，食欲缺乏、虚弱等，都算排便正常。

❀ 造成孕期便秘的原因

因为怀孕期间黄体素分泌增加，使胃肠道平滑肌松弛，蠕动减缓，导致大肠对水分的吸收增加，粪便变硬而容易出现排便不畅。尤其在怀孕后期，子宫变大压迫直肠，更容易引起便秘。

整体来说，造成便秘的原因包罗万象，除了怀孕妈妈在孕期因为子宫受到胎儿发育的影响，压迫直肠，影响直肠蠕动，容易形成便秘以外，一般造成便秘的因素还包括整体环境、情绪、饮食等。

精神过度紧张

生活节奏太快、工作过度劳累和精神紧张是主要原因。有些人只要一紧张，或是需要时常出差、加班，大脑排便中枢神经受到抑制，就会发生便秘与腹泻交替的状况。

缺乏适度运动

对于久坐办公室的上班族，身体缺乏适度活动，使肠道肌肉逐渐松弛，蠕动功能减弱，粪便在肠道积存过久，水分一直不断被吸收，最后就变成难以排出的硬便。

饮食不均衡

尤其是上班族，因为工作因素经常无法规律进食，无暇顾及均衡营养的摄取，加上几乎每天都有应酬，无法摄取足量的蔬菜、水果，自然就容易便秘了。

长期不良的排便习惯

许多人一旦遇上工作忙碌或时间太紧迫，即使有了便意也常常忍住，最后导致当直肠里再度有粪便时，感觉神经早已经变得迟钝，而造成习惯性便秘。

水分摄取不足

当生活压力一大，工作一忙，会议一开，一天下来的水分摄取量往往只有早餐的那杯奶茶，时间一久，自然也容易成为便秘一族。

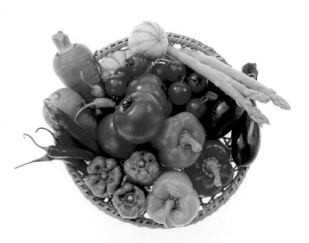

孕晚期阴道分泌物增多正常吗

很多准妈妈都发现，进入孕晚期之后阴道的分泌物明显地增多，这是正常的现象，准妈妈不必担心。

因为孕期激素水平增加会使分泌物增加，这也是自我保护的情况。孕晚期分泌物特别多，主要是通过润滑阴道使分娩更顺利。

不过，阴道分泌物增多会使菌群结构改变，成为细菌增生的场所，容易产生炎症。准妈妈在平时一定要注意清洁，一般用清水清洗阴道就可以了，不要用任何冲洗器。如果准妈妈阴道有黄绿色的分泌物，或者是豆渣一样的分泌物，或者是有臭味、有痛的感觉，就要去医院进行检查了。

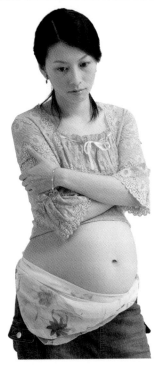

选用医用弹力袜有什么讲究

在选购医用弹力袜时，要根据病变部位选择袜子的长短并注意袜子弹力和压力的大小等。

以下是教准妈妈选用医用弹力袜的方法，供准妈妈参考：

选择合适的弹力袜：所谓合适，即穿上后感觉踝部压力最大，小腿次之，膝以上最小，并且不影响膝关节活动，坐下或下蹲时不会起褶，舒适贴身。如果穿上弹力袜后感觉整个袜子的压力基本一致，则为不合适，其弊大于利，不仅不改善血液循环，反而阻碍血液流动。

根据病变部位选择袜子的长短：由于妊娠期静脉曲张病变多局限于小腿及踝部，所以一般选择膝长型的袜子即可达治疗目的，个别累及大腿静脉的准妈妈可以选择腿长型弹力袜。

注意袜子弹力和压力的大小：妊娠中、晚期为预防下肢静脉曲张，应选择低压弹力袜（预防型18mmHg），治疗则用中压（治疗型20~30mmHg），不宜用高压型。

贴心小贴士

穿袜技巧

准妈妈可以将袜子反面朝外，从脚趾开始将袜子套上。

在早上起床前穿上袜子，因为准妈妈一旦起床，腿就开始肿胀了。

153

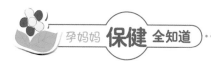
孕后期采取什么样的睡姿既轻松又安全

孕后期，准妈妈肚子越来越大，这个时候，需要巧妙调整睡姿来缓解睡眠不适。

左侧卧位是最佳睡眠姿势

左侧卧位可减轻妊娠子宫对下腔静脉的压迫，增加回到心脏的血流量。可使肾脏血流量增多，尿量增加；另外，由于妊娠子宫大多向右旋转，左侧卧位可改善子宫血管的扭曲，改善胎宝宝的脑组织的血液供给，有利于胎宝宝的生长发育。睡觉时上面的腿向前弯曲接触到床，这样腹部也能贴到床面，感觉稳定、舒适。

偶尔变换姿势选择右侧位

准妈妈若是一直坚持左侧睡容易压迫左腿发麻并疼痛难忍，无法入睡，可偶尔变换一下睡姿，选择右侧卧位，这样准妈妈可以舒服些，避免外力的直接作用。

仰睡对身体不好

仰卧时，增大的子宫压迫位于脊柱前的下腔静脉，阻碍下半身的血液回流到心脏，从而出现低血压，准妈妈会感觉头晕、心慌、恶心、憋气等症状，且面色苍白、四肢无力、出冷汗等，供应子宫、胎盘的血流量也会相应减少。仰卧时增大的子宫还会压迫骨盆入口处的输尿管，影响排尿量，使准妈妈下肢水肿加剧，加重痔疮症状。

借助靠枕睡得更舒服

准妈妈在睡觉时恰当利用靠枕，也可减轻睡眠不适。身边放一个长形抱枕，以方便倚靠，将抱枕夹在两腿之间会更舒服。腿部浮肿时，侧卧后在脚下放一个松软的枕头，稍微抬高双脚，可以改善脚部的血液循环。

> **贴心小贴士**
>
> 如果由于腿抽筋使准妈妈从睡梦中醒来，可以将脚蹬到墙上或下床站立片刻，或者请老公帮忙稍做按摩，有助于缓解抽筋。当然，还要保证膳食中有足够的钙。

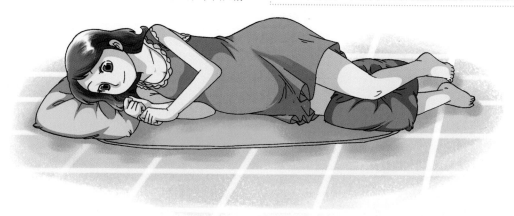

疾病防护，安心孕期

本月产检注意事项

此次产前检查除了常规地完成前几次检查的项目外，准妈妈还应做好心理、生理上的防护准备，以预防早产。

在此次检查中，医生会要求准妈妈注意无痛性阴道流血，因为妊娠晚期的无痛性阴道流血是前置胎盘的典型症状。正常妊娠时，胎盘附着于子宫的前壁、后壁或者侧壁。如果胎盘部分或者全部附着于子宫下段，或者覆盖在子宫颈内口上，医学上称为前置胎盘。这种病是妊娠晚期出血的重要原因之一，是围产期危及母子生命的严重并发症。

妊娠晚期或者分娩时(偶发生在妊娠20周)，子宫下段逐渐伸展，附着于子宫下段或者子宫颈内口的胎盘不能够相应地随着伸展，故前置部分的胎盘由其附着处分离，导致胎盘血窦破裂而出血。初次出血量往往不多，但可反复发生，经常是一次比一次出血量多，这种出血通常发生于不自觉之中。有时孕妇半夜醒来方才发现自己已躺卧在血泊之中。偶有个别孕妇第一次出血量就很多，这种情况应立即送医院。

贴心小贴士

导致前置胎盘的原因包括：多次人工流产或者子宫腔内手术后子宫内膜修复欠佳；子宫内膜炎；多次妊娠，过密、过频生育。上述3个原因都可以使子宫蜕膜血管形成不全，当孕卵植入时因血液供应不足，胎盘面积扩大以摄取营养所致。

特殊产检：尿蛋白检查

准妈妈在妊娠20周以后，一般要求是每隔2周去医院化验1次尿蛋白，测量血压，检查有无水肿等。

一旦发现准妈妈出现水肿、蛋白尿、高血压其中两种症状者，即为妊娠高血压综合征。这也是在妊娠过程中较容易发生的并发症，严重时可危及生命，同时也是导致胎宝宝死亡的原因之一。

❀ 妊娠高血压综合征为什么会出现蛋白尿

这是由于血压升高后全身小动脉收缩痉挛，肾小动脉也收缩痉挛，导致肾脏缺血缺氧，引起肾小球基底膜通透性增高，肾小管重吸收功能不全，所以蛋白质在尿中增多，准妈妈就出现了蛋白尿。多数情况下蛋白尿出现在高血压之后，准妈妈一旦发生蛋白尿，则说明准妈妈可能患有妊娠高血压综合征。

所以，准妈妈定期检查蛋白尿可及时发现高血压综合征，以便及时采取措施，保证母子健康。

防治孕期哮喘

如果准妈妈是哮喘病患者，要注意在妊娠期，避免再次哮喘发作。一旦准妈妈哮喘持续发作24小时以上或经积极治疗12小时以上没有得到缓解，则会造成体内严重缺氧，全身功能紊乱，危害母体和胎宝宝的健康。

准妈妈如果哮喘发作，应积极去医院救治，也可在妊娠期请医生开一些哮喘发作时的应急药，但这药必须对胎宝宝无害。真的发作时，要先使用这种安全的药物，然后及时送医院救治。

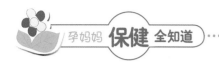

肾盂肾炎不能忽视

肾盂肾炎是妇女妊娠期最常见的泌尿系统并发症。它的发病率为1%~6%，多发生在妊娠后期。

妊娠期，在女性生殖器官形态和机能改变的同时，输尿管也发生变化，组织松弛，管腔膨大，蠕动力减弱，因而排尿缓慢。尿潴留在输尿管和肾盂内，成为细菌繁殖的良好环境。同时肠道运动也迟缓，发生便秘。大肠中的细菌容易从肠管经淋巴途径进入肾盂及输尿管，造成感染。其他如扁桃体、牙齿等病灶的病菌也可经血液循环到肾脏。妊娠合并肾盂肾炎多在右侧。

肾盂肾炎发生后，急性期患者可有高热、腰痛、尿急、尿频等症状。如发生在妊娠早期可引发流产，发生在妊娠晚期可引起早产。此病反复发作，可引起妊娠高血压。

所以，准妈妈应注意预防肾盂肾炎，可在妊娠期多喝水，保持大便通畅；另外，要加强体育锻炼，增强体质，如发现有尿急、尿频症状及早彻底治疗。

再做一次超声波进行器官构造扫描

在本月，可以再用超声波进行一次完整而有系统的器官构造扫描，这对妊娠后期保健很有益。

因为这时，胎宝宝大多数异常均已显而易见。而用超声波检查，可以找到异常情况，比如能够判定胎盘位置是否正常。发现胎位是否正常，若不正常还有及时矫正的机会等。所以在此月别忘了再做一次超声波检查。

怎样消除腿部浮肿

消除腿部浮肿，准妈妈要避免久坐久站，适当运动，适当泡泡澡，多食用利尿消肿的食物等。

以下消除水肿的方法是针对生理性浮肿而言的：

避免久坐久站。准妈妈要经常改换坐立姿势；坐着时应放个小凳子搁脚，促进腿部的血液循环通畅；每1.5小时就要站起来走一走。站立一段时间之后就应适当坐下休息。步行时间也不要太久。

保持侧卧睡眠姿势。这可以最大限度地减少早晨的浮肿；准妈妈每天卧床休息至少9~10小时，中午最好能躺下休息1小时。

给自己选一双好鞋。具体的选择标准，可参考前文。注意不要穿太紧的衣物，以免阻碍体内循环。

适当运动也是消除浮肿的好方法。如散步、游泳等都有利于小腿肌肉的收缩，使静脉血顺利地返回心脏，减轻浮肿。

适量的泡澡也可以减轻水肿症状。同时还可以配合适当的按摩消肿。注意按摩时要从小腿方向逐渐向上，这样才有助于血液返回心脏。

适当食疗。食用红豆、洋葱、薄荷、大蒜、茄子、芹菜、冬瓜、西瓜等利尿消肿的食物，可帮助身体排出多余水分，消除水肿。

> **贴心小贴士**
>
> 一般情况下，孕期浮肿属于妊娠正常现象，经休息或抬高下肢后能自行消退，不过，经适当休息后仍不能消肿者，或手背及小腿处按压后皮肤不能恢复原状时，应到医院检查发生浮肿的原因，不能麻痹大意。

科学胎教，贵在坚持

绘画、剪纸也是美学胎教

心理学家认为，画画、剪纸不仅能提高人的审美能力，产生美的感受，还能通过笔触和线条，释放内心情感，调节心绪平衡。

准妈妈在画画的时候，不要在意自己是否画得好，可以持笔临摹美术作品，也可随心所欲地涂抹，只要准妈妈感到是在从事艺术创作，感到快乐和满足，就可以画下去。画画具有和音乐治疗一样的效果，即使准妈妈不会画画，也可以在涂涂抹抹之中自得其乐。

剪纸的话，准妈妈可以先勾轮廓，而后细细剪，剪个胖娃娃，"双喜临门""喜鹊登梅""小放牛"，或胎宝宝的属相，如鼠、龙、猴、兔等，不要怕麻烦，也不要说没时间，更不要说不会剪。因为问题不在于剪得好坏，而是在于准妈妈在进行艺术胎教，在向胎宝宝传递深深的"爱"，传递"美"的信息。

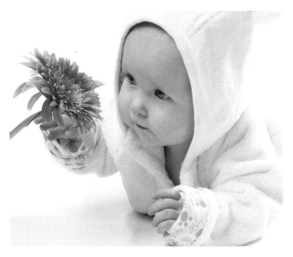

边听好听的乐曲边跟胎宝宝聊天

这个月胎宝宝的活动已经非常有力了，听觉功能完善，对外界声音反应灵敏。所以对话、朗读、音乐、唱歌等胎教显得越来越重要。

和胎宝宝轻柔地谈话、给胎宝宝播放一些明快的乐曲、亲切地抚摸和触动等都是一些不错的胎教方法。

轻柔地谈话

8个月后的胎宝宝能够区别高低声音，这时，准妈妈不妨经常跟胎宝宝说说话，不必考虑胎宝宝能否听懂，声音轻柔，胎宝宝即能感受到，并使胎宝宝产生一种安全感。胎宝宝熟悉后，就会对准妈妈的低音做出反应。一旦胎宝宝出生，就会十分自然地对准妈妈的声音产生亲切感。

播放节奏明快的乐曲

胎宝宝对节奏特别敏感，很早就熟悉母体的心跳节律。有些乐曲只要能与准妈妈的心跳节律相似，胎宝宝听了也会随之活动。实践证明，胎宝宝出生后，对于这种具有明快节奏适合胎教的音乐特别喜欢，往往会停止哭闹，很快地安静下来。为此，准妈妈可以经常听一些节奏明快、流畅、抒情的音乐。

抚摸胎教：激发胎宝宝的运动积极性

抚摸胎教是为了激发胎宝宝在母体中运动的积极性，感受准妈妈的爱抚。

抚摸胎教有以下两种方法：

❀ 抚摸法

自胎动起，准妈妈在休息、睡觉前，将身体平躺、放松，双手捧住胎宝宝，做来回抚摸状(一般10分钟左右)，从本月起准妈妈应按顺时针抚摸。

❀ 轻压、慢推法

准妈妈可用手指做轻压胎宝宝随后放松的动作，到妊娠后期，还可采用轻缓推动胎宝宝的动作。一开始或许胎宝宝因受压、受推不太习惯，一旦胎宝宝熟悉了准妈妈的手法后，也就会接受这种爱抚，主动地配合运动。这时，如果再加上准妈妈轻柔的说话声，效果会更好。在这个过程中准妈妈的动作要轻缓适度，时间不能过长，一般不超过10分钟。

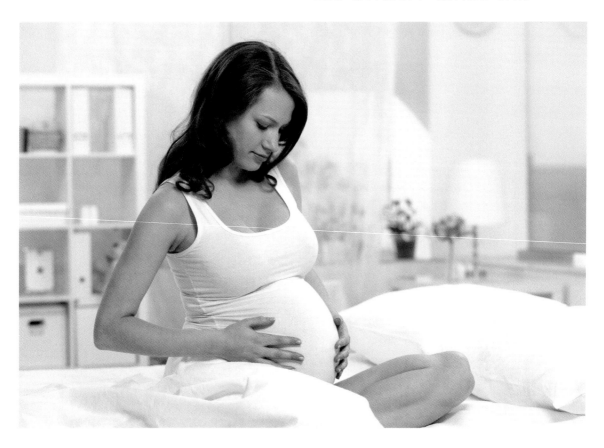

完美准爸爸须知

在节日里让准妈妈做好日常保健

在节假日期间，准爸爸尤其要注意做好准妈妈的"监护员"，让准妈妈过个快乐的节假日。在节日里，准爸爸应该在吃、出行、起居方面为准妈妈做好日常保健。

❀ 吃

准爸爸可为准妈妈单独准备一些清淡而营养丰富的食品，多进食蔬菜水果才对。要控制准妈妈的饮食，不能"贪嘴"，不该吃的、不该喝的，还是应该严格遵守。

❀ 出行

在走路或乘车时，应避开人群拥挤、地上有冰、有水的地方，严防意外发生。道路不好的地方，不让准妈妈去。尤其整个孕期都不宜长途旅行。各种运动强度大、刺激的娱乐项目，一定要求准妈妈不能玩。

❀ 起居

注意衣着起居，尤其外出时，一定要注意衣着温暖。力求室温稳定，保持室内清洁，也可以和亲友商量，在家有孕妇的节日里，过节期间可适当地少来往。

如果在节日期间，准妈妈有任何不适的问题，准爸爸一定要随时陪同准妈妈去医院就诊。

先生如何帮怀孕太太准备饮食

孕妈妈的饮食，其实与一般人差不多，五谷根茎类、蛋豆鱼肉类、蔬菜类、水果、油脂、奶类等食物都要均衡摄取。特别是怀孕期间，孕妈妈对于蛋白质与钙质的需求量增加，奶类的补充相对重要建议每天喝2~3杯。一杯相当于240毫升鲜奶；或以泡奶粉来说，一次约3~4汤匙的量。

若太太出现胃口差的情形，先生该如何准备呢

胃口差的情形可以分怀孕初期与后期。初期可能因孕吐而吃不下，先生可以准备干一点儿的食物，像饼干、面包，等到妈妈孕吐舒缓后再进食；后期是因胎儿长大会顶到胃，使孕妈妈吃不下。两者都可以采"少量多餐"的方式，把营养一点一点地补回来。

怀孕时有些饮料必须忌口，是否有其他替代饮品

理论上，孕期喝白开水最好，若一定要喝有味道的饮料，食用枸杞、红枣等中药材熬的汤汁是不错的选择；或是泡一些淡的红茶或绿茶，虽有咖啡因，但含量不多，倒也无妨。若想喝冰凉的饮品，不妨喝一杯鲜奶或酸奶，不但补充水分也补充营养(蛋白质跟钙质)；若担心热量太高，试试低脂或脱脂的奶类制品，就可以减少油脂的摄取了。

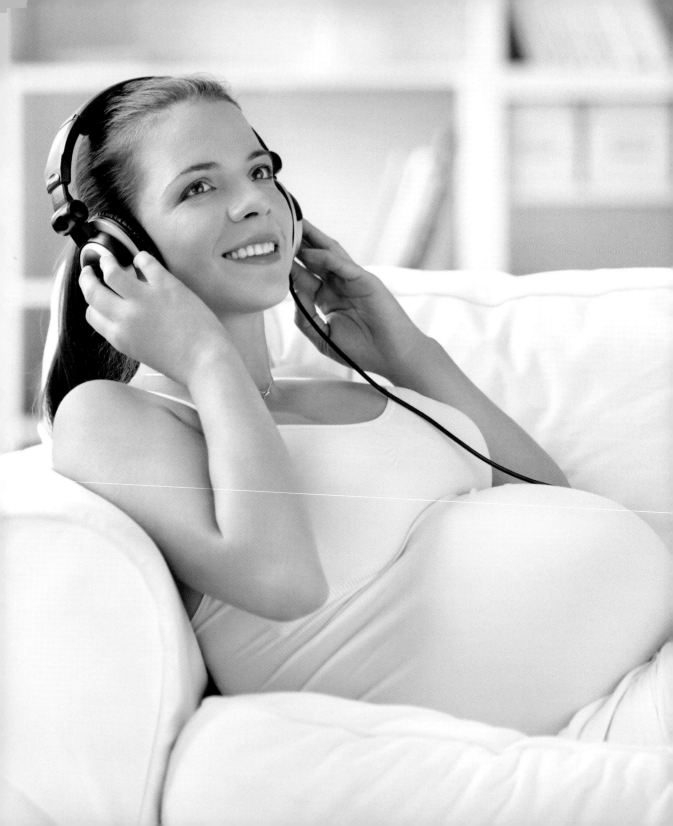

Part 9

孕9月

满心期待的孕九月

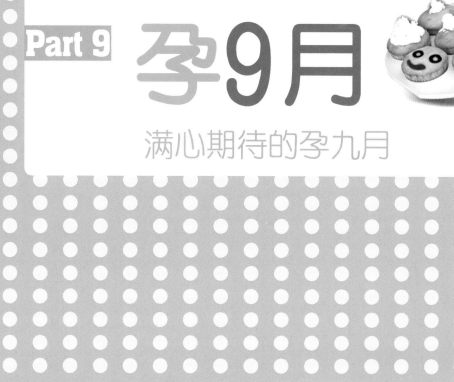

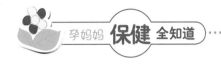
饮食营养方案

本月准妈妈应重点补充什么营养素

❀ **本月重点补充营养素——膳食纤维**

膳食纤维可以防止便秘，促进肠道蠕动。

孕后期，逐渐增大的胎宝宝给准妈妈带来负担，准妈妈很容易发生便秘。由于便秘，又可发生内外痔。为了缓解便秘带来的痛苦，准妈妈应该注意摄取足够的膳食纤维，以促进肠道蠕动。全麦面包、芹菜、胡萝卜、白薯、土豆、豆芽、菜花等各种新鲜蔬菜水果中都含有丰富的膳食纤维，准妈妈可在这个月适当地多摄入这些食物。另外，准妈妈还应该适当进行户外运动，并养成每日定时排便的习惯。

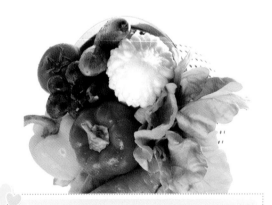

💝 **贴心小贴士**

此期可以吃一些有补益作用的膳食，这样准妈妈才能更好地蓄积能量，迎接宝宝的到来。还可以吃一些淡水鱼，以促进乳汁分泌，可以为胎宝宝准备好营养充足的初乳。

准妈妈可以多吃些粗粮来通便吗

准妈妈在孕期容易发生便秘，适当吃些粗粮，可以帮助通便，减轻便秘的烦恼。

粗粮中含有精制粮食中流失掉的B族维生素，可以让准妈妈摄入更全面的营养。尤其是维生素B_1，跟人体物质和能量的代谢密切相关，对于提高准妈妈的食欲，促进胃肠道的蠕动和消化功能的加强，都非常有益处。所以，准妈妈在孕期适当吃些粗粮，不仅可以帮助通便，对准妈妈及胎宝宝的健康也非常有益处。

不过，粗粮虽好，吃多了却也对准妈妈的健康不利。因为粗粮中含有比较丰富的纤维素，而摄入过多的纤维素，可能影响到人体对脂肪、微量元素的吸收。比如，燕麦吃多了会影响铁和钙质的吸收，缺铁或缺钙的准妈妈就必须十分注意。

所以，准妈妈在吃粗粮的时候要注意方法，不要和补钙、补铁的食物一起食用。中间最好隔上40分钟左右。孕晚期每日食用粗粮的量，要控制在50克以内。

为什么豆类与豆制品是准妈妈的好食物

在孕期，准妈妈多吃豆类和豆制品利于胎宝宝的发育。豆类包括许多种，根据其营养成分及含量大致可分为两类：一类是大豆（黄豆）、黑豆及青豆，另一类包括豌豆、蚕豆、绿豆、豇豆、小豆、芸豆等。

孕期准妈妈多食用豆及豆制品，可以补充蛋白质、脂类、钙及B族维生素等，有助于胎宝宝的发育，尤其是胎宝宝脑及神经系统的发育。脑及神经系统的发育依赖于大量的多不饱和脂肪酸及磷脂，孕期多吃豆制品可保证胎宝宝健康成长，使宝宝更聪明。

在食用豆制品时，注意要吃加热煮熟的食品，以免豆类中固有的抗营养物质对人体造成不良的影响。在食用普通豆制品的同时，某些发酵的豆制品如豆腐乳，也可以食用。发酵的豆制品不但易于消化，有利于提高大豆中钙、铁、镁、锌等的生物利用率，促进吸收，而且能使不利物质降解。

准妈妈夏天可以喝绿豆汤吗

绿豆汤解暑，但准妈妈在孕期要少喝，特别是对于那些性冷脾弱的人来说不适合长喝。如果准妈妈想在夏天喝绿豆汤解暑，可在煮绿豆的时候，加些红豆、大枣一起煮，以补气养血。

另外，也可以喝些淡茶水。茶叶的好处特别多，还含有丰富的锌，孕妇饮茶所生婴儿的血液中含锌量也较高。因此，喝茶无论对准妈妈还是胎宝宝都是有益的。但喝太多会导致睡眠质量下降，间接影响胎宝宝，尤其要少喝浓茶和红茶。每次饮用3~5克茶叶所冲泡的2~3杯茶水即可。爱喝茶的准妈妈不妨少量饮用些淡绿茶，还能减轻口中不适。

准妈妈可以常吃奶油蛋糕吗

准妈妈在孕期偶尔吃一两次奶油蛋糕问题不大，但若常吃的话不利于健康。

蛋糕用的基本上都是植物奶油，而这些植物奶油是一种人造奶油，即反式脂肪酸。反式脂肪酸比饱和脂肪酸还要有害，偶尔吃一次问题不大，常吃的危害大大增加。

增加血液中低密度脂蛋白（坏）胆固醇的含量，同时会减少可预防心脏病的高密度脂蛋白（好）胆固醇的含量，增加患冠心病的危险。

增加血液黏稠度促使血栓形成，加快动脉粥样硬化，增加糖尿病及乳腺癌的发病率。

影响胎宝宝的生长发育，并对中枢神经系统的发育造成不良的影响。

诱发肿瘤、哮喘、过敏等疾病。

此外，为了增加蛋糕外观的吸引力，让色泽更漂亮、口感更细腻，蛋糕中常会存在色素超标、乳化剂超标的现象，这些添加剂的过量使用对健康都是有害的。

所以，准妈妈就算特别想吃，也要尽量少吃，可在过生日时适当地吃一点儿。

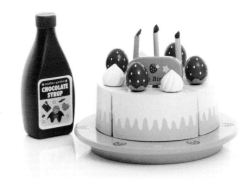

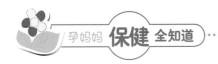
准妈妈可以常吃烧烤吗

熏烤食物味美，又能帮助消化，但却对人体有害，准妈妈尽量少吃或不吃。

烧烤食物通常是用木材、煤炭做燃料熏烤而成的。在熏烤过程中燃料会发散出一种叫苯并芘的有毒物质污染被熏烤食物。苯并芘是目前已知的强致癌物质，进入人体后，会使细胞核的脱氧核糖核酸分子结构发生变异，从而导致癌变。

研究者发现，在烟熏火烤的食物中，含有亚硝胺化合物，具有强烈的致癌作用，如以熏鱼为主食的波罗的海沿岸及冰岛的渔民，其消化道癌的发病率特别高。为了准妈妈的健康及胎宝宝的安全，准妈妈要少吃或不吃熏烤食物。

油炸食品对准妈妈有什么危害

油炸食品香脆可口，颇为诱人，却含有多种有害物质，准妈妈不可多吃。

一些反复加热、煮沸、炸制食品的食油内，可能含有致癌的有毒物质，用这种油炸的食品也会带有有毒物质。经常食用会对人体产生有害的影响，更不用说准妈妈和娇嫩的胎宝宝了。再说，油炸食品经过高温处理，食物中的维生素和其他营养素受到较大程度的破坏，含脂肪又太多，食物的营养价值大打折扣且难消化吸收。

早孕时准妈妈一般都有反应，油炸食品会加重反应，影响食欲；孕中期子宫增大，肠道受压，肠蠕动差，多食油炸食品，很容易发生便秘。有些准妈妈消化能力本来就不好，油炸食品更不应该吃或应该少吃。即使消化能力好的准妈妈，如食后有饱胀感，导致下顿饮食量减少，也应停食。有便秘者更应停食。

像油炸食品这类多油脂的食物增加了不易消化的因素，往往要在胃肠道里待很长时间，是造成便秘的主要因素。并促使血液超量流入并滞留胃肠道，促使体液酸性化，带来肥胖、糖尿病、高血压、高血脂、心脏病等现代人称为富贵病的疾病。

日常护理，细心到位

孕后期怎样预防胎膜早破

胎膜早破就是通常所说的提前破水。准妈妈若提前破水会给胎宝宝带来危险，因此要尽量预防。

正常情况下只有当宫缩真正开始，宫颈不断扩张，包裹在胎宝宝和羊水外面的卵膜才会在不断增加的压力下破裂，流出大量羊水，胎宝宝也将随之降生。提前破水是指还未真正开始分娩，胎膜就破了，阴道中的细菌会侵入子宫，给胎宝宝带来危险。

✿ 如何预防早期破水的发生

定期到医院接受产前检查。

注意孕期卫生，避免发生霉菌性阴道炎和其他妇科炎症。

注意保持膳食的平衡，保证充足的维生素C和维生素D的摄入，保持胎膜的韧度。

怀孕期间如果分泌物比较多，有感染的现象，应该及时到医院就诊，接受治疗。

怀孕后期（最后1个月）一定要禁止性生活，避免对子宫的任何压力。

如果是多胞胎，要多卧床休息。

避免过度劳累和对腹部的冲撞。

> **贴心小贴士**
>
> 准妈妈一旦怀疑自己破水，应该立刻去医院就诊。

准妈妈的骨盆大小跟分娩难易度有关吗

骨盆的大小与分娩的难易有很大的关系，骨盆小的准妈妈分娩相对而言较容易出现困难，甚至难产。

骨盆由髋骨（髂骨、坐骨及耻骨围绕而成）、骶骨及尾骨相连接成，就是通常所说的"骨产道"。

评估骨盆之产容量时，最重要的量度有：入口的产科直径、坐骨棘之间的距离、耻骨下角与二结节间之距离、三平面（入口、中间及出口）之后矢径、骶椎之屈度和长度。这些客观评估的尺度，必须借助放射线骨盆摄影才能测知。但是放射线的照射，可能会增加将来宝宝得血癌的概率，所以并不广泛被使用。

由于准妈妈的骨盆及每一骨盆之平面的变化极大，要将骨盆做硬性的分类实不可能。为了实际上的需要，依照骨盆入口的形态，可将骨盆分为：

女式，即圆形或横卵圆形。

男式，即心脏形或楔形。

扁平式，即横卵圆形，但前后径很短。

类人猿式，即前长后卵形。

这4类骨盆对分娩的影响，以"女式"及"类人猿式"较有利于生产，"男式"及"扁平式"都不利于自然生产。

> **贴心小贴士**
>
> 骨盆是准妈妈进行自然生产的一个重要因素之一。但是，骨盆的形态无法由肉眼透视，屁股大比较会生宝宝的说法，并不完全科学。

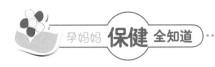
临产前准妈妈要做哪些准备

预产期日益临近，准妈妈需预先联系住院事宜，并准备一些入院必需品。

具体需要做以下准备：

联系好住院事宜

为了防止医院妇产科的床位紧张，准妈妈必须提前联系好住院事宜，那样才能有备无患。

确定好去医院分娩的路线和交通工具

分娩的时间很难预测，必须准备一个万全之策，准爸爸准妈妈一定要在预产期到来之前就设计好去医院的几种方案，以便在紧要关头准妈妈能顺利平安地抵达医院。

按时做产检

一般到了孕晚期，体检的次数会变得频繁，准妈妈一定要坚持按时去体检，关注每一次检查的结果，以便及时发现异常，及时解决。

准备好待产包

准妈妈要把之前准备好的物品装包，放在随取随用的地方，方便入院后取用。

准妈妈要经常按摩身体

按摩可以刺激身体皮肤内的神经末梢，增进血液循环，缓解肌肉疲劳。对于做不到的地方可以请准爸爸帮忙。

学习分娩知识

准妈妈要多阅读孕产相关图书或参加产前培训班，全面客观地了解分娩，保持轻松和自信的状态，迎接胎宝宝的降生。

随身携带通信工具

孕晚期准妈妈不要单独外出，如果一定要单独外出，手机一定要随身携带，以防有紧急情况出现的时候好与家人取得联系。

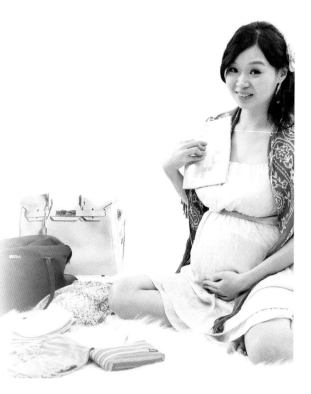

准妈妈的待产包里需要放哪些东西

准妈妈的待产包需要提前做好准备，那样无论什么时候临产，都可以立刻拎起包去医院。

❀ 待产包里具体要放的东西有如下几样：

现金	办住院手续时需要用的钱款。
证件	准爸爸和准妈妈的身份证、户口本，准妈妈的保健手册、病历本等。
卫生巾	日用、夜用多准备几包，要勤更换。
衣物	2~3套睡衣，方便更换；拖鞋1双；舒适的帽子1顶；防止乳汁渗漏乳垫2副；哺乳胸罩2个；一次性纸内裤1包。
洗漱用品	牙刷、牙膏、毛巾、脸盆等。毛巾至少3条，洗脸、擦身、洗下身各1条；脸盆至少2个，洗脸、擦身各一个。
日用品	饮水杯、饭盒等。
食物	待产有时是漫长的，要准备些食物补充能量，可准备巧克力、果汁(配上弯曲的吸管，可以方便喝水)。
胎宝宝用品	小衣服、小被子、小毛巾、纸尿裤、湿纸巾。
哺乳用品	吸奶器、奶瓶、奶粉、奶嘴、奶瓶消毒锅、消毒钳、胎宝宝专用电暖水壶。

胎头什么时间开始入盆，会有什么感觉

一般来说，在本月的第一周或者是第二周，胎宝宝的头部就能入盆了。

胎宝宝的入盆时间也因人而异，晚的可能会在37~38周入盆，还有的可能直到开始生产前都不会入盆。不过，即使胎宝宝早早入盆，也不意味着准妈妈就会提前生产。

胎头入盆的时候，由于胎头下降，压迫到了膀胱，准妈妈会觉得尿意频繁，还会感到骨盆和耻骨联合处酸疼不适，不规则宫缩的次数也在增多。这些都表明胎宝宝在逐渐下降。

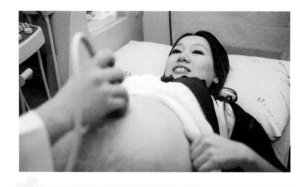

贴心小贴士

如果准妈妈的体格很棒，腹部肌肉的弹性非常好，建议准妈妈放松肚子上的肌肉，并尽量让腹部向前挺，减轻胎宝宝入盆的困难；如果准妈妈是长时间都坐着的办公族，建议准妈妈不管什么时候，只要一坐下，就一定注意向前倾斜着就坐，让膝盖低于臀部，这会有助于胎宝宝的背部转向准妈妈的前面并向下移动。

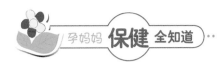
孕晚期为何总感觉心慌气短

在妊娠过程中，为了适应胎宝宝的生长发育，准妈妈的循环系统发生了一系列变化，所以会感觉心慌气短。

妊娠晚期，准妈妈全身的血容量比未孕时增加40%~50%，心率每分钟增加10~15次，心脏的排出量增加了25%~30%，也就是说，心脏的工作量比未孕时明显加大。另外，妊娠晚期由于子宫体增大，使膈肌上升推挤心脏向左上方移位，再加上准妈妈体重的增加，新陈代谢的旺盛，更加重了心脏的负担，机体必须增加心率及心搏量来完成超额的工作。通过加深加快呼吸来增加肺的通气量，以获取更多的氧气和排出更多的二氧化碳。正常的心脏有一定的储备力，可以胜任所增加的负担。因此，准妈妈一旦发生心慌气短，不必惊慌，休息一会儿即可缓解，也可侧卧静睡一会儿，注意不要仰卧，以防发生仰卧位低血压综合征。

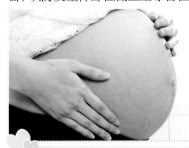

贴心小贴士

若是妊娠前无心脏病史，在妊娠最后3个月发生心慌气短，休息后不能缓解，准妈妈则应考虑围产期心肌病的可能。围产期心肌病的心慌、气短主要发生于夜间，半夜常因胸闷不能入眠而坐起呼吸，或者经常感到胸痛而与用力无关，此时准妈妈应及时去请教医生。

自然分娩需要多长时间

初次生产的准妈妈自然分娩一般需要10~20小时，有生产史的准妈妈产程在10小时以内。

分娩时间的长短和准妈妈的年龄、胎位、精神因素、子宫颈的扩张及盆底组织的抵抗力等有关系。有的准妈妈宫缩特别强，产程也明显地缩短，不到3小时分娩的，称为"急产"。有的准妈妈，年龄偏大或者精神紧张，畏惧分娩，可致产程延长。如果产程超过24小时则称为"滞产"。一旦滞产，手术产和感染的机会都将增加。

贴心小贴士

为了有效缩短产程，建议准妈妈在临产时不要紧张，要照常进食和休息，子宫收缩时要听从、配合助产医师、医生的指导，从而顺利度过分娩期。

怎样解决尿频、尿失禁的烦恼

进入到孕后期，准妈妈的排尿次数明显增多，1~2小时排尿一次，甚至更短。这种现象是正常的生理现象，准妈妈不必担心。还有些准妈妈可能会由于骨盆底肌肉撑托力差而出现压力性尿失禁，也是孕后期一种正常且常见的生理现象。想要避免这种尿失禁的尴尬现象，可以参照以下建议：

使用卫生巾或卫生护垫，避免关键时刻出现尴尬情形。

千万不要为了避免压力性尿失禁而尽量少喝水，这么做只会导致更大的麻烦——便秘。

常做骨盆放松练习，这有助于预防压力性尿失禁。做骨盆放松练习前应咨询医生，如果准妈妈有早产征兆，就不要做了。

孕晚期适合做哪些运动

孕晚期，身子日益笨重的准妈妈可以在家中做一些简单而安全的小运动。

随着妊娠月份的增加，准妈妈的肚子逐渐突出，使身体的重心向前移，准妈妈的背部及腰部的肌肉常处在紧张的状态。此外，增大的子宫对腰部神经的压迫，也是造成腰背疼痛的原因。这时候运动的目的是舒展和活动筋骨，以稍慢的体操为主。比如简单的伸展运动：坐在垫子上屈伸双腿；平躺下来，轻轻扭动骨盆等简单动作。这些运动能加强骨盆关节和腰部肌肉的柔软性，既能松弛骨盆和腰部关节，又可以使产道出口肌肉柔软，同时还能锻炼下腹部肌肉。每次做操时间在5~10分钟就可以了。另外，孕期瑜伽对于分娩时调整呼吸很有帮助，而一些棋类活动能够起到安定心神的作用。

近预产期的准妈妈，体重增加，身体负担很重，这时候运动一定要注意安全，本着对分娩有利的原则，千万不能过于疲劳，也不要久站久坐或长时间走路。在运动时，准妈妈一定要控制好运动强度，以脉搏不超过140次/分、体温不超过38℃、时间在30~40分钟为宜。

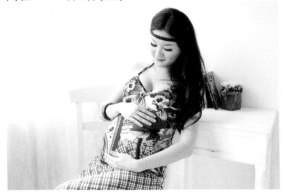

怎样才能避免会阴侧切

为避免会阴侧切，国外的一些方法可供部分需要人群参考，准妈妈可以在医生的指导下进行会阴按摩和锻炼，避免会阴侧切手术的发生。建议准妈妈从本月开始，在征得医生的同意之后，经医生的正确指导，按照如下方法进行会阴按摩和锻炼。

修剪指甲，准妈妈将手洗净，坐在一个温暖舒适的地方，把腿伸展开，呈一个半坐着的分娩姿势。然后把一面镜子放在会阴的前面，面朝会阴部。这样准妈妈就可以清楚地看见会阴周围肌肉组织的情况了。

选择一些按摩油，如纯的菜籽油，或者水溶性的润滑剂，用准妈妈的拇指和食指把按摩油涂在会阴周围。

把拇指尽量深地插入准妈妈的阴道，伸展双腿。朝直肠的方向按压会阴组织。轻柔地继续伸展会阴口，直到觉得有些轻微的烧灼或刺痛的感觉。保持这种伸展，直到刺痛的感觉平息，然后继续前后地轻柔按摩阴道。

按摩当中，在阴道里勾起准妈妈的拇指，并且缓慢地向前拉伸阴道组织，分娩时胎宝宝的头也会这样出来的。

最后，前后轻柔按摩拇指和食指之间的肌肉组织大约1分钟。

贴心小贴士

过于用力会引起会阴部敏感的肌肤出现瘀伤和刺痛。同时，在按摩期间不要用力按压尿道，因为这样会导致感染和发炎。

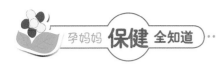

乳腺增生会不会影响产后哺乳

乳腺增生是育龄妇女最为常见的疾病,不过乳腺增生对胎宝宝及准妈妈本人均无任何不良影响,怀孕期及哺乳期不必治疗乳腺增生。

准妈妈在怀孕之后随着内分泌的变化,乳房也开始发生变化,如乳房开始充分发育,逐渐肥大,准妈妈会感觉两乳胀痛不适,乳晕的范围也扩大,有部分人会出现泌乳现象。胎宝宝出生后,进入哺乳期,乳腺得到了更为充分的发育。这些对乳腺都有极好的保护作用,原有的乳腺增生会变得较轻微或消失,常常不治而愈。如果有泌乳现象应保持乳房清洁,症状较重的准妈妈就需要就医了。与此同时,要提醒准妈妈,哺乳最好保持1年以上,如果哺乳期时间过短或强行退乳,其危害极大,乳腺增生极易复发甚至加重。

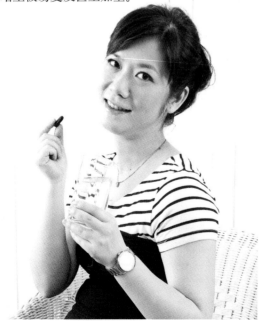

怎样布置完美婴儿房

本月准妈妈就可以布置好婴儿房来迎接宝宝了,不过,准妈妈在布置婴儿房时要注意一些事项:

❀ 居室环境

婴儿居室应选择向阳、通风、清洁、安静的房间。新生儿体温调节中枢尚未发育成熟,体温变化易受外界环境的影响,故选择能使新生儿保持正常体温,又耗氧代谢最低的环境很重要。婴儿居室的室温在22℃~26℃之间,湿度在50%~60%为佳。

❀ 室内湿度要适宜

过于干燥的空气使婴儿呼吸道黏膜变干,抵抗力低下,也可发生上呼吸道感染,故需注意保持室内湿度。加湿方法,如有空气加湿器更好,也可在冬季时往暖气片上放些干净的湿布。夏季时在地面上洒些清水。

❀ 居室的装修布置

婴儿居室的装修、装饰,要简洁、明快,可吊挂一个鲜艳的大彩球及一幅大挂图,以刺激宝宝的视觉,为以后的认物打基础,但不要将居室搞得杂乱无章,使婴儿的眼睛产生疲劳。不能让宝宝住在刚粉刷或刚油漆过的房间里,以免中毒。

> **贴心小贴士**
>
> 宝宝的居室最好不铺地毯,因地毯不易清洗、清洁,易藏污垢,不仅是致病原还可能是过敏原,另外也不利于宝宝日后的行走练习。

疾病防护，安心孕期

本月产检注意事项

此次产前检查除了常规地完成前几次检查的项目外，医生会建议准妈妈开始着手进行的分娩前的准备工作。

分娩前的准备工作包括以下几点：

首先做好分娩前的心理准备。常言道："十月怀胎，一朝分娩。"分娩是妊娠生理过程的必然结果。因此，准妈妈要以轻松的、顺其自然的心理状态，有准备地迎接分娩。

要做好分娩前的知识准备。克服对分娩的恐惧心理，一个最好的办法是让准妈妈自己了解分娩的全过程以及可能出现的各种情况，对准妈妈进行分娩前的有关训练。

做好分娩地点的选择及物品准备。尽量去医疗设施好、服务水平高的医院待产。

特殊产检：阴道分泌物涂片检查

检查的具体方法是将阴道分泌物涂片放在显微镜镜下检查，以确定有无滴虫性阴道炎和霉菌性阴道炎。

在显微镜下可以清楚地看到游动的滴虫和霉菌的菌丝。

该项目正常的检查结果显示为：阴道清洁度I级、滴虫和霉菌都未见。

II级的阴道清洁度并不表示已经患病，而是不洁分泌物较多，容易引起患病，应该引起警觉，注意阴道清洁。

"霉菌阳性"表示在显微镜下可见霉菌，可以确诊患者得了霉菌性阴道炎。这是女性常见的妇科炎症，约60%的女性一生中至少会得一次霉菌性阴道炎。

如准妈妈在此检查中发现异常，医生会根据情况决定是及时治疗，还是在分娩时采取剖宫产，以免感染新生宝宝。

贴心小贴士

在正常情况下，准妈妈不宜提早入院待产。当然，准妈妈临产时身在医院是最保险的办法。但是，提早入院等待也不一定就好。因为准妈妈入院后较长时间不临产，会有一种紧迫感，尤其是当看到后入院者已经分娩时，会感到着急。而且产科病房内的每一件事都可能影响住院者的情绪，这种影响往往是不利的。所以，准妈妈应稳定情绪，安心等待分娩时刻的到来。除非医生特别建议提前住院，否则，准妈妈不要提前入院等待。

贴心小贴士

霉菌性阴道炎的常见症状：外阴瘙痒、灼痛，严重时坐卧不安，异常痛苦，还可伴有尿频和尿痛。部分患者阴道分泌物增多，分泌物白色稠厚，呈凝乳或豆腐渣状。

滴虫性阴道炎的常见症状：白带增多，呈黄绿色或灰黄色，有臭味。外阴瘙痒、灼热、疼痛。炎症侵及尿道可出现尿频、尿急、尿痛甚至尿血。

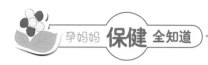
特殊产检：血红蛋白检查

通过检查血液中的血红蛋白含量，可以了解准妈妈身体内造血情况，使准妈妈有意识地补充相应营养物质。

孕期血容量约增加50%，红细胞约增加30%，血液相对稀释，过去称"生理性贫血"，即以血红蛋白低于100克／升以下为准。现在世界卫生组织规定血红蛋白低于110克／升为贫血，而我国孕妇约半数以上有贫血，这是值得重视的。

血红蛋白中的蛋白来源于膳食，铁来源于膳食和每日正常破坏的红细胞，由于孕期中准妈妈和胎宝宝对铁的需要量增加，铁若供应不足会引起贫血。贫血的准妈妈红细胞数目少，带氧能力低，各器官组织有不同程度的缺氧。为了多输送氧来满足母、胎的需要，只能依靠加快呼吸、心跳次数来补偿，严重贫血时可出现头晕、眼花、心慌、气短、无力、浮肿、容易并发妊娠高血压综合征、胎宝宝宫内缺氧、胎宝宝宫内发育迟缓、早产等。并可在分娩时对出血的耐受力减低，即使出血不多也能引起出血性休克；产后阴道、腹部伤口愈合也慢，容易患产褥感染。

准妈妈应每1~2个月复查一次血红蛋白，妊娠后半期除了膳食供给蛋白和铁以外，还需要补充铁剂，以防贫血。同时，对贫血的准妈妈要积极予以治疗。

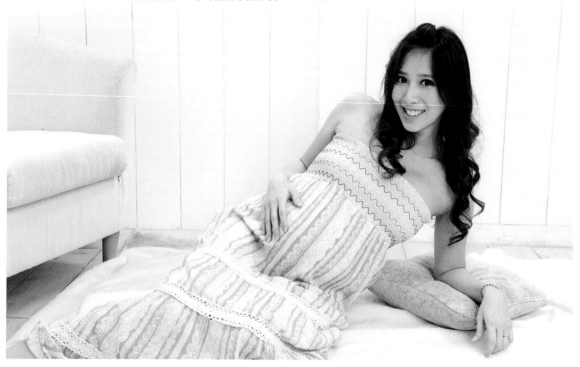

防治羊水异常

羊水是维系胎宝宝生存的要素之一。准妈妈羊水出现异常会对胎宝宝造成影响，因此要防止羊水异常的出现。

羊水量的多少因人而异，通常随着妊娠周数增长而逐渐增加，12周时有50毫升，怀孕中期大约400毫升，直到妊娠36~38周达到最大量的1000毫升左右，过了预产期则显著减少。

临床上系以"羊水指数"作为参考值。肚脐为中心画一个"十"字，将准妈妈的肚子分成4个象限，分别测量其中羊水的深度，4个数字加起来即为羊水指数。

一般定义羊水指数超过18厘米为羊水过多，低于8厘米则属羊水过少。羊水过多过少都不好，应积极找到原因，配合医生对症治疗。

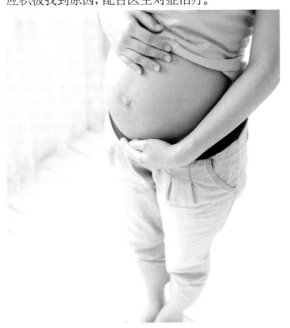

病态水肿的准妈妈应警惕子痫

病态水肿较严重时，就可能出现抽风，医学上称为"子痫"，这种情况的出现对母子都有严重的威胁，应积极防治。

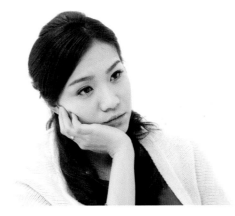

妊娠期，准妈妈会出现下肢浮肿的现象，一般出现这种情况，基本上都是因为体内对水分和盐类的代谢能力要比没有妊娠时低。因此，容易造成水分在身体里潴留，从而出现浮肿现象；另一方面，子宫增大，也可引起下肢血液循环不畅，可能出现浮肿现象。

一般这种浮肿，休息一个晚上后，即可消失。医学检查时，血压、尿液均无异常。医学上称为"生理性浮肿"，这不是病态。

但有少数准妈妈，浮肿得却很厉害，有时脚肿得都穿不上鞋子，浮肿出现后即不消失，反而逐渐加重，严重者出现全身浮肿，这就是病态的了。此时准妈妈进行医学检查和实验室化验，可能会有血压高、小便化验尿中有蛋白等情况，发展到严重阶段时，就可出现抽风，医学上称为"子痫"。这种情况的出现对母子都有严重的威胁，应积极防治。

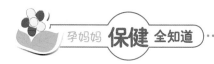
科学胎教，贵在坚持

贵在坚持，胎教需要持续进行

准妈妈在孕晚期也要坚持将胎教进行到底。

怀孕晚期，准妈妈的动作常常会有些笨拙，而且行动起来也不方便。许多准妈妈因此而放弃孕晚期的胎教训练，这样不仅影响前期训练对胎宝宝的效果，而且影响准妈妈的身体与生产准备。

所以，准妈妈在孕晚期最好不要轻易放弃自己的运动以及对胎宝宝的胎教训练。适当的运动可以给胎宝宝的躯体和前庭感觉系统自然的刺激，可以促进胎宝宝的运动平衡功能。为了巩固胎宝宝在孕早期、孕中期对各种刺激已形成的条件反射，孕晚期准妈妈更应坚持各项胎教内容。

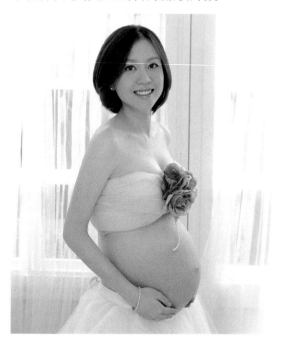

语言胎教：定时给胎宝宝讲故事

本月是实施语言胎教的最佳时机，准妈妈可每天定时给胎宝宝讲故事。

胎宝宝在8个月大的时候，大脑就可以捕捉到外界的信息，所以胎宝宝是有记忆的。如果准妈妈定时念故事给腹中的胎宝宝听，可以让胎宝宝有一种安全与温暖的感觉，准妈妈若一直反复念同一则故事给胎宝宝听，会令其神经系统变得对语言更加敏锐。

准妈妈可以选一则认为读来非常有意思、能够感到身心愉悦的儿童故事、童谣、童诗，将作品中的人、事、物详细、清楚地描述出来，例如，太阳的颜色、家的形状、主人公穿的衣服等，让胎宝宝融入到故事描绘的世界中。故事要避免过于暴力的主题和太过激情、悲伤的内容，选定故事内容之后，设定每天的"说故事时间"，最好是准爸爸准妈妈两个人每天各念一次给胎宝宝听，借说故事的机会与胎宝宝沟通、互动。

> **贴心小贴士**
>
> 在念故事的时候要注意以下几点技巧：
>
> 准妈妈给胎宝宝念故事时要保持平静的心境并保持注意力的集中。
>
> 在念故事前，准妈妈最好先将故事的内容在脑海中形成影像，以便比较生动地传达给胎宝宝。
>
> 如果没有太多的时间，准妈妈至少也要选择一页图画仔细地告诉胎宝宝。

完美准爸爸须知

给准妈妈加倍的关怀和爱护

准爸爸应从各方面努力，消除准妈妈对分娩的恐惧心理。

在妊娠晚期，准妈妈对分娩大都怀着期待和恐惧交织的矛盾心理。由于腹部膨大，压迫下肢，活动不能随心所欲，同时出现尿频、便秘等症状，使准妈妈心烦和易激动。另一方面，对丈夫的陪伴和亲人的依赖心理增加。因此，以准爸爸为首的全家人要给予准妈妈加倍的关怀和爱护，特别的鼓励和支持。比如，一起去孕妇课堂；帮助准妈妈洗浴、进行甜蜜按摩；两人携手散步；从现在起随时待命；最后时刻陪伴分娩等，都可以分担准妈妈的忧愁与烦恼。

另外，用语言进行暗示可消除准妈妈的恐惧心理。比如告诉准妈妈："没事的，你的身体很健康，骨盆较宽，很适合分娩。"也可以给准妈妈买束鲜花，插上小卡片，写上："爱你，我的宝贝！阵痛的到来是幸福的开始，我会守候着你！"这样的行为，这样的语言，可以给准妈妈带来巨大的精神安抚和鼓励，相信她能顺利地度过分娩。

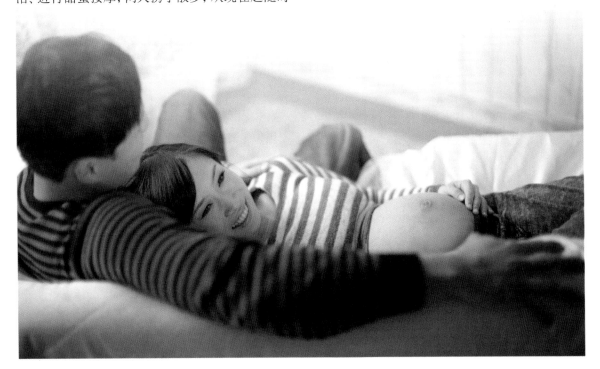

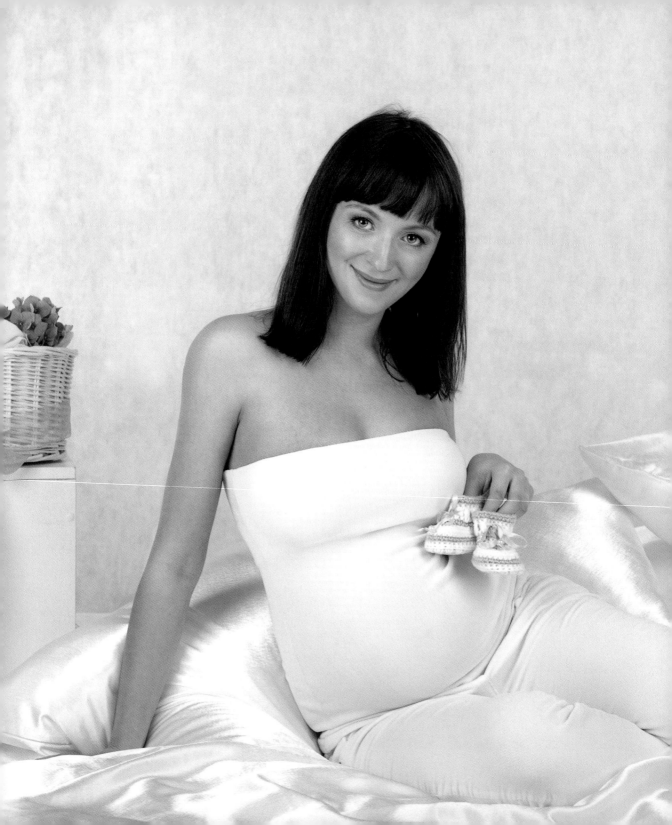

Part 10 孕10月

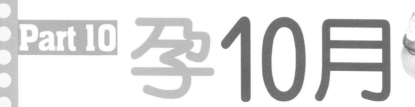

瓜熟蒂落的孕十月

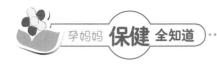
饮食营养方案

本月准妈妈应重点补充什么营养素

❀ **本月重点补充营养素——维生素B$_1$**

为避免产程延长，分娩困难，最后1个月里，准妈妈必须补充各类维生素和足够的铁、钙，充足的水溶性维生素，尤其以维生素B$_1$最为重要。如果维生素B$_1$缺乏，易引起准妈妈呕吐、倦怠、体乏，还可影响分娩时子宫收缩，使产程延长，分娩困难。

中国营养学会推荐准妈妈每日维生素B$_1$的摄取量为1.8毫克，准妈妈在饮食中注意补充即可满足需求。含维生素B$_1$丰富的食物有豆类，酵母，坚果，动物肝、肾、心及猪瘦肉和蛋类等。

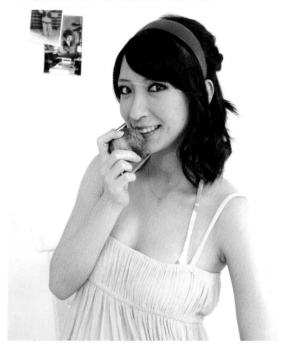

准妈妈临产前应该怎么吃

准妈妈在临产前应该吃高蛋白、半流质、新鲜而且味美的食品。

临产前，准妈妈一般心情比较紧张，不想吃东西，或吃得不多，所以，在饮食上准妈妈要注意以下几点：

要求食品的营养价值高和热量高，这类食品很多，常见的有：鸡蛋、牛奶、瘦肉、鱼虾和大豆制品等。

要求食物应少而精，防止胃肠道充盈过度或胀气，以便顺利分娩。

分娩过程中消耗水分较多，因此，临产前应吃含水分较多的半流质软食，如面条、大米粥等。

为满足准妈妈对热量的需要，临产前如能吃一些巧克力(不宜过多) 很有裨益。因巧克力含脂肪和糖丰富，产热量高，尤其对于那些吃不下食物的临产准妈妈更为适宜。

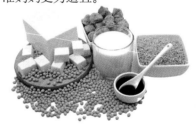

贴心小贴士

有些民间的习惯是在临产前让准妈妈吃白糖(或红糖)卧鸡蛋或吃碗肉丝面、鸡蛋羹等。这些都是临产前较为适宜的饮食。但是一定要注意，临产前不宜吃油腻过大的油煎、油炸食品。

自然分娩前吃什么能养足体力

生产是件很耗体力的事情，因此，越接近预产期，准妈妈越要掌握均衡且规律的饮食。注意，越接近生产，胎宝宝的头会越往骨盆下去，准妈妈的食欲会逐渐恢复。这会儿准妈妈可不要再毫无顾忌地吃喝，要控制自己的饮食，少吃脂肪、盐分含量高的食物。

如果无高危妊娠因素，准备自然分娩的话，建议准妈妈在分娩前准备些易消化吸收、少渣、可口味鲜的食物，如面条鸡蛋汤、面条排骨汤、牛奶、酸奶、巧克力等食物，吃饱吃好，为分娩准备足够的能量。否则吃不好睡不好，紧张焦虑，容易导致疲劳，将可能引起宫缩乏力、难产、产后出血等危险情况。

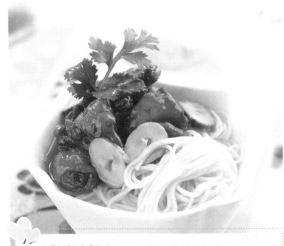

贴心小贴士

某些医院规定准妈妈在入院之后到生产之前有一段时间不能吃东西，因此，在阵痛开始的时候，建议准妈妈吃点儿营养丰富又不增加胃负担的汤或粥再入院。

剖宫产需要注意哪些饮食问题

准妈妈在接受剖宫产手术前，在饮食上需注意以下几点：

❀ 不宜滥用高级滋补品

如高丽参、洋参，以及鱿鱼等食品。因为参类具有强心、兴奋作用，鱿鱼体内含有丰富的有机酸物质——EPA，它能抑制血小板凝集，不利于术后止血与创口愈合。

❀ 剖宫产术后6小时内禁食

剖宫手术，由于肠管受刺激而使肠道功能受刺激，肠蠕动减慢，肠腔内有积气，易造成术后的腹胀感。6小时后宜服用一些排气类食物（如萝卜汤等），以增强肠蠕动，促进排气，减少腹胀，并使大、小便通畅。易发酵产气多的食物，如糖类、黄豆、豆浆、淀粉等，产妇也要少吃或不吃，以防腹胀。

巧克力是产前好帮手

准妈妈在临产前要多补充些热量，以保证有足够的力量促使子宫口尽快开大，顺利分娩。当前很多营养学家和医生都推崇巧克力，因为它营养丰富，含有大量的优质碳水化合物，而且能在很短时间内被人体消化吸收和利用，产生出大量的热能，供人体消耗。而且巧克力体积小、发热多、香甜可口，吃起来也很方便。

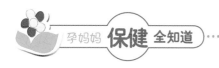
准妈妈可以吃黄芪炖鸡吗

准妈妈不宜吃黄芪炖鸡，否则容易引起难产。

黄芪是人们较为熟悉的补益肺脾之气的中药，鸡的营养价值也很高。两者合用炖食，其补养身体的效果更强。这也是一些准妈妈喜欢吃黄芪炖鸡的原因所在。

但是，妇产医生观察到，一些准妈妈尤其是临产前的准妈妈，由于吃了黄芪炖鸡，不少人引起过期妊娠，或因胎宝宝过大而造成难产，结果只好做会阴侧切、产钳助产，甚至于不得不剖宫分娩，给准妈妈带来痛苦，同时也增加了胎宝宝损伤的机会。

这是因为，黄芪炖鸡有益气、升提、固涩的作用，干扰了妊娠晚期胎宝宝正常下降的生理规律，再加之黄芪有"助气壮筋骨，长肉补血"的功能，加上母鸡本身是高蛋白食品，两者起滋补协同作用，使胎宝宝骨肉发育长势过猛，造成难产。还有，黄芪有利尿作用，通过利尿，羊水相对减少，以致延长产程。

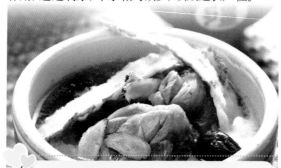

贴心小贴士

临产前的一周应禁吃人参、黄芪等补物，人参、黄芪属温热性质的中药，自然产前单独服用人参或黄芪，会因为补气提升的效果而造成产程迟滞，甚至阵痛暂停的现象。

日常护理，细心到位

胎宝宝脐带绕颈怎么办

脐带绕颈的发生率比较高，如脐带绕颈松弛，准妈妈可不必担心，但如果脐带绕颈过紧就会危及胎宝宝。

脐带绕颈与脐带长度及胎动有关，如胎宝宝较多地自动回转或外倒转术，都可能导致脐带绕颈。脐带绕颈松弛，不影响脐带血循环，不会危及胎宝宝，不必过于担心。

但如果脐带绕颈过紧可使脐血管受压，致血循环受阻或胎宝宝颈静脉受压，使胎宝宝脑组织缺血、缺氧，造成宫内窒迫甚至死胎、死产或新生儿窒息。这种现象多发生于分娩期，如同时伴有脐带过短或相对过短，往往在产程中影响先露下降，导致产程延长，加重胎宝宝缺氧，危及胎宝宝。要照顾好脐带绕颈的胎宝宝，建议准妈妈：

坚持数胎动，胎动过多或过少时，应及时去医院检查。

坚持做好产前检查，及时发现并处理胎宝宝可能出现的危险状况。

通过胎心监测和超声检查等间接方法，判断脐带的情况。

减少震动，保持睡眠左侧位。

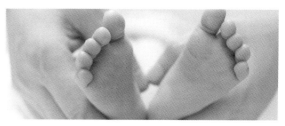

脐带脱垂有什么危害

脐带脱垂对胎宝宝生命的威胁很大,胎宝宝可在短时间内因脐带受压,血流受阻,发生窘迫甚至死亡。

因脐静脉较脐动脉更易受压,使血容量不足而心率加快,因缺氧产生呼吸性和代谢性酸中毒,使胎心率过缓而死亡。脐带脱出阴道受寒冷和操作刺激,加重脐血管的收缩和痉挛,加重缺氧,使胎宝宝死亡。

对准妈妈也会带来不利影响。因要加速娩出胎宝宝,所以剖宫产、产钳等手术率明显增多,这样母体操作率也相应增加,同时,感染机会增多。

一旦发生脐带脱垂,应立即处理,以最快的方法将胎宝宝娩出,让胎宝宝尽快脱离险境,以保证胎宝宝的安全。

如何区分产前真假阵痛

怀孕到了37周时,准妈妈会有"假性阵痛"的表现,即经常会感到腹部疼痛,但这种疼痛没有规律性,且可借助改变姿势来缓解所谓"真性阵痛",是指有规律性的阵痛,其发生时,整个肚子都有硬起来的感觉,且疼痛通常是由下腹部开始,并慢慢波及整个后背部,疼痛程度是循序渐进、越来越强烈,其规律性可能由20分钟痛一次,渐渐变为15分钟,甚至到8分钟或6分钟痛一次,而疼痛的时间会越来越长,且不论用任何方式都无法缓解。

另外,还有一种简单的测试方法可以帮助准妈妈区别真假阵痛:准妈妈躺在水温不要过高的浴盆里,"准备式"阵痛会在水中停止,而真正的分娩阵痛则会变得更强烈。由于这个测试应该在临近预产期的时间做,因此,能够准确地区分是否真的阵痛来临了。

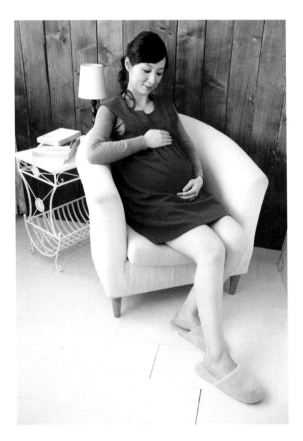

贴心小贴士

当真性阵痛来临时,准妈妈最好先平躺,并用手表或时钟测量阵痛的间隔时间,一旦发现阵痛为6分钟或8分钟痛一次时,就应准备前往医院待产。

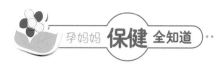

有什么方法可以减轻阵痛吗

如果没有相应的阵痛,分娩的进程就会受到影响。准妈妈只要掌握一些小方法,就能使疼痛得到减轻。

可以按照下面的方法,帮助减轻阵痛,使分娩更顺利地进行:

❀ 放松

初次生产的准妈妈的子宫口完全打开需要十几个小时。阵痛微弱的时候,不必一动不动地躺在病床上,准妈妈可以换成舒服些的姿势,也可以和陪床的丈夫聊聊天,消除紧张情绪。

❀ 呼吸

要保持放松,准妈妈就要特别注意呼吸,这跟提重物时的呼吸方法是一样的。无论准妈妈是采取喘气还是深呼吸的方法,只要把注意力放在呼吸上,准妈妈就会找到放松的感觉。如果呼吸的时候发出很大的声音的话,千万不要觉得羞愧而紧张。

❀ 活动身体

阵痛总是很微弱而不变强时,可以活动活动身体,在医院的走廊里散步都能使阵痛减弱。

❀ 按摩

施加一点儿外力有助于产妇舒缓分娩前的阵痛。即使准妈妈没有感觉到这种反压力减轻了痛楚,但准爸爸可以在旁边为准妈妈按摩足部或者手部的话也可以分散准妈妈的注意力。

❀ 学会正确用力

准妈妈可将注意力集中在产道或阴道,收下颌,看着自己的肚脐,身体不要向后仰,会使不上劲儿。尽量分开双膝,脚掌稳稳地踩在脚踏板上,脚后跟用力。紧紧抓住产床的把手,像摇船桨一样,朝自己这边提。背部紧紧贴在床上。用力的感觉强烈时,不能拧着身体。背部不要离开产床,只有紧紧地贴住,才能使得上劲儿。

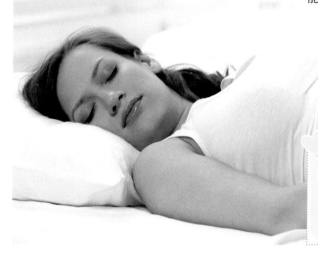

贴心小贴士

不要因为有排便感而感到不安,或者因为用力时姿势不好看觉得不好意思,只要尽可能地配合医生的要求做,大胆用力才能达到最佳效果。

怎样判断异常宫缩

准妈妈在怀孕期间会有一些异常宫缩,面对这种情况不要慌张,应仔细辨别,采取相应的措施。以下是常见的3种异常宫缩,准妈妈要学会判断:

❀ **频繁宫缩**

一般计算宫缩时,如果每小时宫缩次数在10次左右就属于比较频繁的,应及时去医院,在医生的指导下服用一些抑制宫缩的药物,以预防早产的发生。

❀ **假性阵痛**

到了怀孕最后期,宫缩变得频繁,甚至10~20分钟就收缩一次,部分还呈现规律性,有时伴有阵痛,令准妈妈感到很不舒服。这时候的宫缩,很难与进入待产的真正阵痛区分,必须到医院检查与进一步观察。

❀ **早产宫缩**

当准妈妈发生早产时,子宫收缩压力增加,准妈妈不但下腹部酸痛,还会痛到腹股沟甚至有持续性下背酸痛;严重的还会伴随阴道分泌物增加及阴道出血。而当有不正常的分泌物或出血情况时,就要尽快就诊,预防早产。

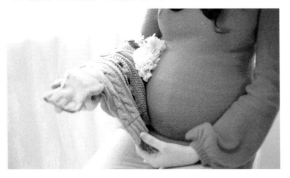

如何防止外力导致的异常宫缩

孕晚期,准妈妈容易受外力的影响而出现异常宫缩,异常宫缩会对分娩造成影响,准妈妈要尽量避免。建议准妈妈参考以下注意事项,防止发生外力引起的异常宫缩:

❀ **避免外力撞击腹部**

准妈妈跌倒或腹部不慎受到撞击时,不但会压迫到子宫内的胎宝宝,也会因疼痛、惊吓导致子宫内血液供给变少,引起宫缩。严重的撞击甚至还会造成胎盘早期剥离,危及准妈妈与胎宝宝的生命,这时应及时就医。

❀ **不要提重物**

在孕晚期,提搬重物、拿重物或搬运物品时,会引起腹部的压迫及子宫的充血,引起宫缩。这时,准妈妈要及时躺下休息,保持安静,会很有效。

❀ **避免过于疲劳**

身体处于长期的摇晃状态、从事激烈的运动,常会不自觉出现宫缩,疲倦时躺下休息,保持安静,会很有效。

❀ **放松心情**

准妈妈长期处于过度紧张与疲劳的环境下也较容易出现频繁的宫缩,压力积攒后也容易出现腹部变硬,最好能做到不要积存压力,身心放松。

❀ **谨慎性生活**

尽量避免性生活。剧烈的动作及射精,容易引发子宫收缩。

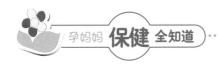
临产前有什么信号

如果准妈妈出现下腹坠胀、羊水流出、见红等症状时，应及时去医院待产。

准妈妈在临产时主要有以下几大信号：

❀ 下腹坠胀

准妈妈由于胎宝宝先露部下降压迫盆腔膀胱、直肠等组织，常感下腹坠胀，小便频繁、腰酸等。

❀ 腹部轻松感

初次怀孕的准妈妈在临产前1~2周，由于胎宝宝先露部下降进入骨盆，子宫底部降低，常感上腹部较前舒适，呼吸较轻快，食量增多。

❀ 假阵缩

准妈妈在分娩前1~2周，常有不规律的子宫收缩，与临产后的宫缩相比有如下特点：持续时间短、间歇时间长，且不规律，宫缩强度不增加，宫缩只引起轻微胀痛且局限于下腹部，宫颈口不随其扩张，小量镇静剂即能抑制这种"假阵缩"。

❀ 见红

在分娩前24~48小时，阴道会流出一些混有血的黏液，即见红。是由于子宫下段与子宫颈发生扩张，附近的胎膜与子宫壁发生分离，毛细血管破裂出血，与子宫颈里的黏液混合而形成带血的黏液性分泌物，为临产前的一个比较可靠的征象。若阴道出血量较多，超过月经量，不应认为是分娩先兆，而要想到有无妊娠晚期出血性疾病，如前置胎盘、胎盘早剥等疾病。

❀ 破水

临产后，宫缩频次加强，羊膜囊破了，阴道有清亮的淡黄色水流出，带点儿腥味，不能控制，这就是破水。如在临产前，胎膜先破，羊水外流，则应立即平卧并送医院待产。因为羊水流出时脐带有可能随之脱出，脐带绕颈会导致胎宝宝死亡。羊水正常的颜色是淡黄色，血样、绿色混浊的都要引起注意。如果流出的羊水不多，不要以为是白带增多。孕晚期出现这种情况应该及时去医院检查一下是否已破水，千万不要大意。

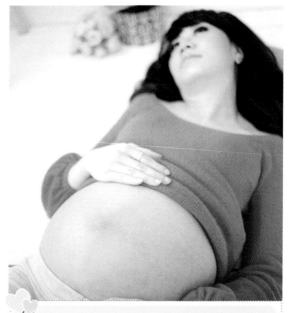

贴心小贴士

如有剧烈腹痛，有月经样出血时，要考虑到前置胎盘或胎盘早剥的可能，应赶快去医院。

分娩最重要的三要素是什么

分娩最重要的三要素是产道、娩出力、胎宝宝回旋。

🌸 第一要素：产道

产道是胎宝宝娩出的通道，分娩开始时由于胎宝宝头部挤压的力量以及子宫收缩而阴道变宽。产道分为骨产道和软产道。产道打开的难易程度、伸展性的好坏因人而异。

🌸 第二要素：娩出力

随着阵痛，胎宝宝来到子宫口附近，子宫口完全张开后，产妇会自然而然地用力，在阵痛收缩和人为用力的作用下，产生两种娩出力，使胎宝宝顺利娩出体外。

🌸 第三要素：胎宝宝回旋

分娩过程中胎宝宝为了通过狭窄、弯曲的产道，一直转动身体，变换姿势，向下滑行。

顺产会让胯部变宽吗

产后胯部变宽跟分娩方式没关系，也跟遗传没关系，这是一种人体的正常现象。

分娩的时候，实际上在妊娠期间，人体就会分泌一种松弛素，松弛素会使骨盆的一些关节相对来讲粘连要松弛一些，这样为了适应分娩过程。这个过程无论是剖宫产还是阴道分娩都会发生的，跟分娩过程没关系，在妊娠期间就会出现这些细微的变化。所以，不管采取什么方式分娩，准妈妈的体形都会发生一些变化。

此外，在整个妊娠期间，由于激素水平，孕激素是促进这些脂肪向躯体部分集中的，这也是为了保护胎宝宝，这个长时间妊娠 9个月的激素水平，皮下的脂肪就会有一定的蓄积，产后如果不及时地锻炼，就会终身存在着体形的改变。

只要准妈妈产后积极地锻炼，一样可以重拾产前的风姿。

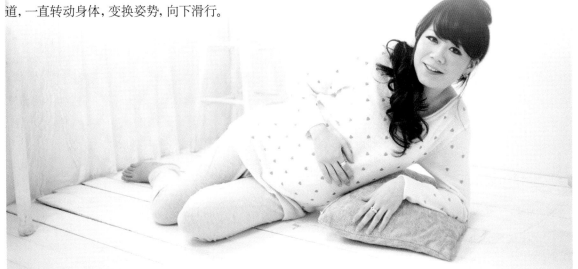

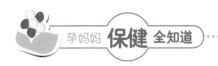
疾病防护，安心孕产

本月每周一次产检

从本月开始，准妈妈每周要做一次胎心监护，以作为医生了解胎动、宫缩时胎心反应的依据，同时可以推测出宫内胎宝宝有无缺氧。

确认胎位是临产前很重要的一项检查，医生会告诉准妈妈胎儿是头位（头先露）、臀位（臀先露），或属于其他异常胎位。这是确定准妈妈自然分娩还是手术助产的重要依据。临产前，准妈妈还要做一次全面的检查，了解有关生产的知识，为宝宝顺利来到人间做好铺垫。

此外，准妈妈对胎动异常要特别警觉。一般从怀孕第28周开始数胎动，直至分娩。正常状态下，12小时胎动应在20次以上。假如少于这个数目，或晚上1小时的胎动数少于3次，表明胎宝宝可能会有"情况"；12小时胎动数少于10次，或晚上1小时内无胎动，表明胎宝宝在子宫内有可能缺氧；在最初感觉缺氧时，胎宝宝会在准妈妈子宫里拼命挣扎，胎动数剧烈上升，随着缺氧的继续，胎宝宝的活动强度明显变得越来越弱，数量越来越少。这些都是危险的信号，无论出现哪种症状，都应立即去医院检查。

> **贴心小贴士**
>
> 如果准妈妈有合并症或并发症，最好从怀孕第28~30周开始做胎心监护。

特殊产检：超声波检查

在妊娠的前半期，利用B型超声波检查可以诊断妊娠、死胎、葡萄胎、异位妊娠、妊娠合并肿瘤、子宫畸形、脑积水、无脑儿等胎儿畸形，这些诊断均应在膀胱充盈时进行。

妊娠后半期，利用B型超声波检查可以诊断胎位、双胎或多胎、羊水过多或过少、胎儿畸形、胎儿性别、胎盘定位，以明确妊娠晚期出血的原因，胎儿头径线测量，胎儿宫内情况，预测胎儿成熟度——通过胎盘分级，羊水量多少，胎儿双顶径等来判断胎宝宝成熟度和预测胎龄。但B型超声波检查，毕竟是利用超声波穿过人体组织时的声学反应，如果孕期多次进行B超检查，对胎宝宝的发育势必要有一定的影响。因此，在孕期除医生规定的必要进行的B超诊断外，不要经常让超声波穿过胎宝宝身体组织，以免干扰胎宝宝的正常发育和代谢，尤其是那些一味想了解胎宝宝的性别而反复做B超检查的做法是绝对不可取的。

有特殊情况的准妈妈要提前入院

有特殊情况存在时，虽然准妈妈没有临产征兆，也要提前入院。

这些情况包括：妊娠合并其他疾病（如心脏病、糖尿病、肾脏病、肌瘤切除、宫颈缝合等）的，多胎妊娠、年龄超过35岁的以及有其他异常情况的准妈妈。

不要等到危险发生时再入院，恐怕那时已晚。只要产前检查，发现有意外情况，准妈妈及其家人都要听从医生的安排及早入院，以避免意外的发生。

准妈妈应怎样避免难产的发生

准妈妈了解一些预防难产的知识，对保证准妈妈顺产有一定的作用。

以下知识点对预防难产有帮助：

❀ **年龄分娩合适**

初次生产的准妈妈在25～29岁生育，顺产的可能性较大。

❀ **孕期营养要适当**

避免在孕期吃得过多又不运动，造成宝宝长得过胖、过大，这是导致难产的最大危险之一。

❀ **做好分娩前的心理准备**

了解有关分娩的知识，进行必要的辅助和分娩动作的练习，做好心理准备，要对自己自然分娩有信心，这样，拥有良好的情绪、态度是保证顺利分娩的重要举措之一。

❀ **定时做产前检查**

这样可以早期发现问题，及早纠正和治疗，并能及早确定分娩方式，避免意外分娩的发生，顺利地度过妊娠期和分娩期。

❀ **分娩前养足体力**

准妈妈注意在分娩前保持正常的生活和睡眠，吃些营养丰富、容易消化的食物，为分娩准备充足的体力。

总之，做好了一些必要的准备，预防难产也不是什么问题！

预产期过了胎宝宝还不出生怎么办

超过预产期2周以上，而未能临产，就称为过期妊娠。导致过期妊娠原因如下：

❀ **胎盘功能正常**

这种情况胎宝宝会继续妊娠，使胎宝宝长得过大，致使胎头太硬，分娩时通过产道有困难，造成难产。

❀ **胎盘功能减退**

这种情况下胎宝宝因缺乏营养而消瘦、皮肤多皱，脑细胞功能也受到影响，可能造成智力低下或神经系统后遗症。

不管是哪种情况，对胎宝宝来说，都是不利的。所以，孕期的准妈妈一定要从孕后期开始，密切关注胎宝宝的健康，避免过期妊娠的发生。

从孕28周开始自己数胎动，一旦胎动明显减少，如12小时胎动少于20次，立即去医院就诊。

预产期前后，通过做B超检查，了解胎盘的钙化程度及羊水多少，胎盘钙化3级以上为胎宝宝过熟，提示胎宝宝过期妊娠，要引起注意。

如果胎宝宝的胎盘情况尚好，胎宝宝已经成熟，可于41周后进行引产，特别是对于高龄产妇、患有妊娠高血压综合征的产妇，以及胎宝宝过大的孕妇。

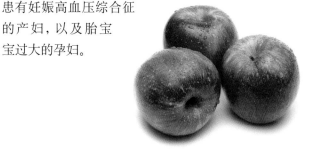

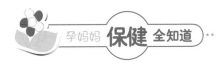

科学胎教，贵在坚持

借助胎教消除对分娩的恐惧

即将临产，准妈妈对于分娩的恐惧，也会对胎宝宝的情绪带来较大的刺激，准妈妈应该借助胎教消除对分娩的恐惧。

准妈妈一定要振奋精神，全身心地完成胎教课堂的最后部分。

❀ 稳定情绪

准妈妈对于分娩的恐惧，也会给胎宝宝的情绪带来较大的刺激。在分娩过程中，母体产道产生的阻力和子宫收缩帮助胎宝宝前进的动力相互作用，会给准妈妈带来一些不适，这是十分自然的现象，不用害怕、紧张。准妈妈的承受能力、勇敢心理，也会传递给胎宝宝。

❀ 胎教时注意姿势

妊娠第 10 个月的时候，准妈妈随时都可能临盆，子宫也越来越大，所以进行胎教时，不要长时间躺着，以免增大的子宫压迫下腔静脉，导致胎宝宝缺氧。最好半卧在沙发或躺椅上。

❀ 多和胎宝宝说话

这个时期，准妈妈可以对胎宝宝说："我的宝宝，妈妈好盼望这一天。宝宝一定很想和妈妈见面了，是吗？""爸爸妈妈为了迎接宝宝的到来，已经等了10个月"等。充满爱的交流可以促进母子、父子之间情感的建立和心灵的沟通。

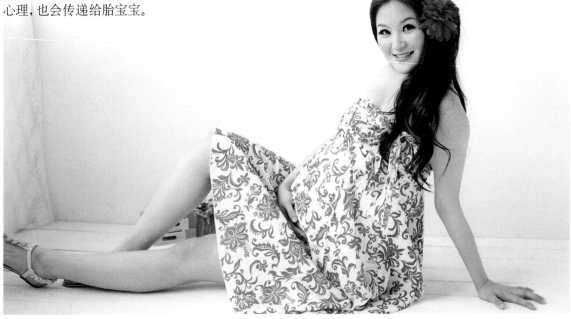

完美准爸爸须知

准妈妈急产时准爸爸不要惊慌

急产是指产痛后3个小时内即完成分娩，假如急产发生了，准爸爸不要惊慌，学会合理处理就能让胎宝宝安全娩出。作为准爸爸，一定要学会这个问题的处理，纵使准爸爸认为自己绝对不可能遇到此类问题，但是最好还是学学这个问题的处理方法为好。急产的发生有很多原因，关键因素，就是没有对准妈妈监护好，太大意，以至于分娩临近时，还没有去医院。当急产发生时，要迅速拨打急救电话，并给准妈妈的主产医师打电话，请按医生的指导操作。

在母体方面

让准妈妈迅速半躺在床上，脱掉下身衣物，在床上和地上铺上干净的厚棉被，以防宝宝出生时滑落摔伤。为免胎头太快冲出来，导致产道和会阴严重裂伤，家人可尝试一手拿干净小毛巾压住会阴，另一手挡着胎头并稍微向上引导，让他能够慢慢地挤出阴道口。接着胎盘自动娩出伴随强烈的宫缩，产妇可自行按摩缩小到肚脐下的子宫，通常就不会再有太多出血量。

这时候紧急处理的重点是在宝宝身上

保护婴儿：要注意宝宝身体表面沾有胎脂和羊水相当滑，分娩时要避免婴儿头部碰撞或滑落到地上。

断脐：最简单的方法是将脐带对折用橡皮筋或绳子绑紧，阻断血流，以免婴儿血液回流到母体。

保持呼吸顺畅：先把婴儿脸上的血渍擦拭干净后，放置成头低脚高的姿势，轻拍脚底或按摩背脊，有助于排出口鼻内的羊水，并且刺激他哭出声音。

保温：胎宝宝一离开母体，马上承受环境温度急剧下降的变化，擦干后用大毛巾和包被覆盖身体并且抱在怀中。然后，等待医生的救护。

做个想事儿周到的完美准爸爸

10个月的时间总算是熬过来了，到最后关头，准爸爸应准备好一切，并随时处于待命状态。

准妈妈临近分娩，这时准爸爸还能做些什么呢

首先，检查一下，还有什么事情没有安排好。如母子入院和出院所需的所有衣物、卫生用品、产前检查记录、可以随时取出以备急用的钱等必需品是否已经整理妥当。如果你们居住的是高层住宅楼，就应该和电梯管理员打好招呼，告诉他们最近有可能在夜间需要使用电梯，请他们予以帮助。甚至应该计划一下准妈妈一旦临产时乘什么车、选什么路线去医院，尽可能把所有的问题都想到。

同时，准爸爸这时应该随时处于待命状态，保证准妈妈随时可以找到准爸爸，也可以委托一个亲友或亲自请假来陪伴准妈妈。还要学会帮准妈妈计数宫缩频率，当宫缩时间间隔越来越短，疼痛时间越来越长的时候，就应该考虑马上去医院，特别是在距离医院路程较远的情况下，一定要把时间安排好。

孕晚期营养菜

南瓜红薯粥

原料 红薯20克,南瓜30克,玉米面50克。

做法 ①将红薯、南瓜去皮,洗净,剁成碎末,或放到榨汁机里打成糊(需要少加一点凉开水);玉米面用适量的冷水调成稀糊。②锅置火上,加适量清水烧开,放入红薯和南瓜煮5分钟,倒入玉米糊,煮至黏稠状即可。

营养解析:南瓜补中益气、清热解毒。红薯含有丰富的营养元素,特别是含有丰富的赖氨酸,能弥补大米、面粉中赖氨酸的不足。

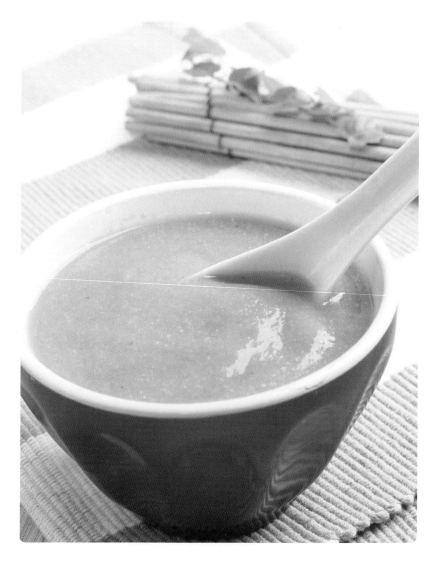

香蕉土豆泥

原料 香蕉2根约300克，土豆1个约200克，草莓5～10颗，蜂蜜适量。

做法 ①将土豆洗净，削去皮，放入锅中蒸至熟软，取出来压成泥，凉凉备用。香蕉去皮，切成小块，用汤匙捣成泥。将草莓洗净，切成小粒。②将香蕉泥与土豆泥混合，搅拌均匀。③镶上草莓粒，淋上蜂蜜即可。

营养解析： 香蕉含有丰富的膳食纤维，有助于增加粪便的体积、促进肠胃蠕动，预防和治疗便秘。

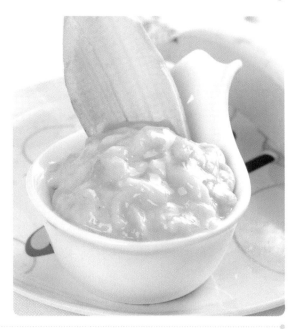

胡萝卜苹果汁

原料 胡萝卜、苹果各50克，牛奶200毫升。

做法 ①苹果洗净，去核，切块。②胡萝卜去皮，洗净，切块。③将苹果块、胡萝卜块放入榨汁机中，倒入牛奶榨汁即成。

营养解析： 胡萝卜富含B族维生素、维生素C、维生素D、维生素E、维生素K及叶酸，还有钙质、胡萝卜素、食物纤维等有益健康的成分。

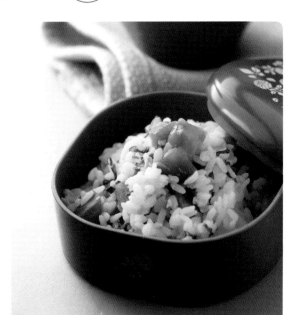

番茄羊肉炖饭

原料 菠菜叶、番茄各15克,羊肉馅30克,米饭80克。

做法 ①菠菜叶洗净,入锅余烫后捞出,切成末;番茄洗净去皮,切成小块。②将米饭放入炖锅中,加一碗水,放入羊肉馅、番茄煮烂,加入菠菜末拌匀,盛出即可。

营养解析: 羊肉虽然好吃,但也不是百无禁忌,凡感觉有上呼吸道感染,如感冒、扁桃腺发炎或内有宿热者忌服。

三色元宝

原料 三色水饺皮3张,豆干25克,西葫芦80克,虾皮1/3汤匙,盐少许,油5克。

做法 ①豆干切成丝;西葫芦去皮刨成丝。②锅中倒油烧热,放入虾皮炒香,再加入豆干翻炒片刻,放入西葫芦炒匀,加盐调味后盛出,凉凉成馅料。③水饺皮包入炒好的馅料,放入沸水锅煮至浮起即可。

做法支招: 三色水饺皮使用不同颜色的蔬菜汁拌入面粉中制成的。

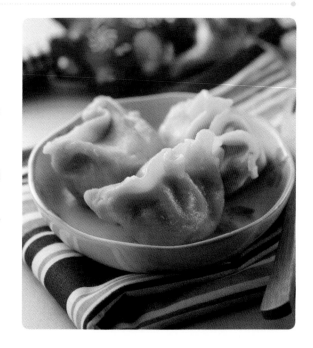

香蕉蛋糕

原料 面粉100克，鸡蛋1个，奶油适量，香蕉40克。

做法 ①将面粉、鸡蛋液与奶油混合均匀，加入切丁的香蕉。②将拌好的蛋糕坯放入烤箱中烤5～6分钟即可。

营养解析： 香蕉含有丰富的碳水化合物、蛋白质，还有丰富的钾、钙、磷、铁及维生素A、维生素B_1和维生素C等，具有润肠、通便的作用。

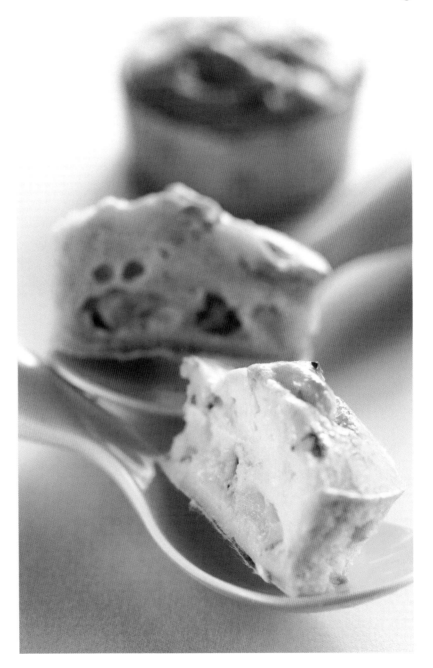

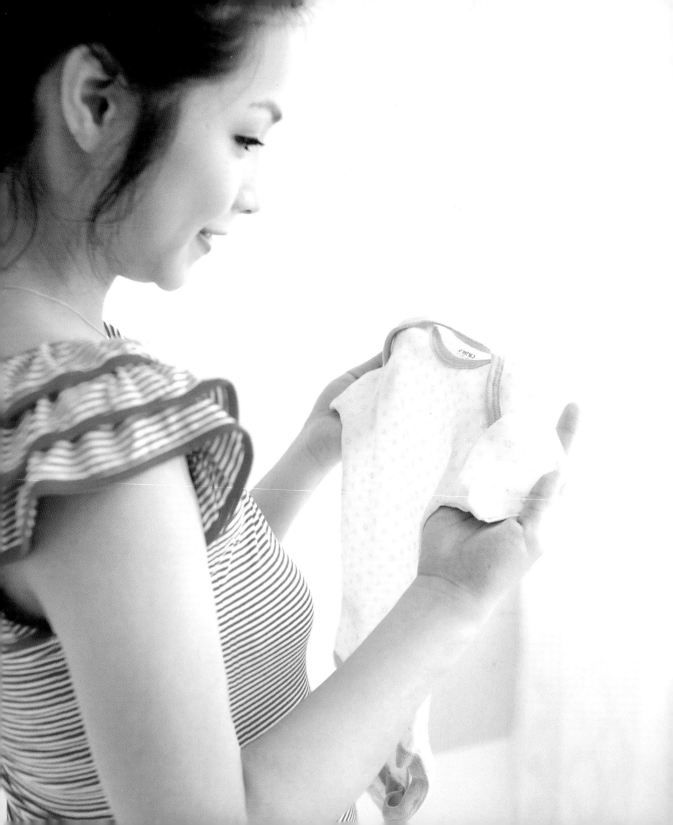

Part 11

分娩

成功晋级幸福新妈妈

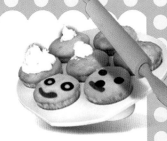

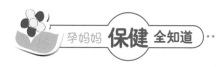
分娩常识预先知

自然分娩有什么好处和缺点

身体健康状况良好的准妈妈，医生一般建议选用自然分娩的方式进行生产。

🌸 自然分娩的优势

分娩时腹部的阵痛可使准妈妈的垂体分泌一种叫催产素的激素，这种激素不但能促进产程的进展，还能促进准妈妈产后乳汁的分泌，甚至在促进母子感情中也起到一定的作用。

临产时随着子宫有节律的收缩，胎宝宝的胸廓受到节律性的收缩，这种节律性的变化，使胎宝宝的肺迅速产生一种叫作肺泡表面活性物质的磷脂，因此出生后的宝宝，其肺泡弹力足，容易扩张，很快建立自主呼吸。

在阴道自然分娩过程中，胎宝宝有一种类似于"获能"的过程。出生后机体抵抗力增强，不易患传染性疾病。

在分娩时，胎宝宝由于受到阴道的挤压，呼吸道里的黏液和水分都被挤压出来，因此，出生后患有"新生儿吸入性肺炎""新生儿湿肺"的相对减少；从阴道自然分娩的胎宝宝经过主动参与一系列适应性转动，其皮肤及末梢神经的敏感性较强，为日后身心协调发育打下了良好的基础；通过阴道分娩的胎宝宝，由于大脑受到阴道挤压而对宝宝今后的智力发育有好处。

🌸 自然分娩的劣势

自然分娩极其考验准妈妈的耐力和意志力，甚至因为精力耗尽而无法坚持。而且这种方式不能及时避免胎宝宝在宫内的一些危险，如脐带打结、绕颈等。

如果在生产后护理不当，准妈妈还可发生阴道松弛、阴道裂伤的情况。

自然分娩过程中，如果遇上生产不顺利，胎宝宝出现异常时，常会采用胎头吸引术和产钳术等医疗措施来干预。

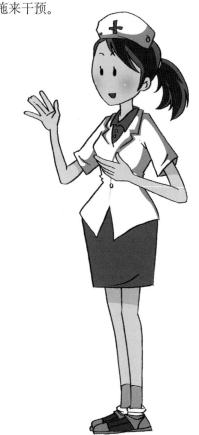

什么是无痛分娩

"无痛分娩"在医学上称为分娩镇痛。它是利用药物麻醉及其他的方法来减少或解除准妈妈的痛苦。

无痛分娩是既止痛又不影响产程进展的一种分娩方式。对疼痛很敏感、精神高度紧张，或患有某种合并症的准妈妈，就可以考虑选择这种方式。

无痛分娩确切地说是分娩镇痛，硬膜外阻滞这种镇痛方法是目前采用最广泛的一种无痛分娩方式。这种无痛分娩的全过程跟自然分娩的全过程基本一致，只是在子宫口开到3~4厘米时进行硬膜外麻醉，使其持续少量地释放，只阻断较粗的感觉神经，不阻断运动神经，从而影响感觉神经对痛觉的传递，最大限度地减轻疼痛。如果已经决定采用无痛分娩，应早些向医护人员说明，经医生检查后决定能否使用。

哪些准妈妈不宜采用无痛分娩

无痛分娩并非人人适用。

一般来说，硬膜外镇痛是比较安全的，绝大多数准妈妈都可以使用无痛分娩，但如果有下列情况之一者，不适宜使用无痛分娩：

产前出血。

低血压。

患有败血症、凝血功能障碍。

背部皮肤感染、腰部感染，让麻醉无法实施。

有心脏病且心功能不全。

有胎位不正、前置胎盘、胎心不好、羊水异样、产道异常、胎宝宝发生宫内缺氧等情况。

持续性宫缩乏力，使用催产素点滴后仍无明显变化。

患有脊柱畸形或神经系统疾病等。

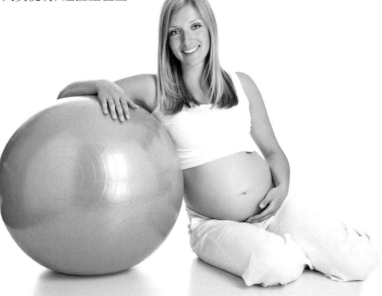

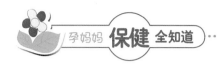
什么是导乐式分娩

导乐式分娩是指一个有爱心、有分娩经历的女性，在整个产程中给妈妈以持续的生理、心理及感情上的科学支持。

调查发现，有98%的准妈妈在分娩过程中有恐惧感，100%的准妈妈期望在分娩时有家属陪伴。临床实践证明，陪产有利于减轻准妈妈的焦虑，缓解紧张情绪，可使产程缩短，产后出血量减少。但进一步研究发现，由家属陪产不能给准妈妈以持续的支持，约30%的陪伴者（丈夫居多）随着产程的进展，他们往往比准妈妈还紧张、焦虑及不安，从而加重了准妈妈的恐惧情绪，使其对分娩失去信心，从而影响产程的进展。

在导乐式分娩中，准妈妈由有分娩经验的助产士陪伴，实行一对一服务，使产程在无焦虑、充满热情、关怀和鼓励的气氛中进行。有资料显示，导乐式分娩可使剖宫产率下降50%，产程缩短25%，需要催产素静脉滴注者减少40%，需用镇痛药者减少30%，产钳助产率减少40%，母婴并发症率也明显减少。

什么情况下须选择剖宫产

在分娩前医生会根据准妈妈的身体情况来决定分娩方式，在分娩时也会出现自然分娩不行而选择剖宫产的情况。

❀ **分娩前决定剖宫产的理由如下**

胎宝宝过大造成头盆不称，准妈妈的骨盆无法容纳胎头。

超过预产期2周仍未分娩。

胎位异常，如胎宝宝臀位、横位。

胎盘早剥或前置、脐带脱垂。

准妈妈的健康状况不佳，分娩时可能出现危险情况，如骨盆狭窄或畸形；患有严重的妊娠高血压综合征等疾病，无法自然分娩，高龄准妈妈初产，有过多次流产史或不良产史及其他因素。

❀ **分娩时必须改为剖宫产的理由如下**

胎宝宝的腿先娩出；

分娩过程中，胎宝宝出现缺氧，短时间内无法通过阴道顺利分娩；

分娩停滞：宫缩异常或停止，又无法用宫缩药物排除；

下降停滞：胎宝宝的头部或臀部没有进入产道；

胎宝宝窘迫：临产时胎宝宝的心音发生病态改变，或血液化验显示过度酸化，胎宝宝严重缺氧，无法以自然方法进行快速分娩；

胎膜破裂延迟：已超过24~48小时，分娩仍未开始。

 贴心小贴士

不可否认，若是自然分娩不顺利，困难的产钳产、臀位产确有可能造成产伤，引起智力障碍。因而从母婴安全考虑，剖宫产的适应证已经有所扩大，但它毕竟是一种手术，并非是最完美的分娩方式，不能替代阴道分娩。

剖宫产有哪些风险

剖宫产只是准妈妈避免难产的手段，并不能作为生产的捷径。

剖宫产手术，除了麻醉方面的风险外，还可能在术中或术后出现一些相应的并发症。此外，剖宫产还可能对新生宝宝产生一系列的伤害。

✿ 剖宫产对宝宝的伤害

锁骨骨折：

见于小儿前肩娩出不充分时，即急于抬后肩，使前锁骨卡在子宫切口上缘，造成骨折。

股骨或肱骨骨折：

股骨骨折多见于臀位，是因为术者强行牵拉下肢所致。肱骨骨折则是术者强行牵引上臂所致。

颅骨骨折：

多见于小儿已进入骨盆入口较深的部位，或胎位异常，娩头时术者在胎头某一局部用力过猛。

软组织损伤：

在切开子宫时，由于宫壁过薄或术者用力过猛，致使器械划伤小儿的先露部位。

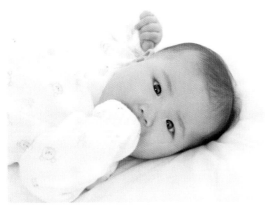

✿ 剖宫产对妈妈的伤害

膀胱损伤：

多见于腹膜外剖宫产时，分离膀胱层次时有误，或剖宫产术后再孕时，子宫切口瘢痕与膀胱粘连造成的损伤。

肠管损伤：

如患者曾有过开腹手术或炎症造成粘连，剖宫产时，易将肠壁误认为腹膜，造成误伤。

子宫切口裂伤漏缝而致产后大出血：

剖宫产手术中常会出现切口延裂，边缘不齐，缝合时止血不完全，术后出现腹腔内出血。

后期疼痛剧烈：

虽然无须经历自然分娩的剧痛，但手术后的疼痛决不亚于分娩时的疼痛，而且手术后的恢复比较缓慢，不同于阴道分娩宝宝生下来后疼痛消失，而是随着麻醉药作用渐渐消退，一般在术后几小时便开始感觉疼痛。

子宫永远存留疤痕：

剖宫产术后，应特别注意避孕问题，万一避孕失败而做人工流产手术时，会增加手术难度和危险性。若是继续妊娠，则无论在妊娠还是分娩过程中，都存在子宫疤痕破裂的可能性，因此，准妈妈要谨慎选择剖宫产。

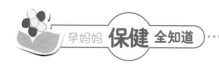
分娩进行时

分娩期间准爸爸需要做些什么

准妈妈分娩时，准爸爸可要求进入产房陪产，在陪产时准爸爸要多鼓励准妈妈，学会帮准妈妈减轻痛苦。

准妈妈分娩期间，准爸爸可以做的事项具体如下：

❀ 给准妈妈精神支持：

准爸爸是准妈妈最好的精神后盾，也能有效地消除准妈妈的恐惧、紧张等情绪。有准爸爸在身边安抚，准妈妈精神放松，更有安全感，准妈妈往往心态平静、放松，产后出血减少，且缩短产程，宝宝发生窒息等不适症状也会得到有效缓解。有准爸爸在身边鼓励，无疑会给准妈妈一份顺产的勇气。在分娩过程中，准爸爸在一旁安慰，"你做得真好""继续努力"，是准妈妈最需要的语言。

❀ 适时解除准妈妈的痛苦：

准妈妈在阵痛时，如果准爸爸能帮助进行按摩，可减轻阵痛的不适。准爸爸还可以给准妈妈精心的照顾：喂饭、擦脸、按摩、讲故事、唱歌、放音乐等。准妈妈感到疼痛难忍时，准爸爸适时伸出援助之手，替准妈妈减轻痛苦。

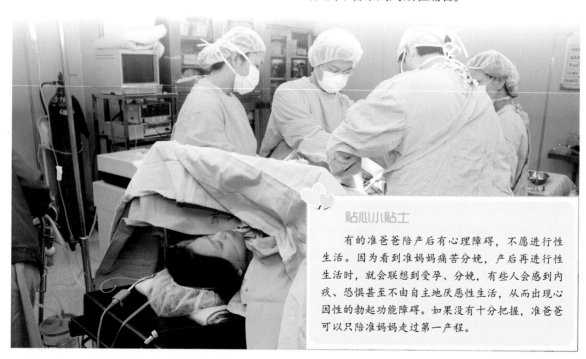

贴心小贴士

有的准爸爸陪产后有心理障碍，不愿进行性生活。因为看到准妈妈痛苦分娩，产后再进行性生活时，就会联想到受孕、分娩，有些人会感到内疚、恐惧甚至不由自主地厌恶性生活，从而出现心因性的勃起功能障碍。如果没有十分把握，准爸爸可以只陪准妈妈走过第一产程。

如何避免宫缩乏力

子宫收缩乏力可使产程延长，还容易造成胎宝宝旋转异常，危害不少。

准妈妈做好以下几点，就可避免宫缩乏力：

做好孕期保健。根据产前检查等资料，可以初步安排好分娩方式。如胎位不正应早做纠正。

正确认识分娩。要了解分娩过程，精神不要紧张、害怕，克服恐惧心理，要保持轻松愉快、良好的心态对待分娩，这样有利于子宫正常收缩。

临产前要安排好生活。要吃好、喝好、睡好，安排好大小便。如果宫缩时体力消耗大，应及时补充能量，顺利完成分娩。

产程中准妈妈要和医护人员密切配合，按照医护人员的要求去做。医护人员要严密观察，认真负责。要从母婴的安全健康出发，正确处理产程，操作要谨慎、无误。

剖宫产时准妈妈应该怎样配合

为使剖宫产手术顺利进行，在剖宫产时准妈妈的配合是非常重要的。在进行剖宫产手术前后，准妈妈要做好以下几点：

准妈妈应放松紧张心情，随着麻醉方法的改进及手术前后护理的改善，剖宫产的危险性及并发症大大减少，可以说剖宫产是快速、安全、简单、无痛的分娩方式，但也不能滥用剖宫产。

手术前应排空大、小便。

手术时要听从手术者的指挥。如局部麻醉后有不适感，要真实及时地告诉医生，以便针对处理，手术中准妈妈最好不要大喊大叫。一般手术时间为30~60分钟。

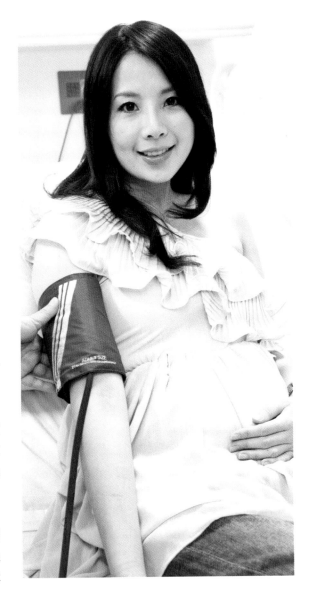

哪些姿势可以帮助准妈妈缓解产痛

子宫开始宫缩后，如果采取一些恰当的姿势，可以帮助准妈妈缓解产痛。

以下姿势可以帮助准妈妈缓解产痛：

在子宫收缩时准妈妈分开脚站立，将自己的身体背靠在陪护者的怀里，头部靠在其肩上，双手托住下腹部；陪护者的双手环绕住准妈妈的腹部，在鼓励准妈妈的同时，不断地与其身体一起晃动或一起走动。

在子宫收缩间歇时准妈妈分开脚站立，双臂环抱住陪护者的颈部，头部靠在其肩头，身体斜靠在其身上；陪护者支撑着准妈妈的身体，双手环绕住准妈妈的腰部，给准妈妈的背部下方进行轻柔的按摩。

在床上或地板上放几个松软的垫子，准妈妈跪趴在垫子上。陪护者在床的一边，用双手不断地抚摩准妈妈的后背，可以减轻产痛引起的腰背疼痛，使准妈妈感到舒适一些，特别是胎宝宝的面部朝向准妈妈腹部时。

找一把舒适柔软的座椅，准妈妈面向椅背而坐，胸腹部靠在有柔软靠垫的椅背上，头部放松地搭在其上；陪护者在准妈妈身后，一条腿跪蹲下去，并不断地用手按压准妈妈的腰部，这样可以使准妈妈缓解腰部的疼痛。

陪护者坐在床上或椅子上，准妈妈趴伏在其大腿上，双手环绕着抱着陪护者的腰臀部，以其托着自己的身体，给予一些支持；陪护者轻柔地上下抚摩准妈妈的腰背部。

如果需要的话，在子宫收缩间歇准妈妈可以采取直坐的姿势坐在床上，后背贴在有靠垫或枕头的床背上，双腿屈起，双手放松地放在膝盖上。这样，可以使准妈妈的腹部及腰部得到一些放松，还可以将胎宝宝的头向子宫颈推进，让宫缩更为有效。

在从第一产程向第二产程进入时，准妈妈可以在床上采取蹲坐的姿势，准爸爸及其他陪护者分别站在床的两旁，准妈妈把自己的双臂搭靠在准爸爸及其他陪护者的颈肩上，这种由别人支撑的趴跪姿势，可以使准妈妈感到舒服一些，而且胎宝宝的重力还可以促进骨盆扩张。

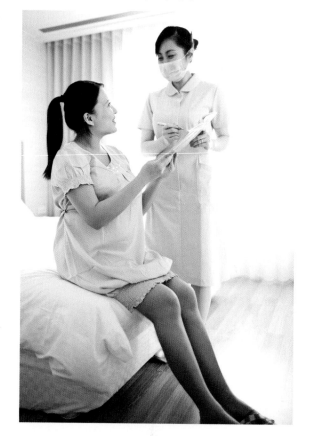

分娩顺利完成

自然分娩的妈妈如何按摩子宫

按摩子宫可以帮助子宫复原及恶露的排出，还可预防因收缩不良，而引起产后出血。

按摩子宫的方法如下：

先找出子宫的位置。自然分娩的妈妈，可以轻易在肚脐下，触摸到一个硬块，即子宫的位置。当子宫变软时，用手掌稍施力量于子宫位置环行按摩，使子宫硬起，则表示收缩良好；当子宫收缩疼痛厉害，则暂时停止按摩，可采取俯卧姿势以减轻疼痛，若仍疼痛不舒服，影响休息及睡眠，可通知医护人员。

> **贴心小贴士**
>
> 大多数妈妈是初次生宝宝，没经验，对宝宝不了解而产生一种自觉没用的感觉，如喂奶、换尿片、哭啼等，如缺少了家人和医护人员的安慰、帮助，易引起极度紧张，感到孤立无援。再加上严重睡眠不足，会影响妈妈产后的情绪，因此妈妈要注意此期的心理调整。

自然分娩的"产后第一餐"吃点儿什么好

自然分娩的妈妈，"产后第一餐"应首选易消化、营养丰富的流质食物。

妈妈分娩后体内激素水平大大下降，身体过度耗气失血，阴血骤虚，在这种情形下，很容易受到疾病侵袭。因此依照个人体质，"产后第一餐"的饮食调养非常重要。"产后第一餐应首选易消化、营养丰富的流质食物"。糖水煮荷包蛋、蒸蛋羹、冲蛋花汤、藕粉等都是很好的选择。

很多人都认为分娩时出血多，应当多吃一些鸡汤、猪蹄汤等滋补汤。殊不知，如果天天吃、顿顿吃，就会引起腹胀、腹泻等症状。产后第一周的食谱应多以清淡为主，比如鸡蛋汤、鱼汤等。鱼汤营养很丰富，但要先去掉上层的油，汤不要过咸。产后5~7天应以米粥、软饭、碎面等为主食，不要吃过油腻的东西。

需要注意的是，产后妈妈最好不要吃辛辣和生冷坚硬的食物，如韭菜、大蒜、辣椒、胡椒、茴香等，这些食物会使母体内热，通过乳汁而影响到婴儿。生产7天后，产后妈妈舌苔无厚腻感时，才可以进补肉、蛋、鸡等食物，但不可过饱，可以一日多餐。

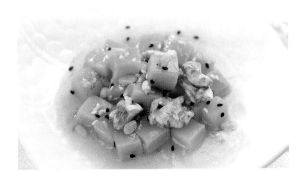

自然分娩后的护理注意事项

自然分娩后妈妈身体非常虚弱，容易受感染，在日常护理方面要特别注意，以免留下病痛。

产后妈妈在日常护理方面要注意以下几个要点：

要充足的睡眠和休息

分娩时妈妈体力消耗很大，不时地看护婴儿更容易疲劳，如果不注意休息睡眠，易加快衰老，不仅肌肉松弛，还能出现黑眼圈，所以产后最初1~2天要注意休息不能劳累，3~4天后也只能在室内做些短时间的轻微活动。会阴破裂严重的，至少要卧床休息1周。过早地参加较重的劳动，易出现子宫脱垂，应特别注意。

要注意卧床姿势

产后子宫内的血液、脱落的组织及黏膜液混在一起经阴道流出称为"恶露"，产后3~7天最多，如果总是仰卧，不但易出现子宫后倾，引发腰痛白带增多，恶露也不易排出。因此，睡姿应取侧卧位和俯卧位。

妈妈要注意清洁

妈妈应勤换内衣内裤和床单，大、小便后特别是哺乳前更应注意洗手。要注意对会阴的护养，每天都应用温开水或1:5000的高锰酸钾水溶液清洗会阴等处。会阴有伤口时，可用75%的乙醇纱布外敷伤口，每天1~2次。如有缝线时必须于产后4~5天去医院拆线。

要注意护发

怀孕期间由于偏食挑食、食欲缺乏，都易造成体内蛋白质、微量元素（特别是锌）摄取不足。分娩后由于体内环境的改变，常会导致性激素失衡；分娩时由于失血过多，也易造成营养不良。这些都会使毛囊细胞发育不好、毛发易脱落。所以产后应及时补充营养，多吃些补血食物，如动物的血、红糖。还要注意勤洗头，以增加毛囊的呼吸、促进头发新生，但是洗头时，千万不可使用碱性大的肥皂洗。

要保护牙齿和眼睛

产后钙质更易大量流失，易导致腰酸背痛、关节痛，更易出现牙齿松动、视力减弱。所以，产后妈妈及时补钙能减少这些症状出现。还要经常吃些食物中富含维生素A和维生素B_2的食物，以保护眼睛。

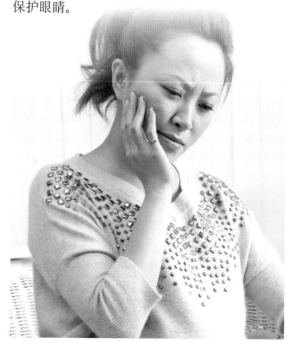

剖宫产后妈妈要注意哪些问题

剖宫产与正常分娩相比，对身体的伤害更大，因此，剖宫产后妈妈在日常起居方面要特别注意。

剖宫产后妈妈要注意以下几点：

❀ 多休息

由于术后创伤及麻醉药物的作用，术后妈妈非常疲劳，此时应注意充分卧床休息。剖宫产大多采用硬膜外麻醉，术后应采用去枕平卧位，大约6小时后才能改为半卧位。

❀ 注意观察阴道分泌物

一般术后血性恶露自阴道排出，量与月经量接近。如果阴道流血过多，应及时向医护人员报告。

❀ 注意观察尿液

术后常规留置导尿管，要注意观察尿量和尿的颜色，如果为血尿或尿量少，应及时告诉医护人员。

❀ 注意防病

要避免受凉，避免接触患感冒或其他传染病人，预防感染、生病。

❀ 手术后应该多翻身

产后宜多做翻身动作，促进麻痹的肠肌蠕动功能及早恢复，使肠道内的气体尽快排出，术后12小时，可泡一些番泻叶水喝，以帮助减轻腹胀。

❀ 不要进食胀气食物

剖宫产术后约24小时，胃肠功能才可恢复，待胃肠功能恢复后，给予流食1天，如蛋汤、米汤，忌食牛奶、豆浆、大量蔗糖等胀气食物。

❀ 要早下床活动

正常妈妈一般在术后第2天，拔掉排尿管之后，即可下床在床边活动，以预防肠粘连，并有利于恶露的排出。如有发热等不适症状，应停止活动，待恢复后，遵医师的安排可进行活动。

❀ 产褥期绝对禁止房事

剖宫产术后100天，如果阴道不再出血，经医生检查伤口愈合情况良好，可以恢复性生活。但是，一定要采取严格的避孕措施，避免怀孕。否则，有疤痕的子宫容易在做刮宫手术时发生穿孔，甚至破裂。

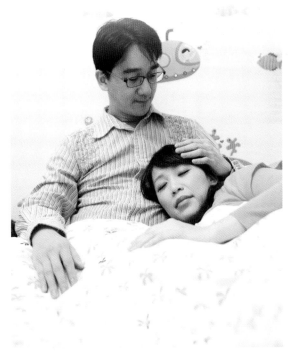

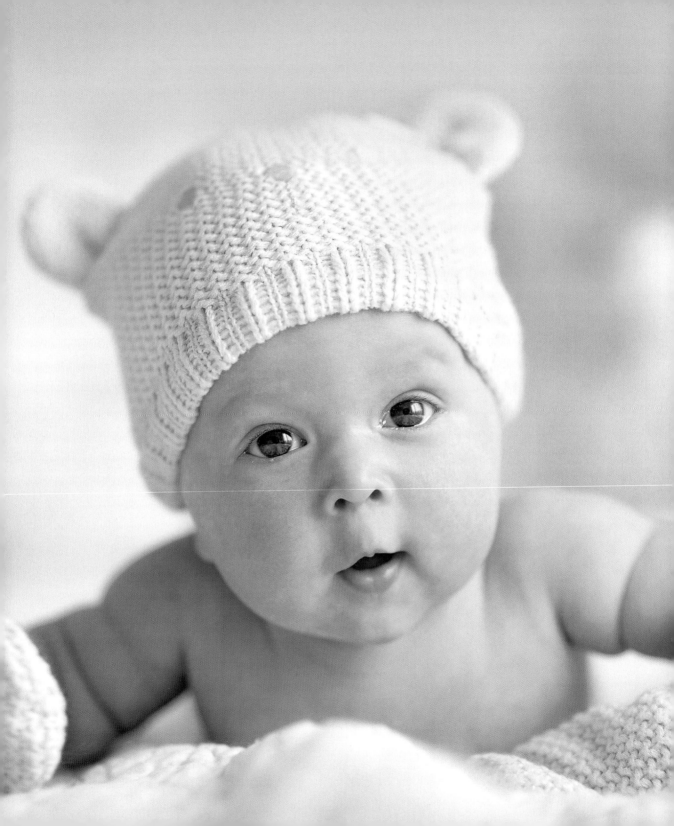

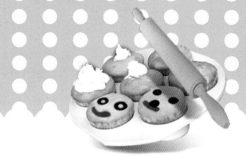

Part 12 产后第1月

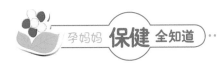
饮食营养方案

月子里的饮食原则

坐月子期间，妈妈的身体比较虚弱，处于恢复期，需要补充充分的热能和营养素。

根据妈妈的身体特点，坐月子期间应该遵循以下饮食原则：

食物要松软、可口、易消化吸收。

少量多餐，因为这个时候妈妈的胃肠功能还没有恢复正常，为了不给肠胃加重负担，可以一天吃5~6次。

干稀搭配，这样更利于消化和吸收。干的保证营养供给，稀的保证足够水分。

荤素相宜，清淡适宜。

不宜食用生、冷、硬的食物。

不宜过度、过快进补。

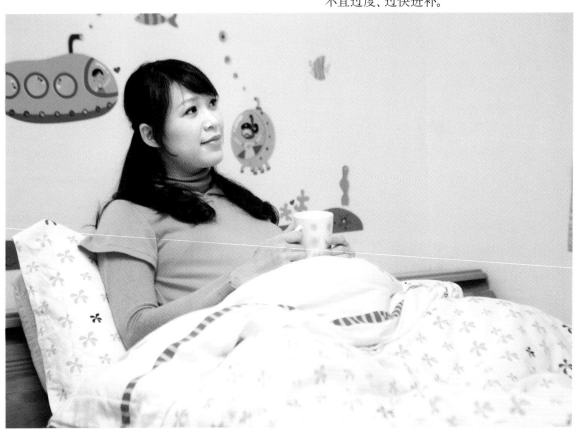

月子进补也要因人而异

产后有虚证,也有实证,如果妈妈不注意体质,盲目进补很可能起到相反的作用。

中医古籍就记载过有富贵人家,因保护太过,过量用人参进补,导致产妇气血壅滞;过量用糖、酒、炭火补益,导致产妇内热横生。因此,月子进补要根据自身的体质来。下面的表格是针对不同体质的妈妈列举的一些适用进补的食物:

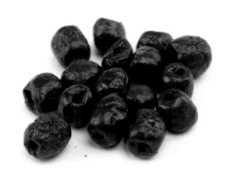

❀ 不同体质特性适用进补的食物

寒性体质	面色苍白;怕冷或四肢冰冷;口淡不渴,舌苔白;大便稀软,尿频量多且色淡;有过敏性鼻炎,常咳嗽,痰涎清,涕清稀;遇冷头痛;易感冒	这种体质的妈妈肠胃虚寒、手脚冰冷、气血循环不畅,应吃较为温补的食物或药补,可促进血液循环,达到气血双补的目的,而且筋骨较不易扭伤,腰背也较不会酸痛。例如,麻油鸡、烧酒鸡、八珍鸡、八珍汤或十全大补汤等,原则上不能太油,以免腹泻。适宜吃的水果有:荔枝、龙眼、苹果、草莓、樱桃、葡萄等
热性体质	面红目赤;怕热,四肢或手足心热;口干或口苦,舌苔黄或干,舌质红赤、易口破;痰涕黄稠;大便干硬或便秘;尿量少、色黄赤、味臭;皮肤易长痘疮	不宜多吃麻油鸡,煮麻油鸡时,姜及麻油用量要减少,酒也少用。宜用食物来滋补,例如,山药鸡、黑糯米、鲈鱼汤、排骨汤等。蔬菜类可选丝瓜、冬瓜、莲藕等较为降火,或吃青菜豆腐汤,以降低火气。腰酸的人用炒杜仲煮猪腰汤即可,才不会上火。适宜吃的水果有:柳橙、草莓、葡萄、丝瓜、枇杷
中性体质之疾病	不热不寒,不会特别口干,无特殊常发作症状,没有什么特别问题	饮食上较容易选择,可以食补与药补交叉食用,长痘,就停一下药补,吃些上述较降火的蔬菜、水果,也可喝一小杯不冰的纯柳橙汁或纯葡萄汁

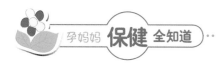

月子期间不宜食用的食物有哪些

妈妈在坐月子期间不宜食用寒凉生冷食物、辛辣食物、刺激性食物、酸涩收敛食物、过咸食物以及麦乳精。妈妈在坐月子期间不宜食用以下食物：

❀ 寒凉生冷食物

由于产后身体气血亏虚，应多食用温补食物，以利气血恢复。若产后进食生冷或寒凉食物，会不利于气血的充实，容易导致脾胃消化吸收功能障碍，并且不利于恶露的排出和瘀血的去除。

❀ 辛辣食物

辛辣食物容易伤津耗气损血，加重气血虚弱，并容易导致便秘，进入乳汁后对宝宝也不利。

❀ 刺激性食物

浓茶、咖啡、酒精等刺激性食物会影响睡眠及肠胃功能，亦对宝宝不利。

❀ 酸涩收敛食物

乌梅、南瓜等食物会阻滞血液流通，不利于恶露的排出。

❀ 过咸食物

过多的盐分会导致身体浮肿。

❀ 麦乳精

麦乳精是以麦芽作为原料生产的，含有麦芽糖和麦芽酚，而麦芽对回奶十分有效，会影响乳汁的分泌。

怎样缓解产后口渴

产后口渴症状可通过饮水、饮食及药膳来改善。

❀ 产后注意少量多次慢饮水

口渴是身体缺水的自然生理提示，感觉口渴就应该适量饮水。不过，妈妈饮水要遵循"少量多次慢喝"的原则，避免一次喝大量的水，给肠胃造成过量的负担。最适合妈妈喝的水是温白开水，不需要经过消化就能直接被身体吸收利用，而含有糖分的水会阻止胃肠吸收水分的速度，不利于缓解口渴症状。

❀ 巧用饮食改善口渴症状

小米的营养价值很高，传统上认为有清热解渴、健胃除湿、和胃安眠等功效，内热者及脾胃虚弱者更适合食用。可以改善失眠、妇女黄白带、胃热、反胃作呕等症状，并对产后口渴有良效。我国北方传统在妇女生育后，有用小米加红糖煮粥来调养身体的习惯，可以达到改善口渴的效果，可能就是其中的一种考虑。

苹果形味俱佳，含有多种营养成分，是人们常吃的水果，而且具有较高的药用价值。苹果有生津止渴的功效，产后妈妈食用可以帮助改善口渴症状。不过需要提醒妈妈，产后体虚脾胃虚弱者忌食生冷，所以不宜生吃苹果。可以将苹果切片和粳米一同煲粥，或榨汁烧开后饮用。

采用药膳减轻口渴现象

产后口渴比较严重且经久不能自愈者，可以咨询医生调制中药药膳服用，以缓解口渴。

怎样正确喝生化汤

妈妈在坐月子的时候为了让恶露尽快排出，可以喝生化汤。生化汤有活血化瘀、排除恶露的作用。

生化汤由这些材料组成：当归15克、川芎7.5克、桃仁7.5克、炙甘草7.5克、炮姜7.5克、益母草15克，妈妈可以去中药房配齐。

但是很多妈妈不知道生化汤该怎么喝，有的连喝1个月的生化汤，导致1整个月的坐月子期间滴滴答答的，出血排不干净。

那么，生化汤该怎么喝才有效又正确呢？

服用方法：自然产：5~7帖；剖宫产：7~14帖，产后3天回家后开始喝。

停用时间：当产后的恶露已经干净，没有血块时即可停止。有感冒、发烧、乳腺炎等症状时也要停止服用。

坐月子期间可以吃水果吗

妈妈在坐月子期间可以吃水果，但要注意少吃或不吃寒性瓜果，如西瓜、火龙果等。

水果大多为凉性的，水分多，而产后宜温，因此很多人认为坐月子期间不可以吃水果，其实，水果也分性寒、性热以及性平。

水果中含有人体必需的营养素，妈妈产后的身体康复及乳汁分泌都需要更多的维生素和矿物质，尤其是维生素C具有止血和促进伤口愈合的作用。

而水果中就含有大量的维生素C，而且其他特有的营养元素也非常丰富，有利于妈妈身体的恢复。

同时，妈妈在月子里容易发生便秘或排便困难，而水果中含有大量的食物纤维，可促进肠蠕动。水果中的果胶对防止产后便秘也是有利的，利于产后通便。

产后喝催奶汤有什么讲究

月子里喝催奶汤讲究时间，讲究适时适量。

猪蹄汤、瘦肉汤、鲜鱼汤、鸡汤等含有丰富的水溶性营养，不仅有利于体力恢复，而且有利于促进乳汁分泌，是妈妈坐月子期间的最佳营养品。不过，坐月子期间喝汤是有讲究的。

喝汤时间有讲究：肉汤中含有易于人体吸收的蛋白质、维生素、矿物质，对乳汁有很大的影响，但是应注意喝汤时间。如果妈妈的乳汁分泌充分，就应迟些喝汤，以免乳汁分泌过多造成乳汁淤滞；如果产后乳汁迟迟不下或者下得很少，就应早些喝点儿汤，以促使下乳，满足宝宝的需求。

适时适量喝汤：肉汤营养丰富，水分充足，产后出汗多再加上乳汁分泌，妈妈需要的水分量要高于一般人，因此，产后一定要适时适量多喝汤水。

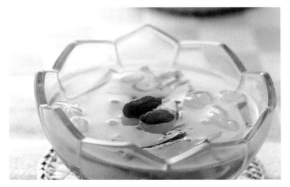

月子里的汤太油腻，不想吃，怎么办

月子里熬制的汤一般都较油腻，影响食欲。此时可以通过一些小窍门减轻汤的油腻感。

肉汤中含有过多的脂肪，妈妈摄入越多，乳汁中的脂肪含量也就越多。含有高脂肪的乳汁不易被宝宝吸收，往往引起宝宝腹泻，因此，在熬制肉汤时不要过浓，或者在熬制好后动手去除过多的油质。

常规的去油方法有两种：一是烧开了，在沸腾的中心取汤；二是放凉了，油凝固了，再把油捞出来。不过，也可以在喝汤时直接用吸管，注意汤不能太烫，这样也可以避免油脂的摄入。

产后喝红糖水要注意什么

尽管妈妈产后吃红糖有诸多的益处，但是吃红糖是有一定限度的，不能过多和过久食用。

过多饮用红糖水，会损坏牙齿。红糖性温，如果妈妈在夏季过多喝了红糖水，必定加速出汗，使身体更加虚弱，甚至中暑。一般来说，红糖宜食用1周左右。因为大部分妈妈都是初次生产的，产后子宫收缩一般是良好的，恶露的色和量均正常，血性恶露一般持续时间为7~10天。如果妈妈吃红糖时间过长，如达半个月至　1个月以上时，阴道排出的液体多为鲜红血液，这样，妈妈就会因为出血过多造成失血性贫血，还可影响子宫复原和身体康复。所以，妈妈产后吃红糖的时间不宜太长，最好在1周左右。

坐月子的时候建议妈妈食用红糖最好控制在10~12天之内，每天的量也不宜过多，大概一次一大匙调水喝就可以，每天不超过3次。

产后吃什么可以催奶

由于妈妈的饮食会影响母乳的量，所以，奶水少的妈妈可以适当吃些催奶的食物，如花生炖猪脚、青木瓜炖排骨等。

妈妈在产后除了要适当吃一些催奶的食物外，还要注意水分的摄取，多给宝宝吸吮，泌乳量自然就会慢慢增加。

麻油鸡等有加米酒料理的食材也有助于催奶，但因米酒中含有酒精，有部分会经由吸食母乳的方式被宝宝摄取到体内。所以建议这些要使用酒来烹煮的食物在烹调时应增加烹煮的时间，使其中的酒精尽量挥发掉，以免宝宝摄食过量的酒精，进而影响宝宝的睡眠。

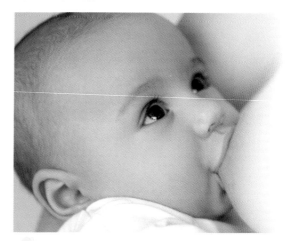

贴心小贴士

有些食物会阻碍乳汁分泌，妈妈在哺乳期要少吃。这些食物包括：大麦及其制品（如大麦芽、麦乳精、麦芽糖等）、韭菜、竹笋、菠菜、苋菜。

老母鸡汤是催奶的还是回奶的

产妇多吃老母鸡易引起回奶，对哺乳不利。

母鸡尤其是老母鸡被人称为坐月子的最佳食品，不但能增强体质，增进食欲，还能促进乳汁分泌，是坐月子期间必备的营养食品。其实这是不对的。产妇吃多了老母鸡易引起回奶，对哺乳不利。

为了给宝宝哺乳，妈妈产后血液中的雌孕激素浓度会大大降低，导致催乳素发挥催乳作用，促使乳汁分泌。而母鸡的卵巢和蛋衣中含有一定量的雌激素，老母鸡中的雌激素更多，产后大量食用老母鸡会加大妈妈体中雌激素的含量，会使血液中雌激素浓度增加，催乳素的效能就因之减弱，进而导致乳汁不足，甚至完全回奶。

比起老母鸡，小公鸡更适合产后的妈妈食用。小公鸡体内所含的少量雄激素有对抗雌激素的作用，会促使乳汁分泌，这对婴儿的身体健康起着潜在的促进作用。而且从营养上来说，小公鸡中的营养成分要比老母鸡高得多。小公鸡的肉里含蛋白质较老母鸡多，而且小公鸡肉含弹性结缔组织比较少，做熟后，鸡肉很容易分离开，变得细嫩、松软，营养更有利于人体消化吸收，非常适合产后哺乳的妈妈食用。

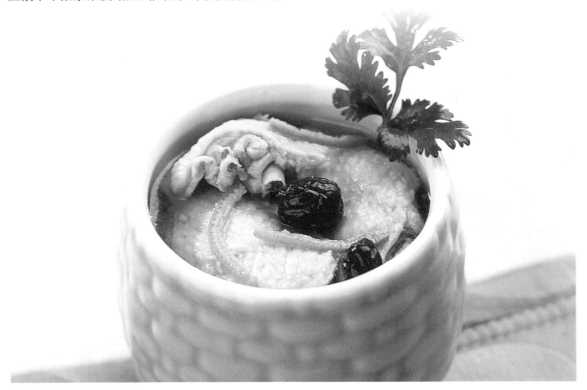

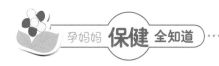

吃什么东西可以让产后伤口恢复更快

食疗也可缓解产后伤口的疼痛,使妈妈的伤口恢复得更快、更好。

分娩后会阴疼,或是剖宫产刀口疼是每个妈妈都会遇到的,解除这类疼痛的最好方法是热水浴、按摩和一些能够放松的方法,产后适当做一些运动也能减轻症状。另外,还可以采用食疗法缓解疼痛:

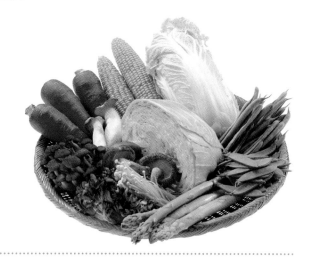

注意补充蛋、瘦肉,促进伤口恢复;多吃新鲜的蔬菜和水果,多喝猪蹄汤等汤饮,除细粮外应吃些粗粮,不吃辛辣及刺激性食物。在伤口未愈合前要少吃鱼类,鱼中含有的有机酸物质,具有抑制血小板凝集的作用,不利于伤口愈合。

吃什么食物可以帮助尽早排出产后恶露

有很多食物都可以帮助妈妈月子期间尽早排出恶露,如山楂、红糖等,不过,当恶露颜色比较正常时要停止食用这些食物。

宝宝出生后,胎盘也随之娩出。之后,阴道会排出一些棕红色的液体,其中含有血液、坏死的蜕膜组织、细菌及黏液等,这就是常说的"恶露"。以下表格中的食物可以帮助妈妈尽早排出恶露。

山楂	山楂不仅能够帮助产妇增进食欲,促进消化,还可以散瘀血
红糖	红糖有补血益血的功效,可以促进恶露不尽的妈妈尽快化瘀,排尽恶露
藕	藕具有清热凉血、活血止血的作用,适合产后恶露不尽的产妇食用,可以帮助改善症状
阿胶	阿胶具有补血、止血的功效,对子宫出血具有辅助治疗作用,既可养身又可止血,对产后阴血不足、血虚生热、热迫血溢引起的恶露不尽有治疗作用
生化汤	生化汤可活血散寒、去瘀止血,适用于产后瘀阻腹痛拒按、恶露不净、滞涩不畅、色暗有块,或见面色青白、四肢不温等症状

注意,如果妈妈子宫收缩较好,恶露的颜色和量都比较正常的话,就要停止食用这类食材了,因为这些食物食用时间过长,会使恶露增多,导致慢性失血性贫血,而且会影响子宫恢复以及妈妈的身体健康。

日常护理，细心到位

怎样观察恶露

恶露是指由子宫所排出的分泌物，正常的恶露排出大致分为3个阶段：血性恶露、浆性恶露和白恶露。

产后恶露按性状可分为3种：

❀ 血性恶露

产后1~3天的时候排出，量多、色鲜红，含有大量的血液、黏液及坏死的内膜组织，有血腥味。

❀ 浆性恶露

产后4~10天排出，随着子宫内膜的恢复，出血量逐渐减少，颜色转为暗红色与棕红之间，子宫颈黏液相对增多，且含坏死蜕膜组织及阴道分泌物和细菌，无味。

❀ 白恶露

产后1~2星期排出，恶露转变为白色或淡黄色，量更少，早晨的排出量较晚上多，一般持续3周左右停止。

产后恶露持续4~6周。期间如果发生血性恶露持续2 周以上、量多或脓性、有臭味；恶露量太多(半个小时浸湿2片卫生垫)、血块太大或血流不止等情况时，建议妈妈及时去医院就诊，以免发生危险。一般情况下，妈妈可以按以下建议做好日常护理：

多用环形方向按摩腹部子宫位置，让恶露能够顺利排出。

大、小便后用温水冲洗会阴，擦拭时应由前往后擦拭或直接按压拭干，勿来回擦拭。冲洗时水流不可太强或过于用力冲洗，否则会造成保护膜破裂。

建议采用卫生垫，不宜用棉球，刚开始约1小时更换一次，之后2~3小时更换即可。更换卫生垫时，由前向后拿掉，以防细菌污染阴道。手不要直接碰触会阴部位，以免感染。

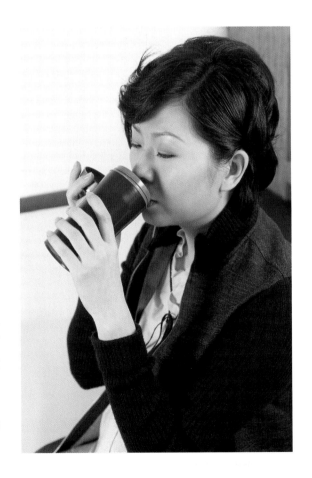

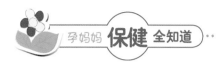

产后大、小便需要注意什么事项

正常情况下，顺产后2~4小时妈妈就会排尿，产后12~24小时排尿会大为增加。产后2~3天会大便。

由于会阴伤口疼痛及生产时膀胱和尿道受损及压迫，妈妈可能在产后有解小便或解不干净的感觉，如果4 小时后仍没有排尿或者解小便不通畅，建议及时找医生就诊，以免发生尿液潴留。

尿液潴留会提高泌尿道感染的机会，且胀满的膀胱也可能使子宫移位，影响子宫收缩，甚至造成子宫出血。为了避免尿液潴留，建议妈妈：

每15~20分钟收缩和放松骨盆肌肉5次，这样可以刺激排尿，避免使用导尿管。

适量喝水，食用蔬菜、水果、高纤维食物。

下床排尿前，要先吃点儿东西才能恢复体力，以免昏倒在厕所。

上厕所的时间如果较长，站起来的时候动作要慢，不要突然站起来。

如果使用导尿管，产褥垫要经常更换，3~4小时更换一次，同时清洗会阴部。

另外，产后由于腹压消失、饮食中缺少纤维素、产妇的卧床都可促成肠蠕动减弱，排空时间延长，会阴切口的疼痛使得产妇不愿意做排便的动作，产褥期出汗又多，以上原因均易导致便秘。为了促进产后的排便，建议妈妈：

适量喝水，多吃新鲜水果，在产褥期应以易消化的半流质食物为主，有条件的话，吃全麦或糙米食品。避免咖啡、茶、辣椒、酒等刺激性食物；避免油腻的食物。

适当下床活动，并养成每日按时排便的良好习惯。

避免忍便，或延迟排便的时间，以免导致便秘。如果有便秘情况，可按医生的指示使用口服轻泻剂或软便剂，如肛门内开塞露，能缓解大便秘结。

排便之后，使用清水由前往后清洗干净。

会阴侧切后如何护理

会阴侧切术后的恢复护理非常重要，如不注意容易引起感染。

会阴侧切术后的恢复护理有以下几个要点：

拆线前，每天应该冲洗2次伤口。大便后也要冲洗1次，避免排泄物污染伤口。清洗时，可用一个消过毒的瓶子装满水，用喷射出来的水流冲洗伤口，或者用水拍打会阴周围，这样比干擦感觉要好得多。

拆线后，如恶露还没有干净，仍然应该坚持每天用温开水冲洗外阴2次。

保持大便通畅，以免伤口裂开。排便时，最好采用坐式，并尽量缩短时间。

拆线后伤口内部尚不牢固，最好不要过多地运动，也不宜做幅度较大的动作。

如果伤口出现以下情况，建议妈妈及时去医院就诊：

缝合后1~2小时刀口部位出现严重疼痛，而且越来越重，甚至出现肛门坠胀感。

产后2~3天，伤口局部出现红、肿、热、痛等症状，有时伴有硬结，挤压时有脓性分泌物。

伤口拆线后裂开。

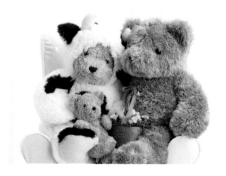

如何预防会阴伤口感染

建议妈妈每天泡4次热水,帮助伤口快速恢复。

要想预防伤口感染,妈妈一定要养成勤泡温水的习惯,一天最好泡4次,一次15分钟,如此可帮助缝线的吸收(现在的医生一般都是使用可吸收而不用拆线的缝线),也可促进血液循环,使得伤口尽快愈合而避免感染。要注意的是泡温水时最好不要加入市售的清洁液,因为它会使得伤口过分干燥而有脱皮现象,伤口反而会更加疼痛,一般在伤口没有感染的情况下,使用清水即可。

此外,最好养成每天检视伤口的习惯,一直到产后2周为止,可以自己用镜子检视或请先生帮忙观察。如果伤口有红肿、裂开、流血水、流脓,或有发烧现象,最好尽快就医。

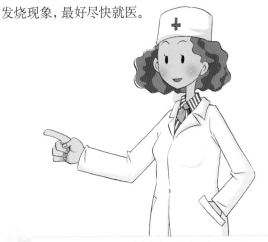

贴心小贴士

生产后会阴伤口疼痛是正常的现象,依个人体质而有程度上的差异,一般在产后1~2 周内疼痛会逐渐减轻,但是若伤口疼痛有越来越严重的现象,则要就医检查有无伤口感染的情况。

妈妈产后痛怎么办

产后痛是指产后腹部像抽筋般的疼痛(尤其是喂哺宝宝母乳的时候)。主要是因为子宫收缩,使子宫能正常下降至骨盆腔内所引起的。

有生产史的妈妈比初次生产的妈妈更容易有产后痛,子宫被过度膨胀如羊水过多、多胞胎等也会加重产后痛,喂哺母乳者因宝宝吸吮会使体内释出缩宫素,刺激子宫收缩加重产后痛,不过,4~7天这种疼痛会自然消失。

❀ 护理的要点

目前产妇住院期间所开的药物,大多已包括子宫收缩剂在内,因此,不宜同时服用生化汤,免得子宫收缩过强造成产后痛。

采用侧睡,避免长时间站立或久坐,以减少该部位的疼痛,坐时臀部垫个坐垫也会有帮助。

如果是自然分娩,可以在肚脐下方触摸到一个硬块,就是子宫的位置,最好在产后前10天,就用手掌稍微施力做环形按摩,并用俯卧姿势来减轻疼痛。

若妈妈仍然感觉疼痛、不舒服,影响到休息及睡眠,应通知医护人员,必要时可以在医生的指导下服用温和的镇静药止痛。

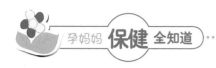

产后下床眩晕怎么办

除了极少数初产妇，可能会因为产道严重裂伤而必须卧床24小时外，自然分娩的妈妈在产后即可下床活动，但要注意安全。

预防产后下床时发生头晕的护理要点包括：

为安全起见，产妇第1次下床，应有家属或护理人员陪伴协助，下床前先在床头坐5分钟，确定没有不舒服再起身。

下床排便前，要先吃点儿东西恢复体力，以免昏倒在厕所。

上厕所的时间如果较久，站起来动作要慢，不要突然站起来。

如果产妇有头晕现象，要让她立刻坐下来，把头向前放低，在原地休息。

给产妇喝点儿热水，观察她的脸色，等到血色恢复了，再回到床上。

厕所内有紧急呼唤灯或摁铃，如果有情况要立刻通知医护人员。

剖宫产妈妈要少用止痛药物

剖宫产术后麻醉药的作用逐渐消失，妈妈一般在术后数小时，伤口开始剧烈疼痛，但妈妈要尽量少用止痛药物。

若剖宫产的过程顺利，在住院的第2周，即可跟一般外科手术一样，在最初的2天，不论用餐、如厕都必须在床上进行。大约第2天以后即可下床，不过，手术后的伤口会相当痛，一直到排气为止才舒缓，所以跟自然分娩的产妇比起来，前2~3天会较不舒服。

等到麻醉药的作用消失后，妈妈就会感觉到剧烈的疼痛，这时，为了能够很好地休息，使身体尽快复原，可请医生在手术当天或当夜用一些止痛药物。在此之后，对疼痛多做一些忍耐，最好不要再使用药物止痛，以免影响肠蠕动功能的恢复。一般来讲，伤口的疼痛在3天后便会自行消失。

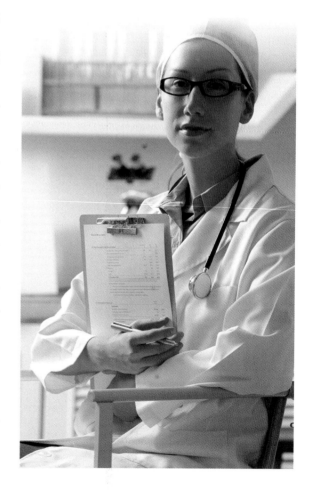

剖宫产妈妈何时可以开始运动

剖宫产术后10天左右,如果妈妈身体恢复良好,可开始进行一些轻柔的活动。以下是剖宫产妈妈产后恢复运动的步骤:

❶ 仰卧,两腿交替举起,先与身体垂直,后慢慢放下来,两腿分别做5次。

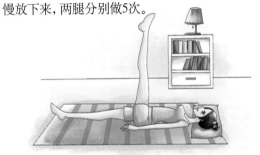

❷ 仰卧,两臂自然放在身体两侧,屈曲抬起左腿,并使其大腿尽力靠近腹部,脚跟尽力靠近臀部,左右腿交替做,各做5次。

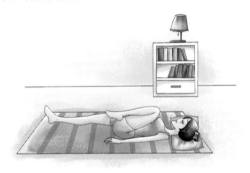

❸ 仰卧,两膝屈曲,两臂交叉合抱在胸前,后慢慢坐成半坐位,再恢复仰卧位。

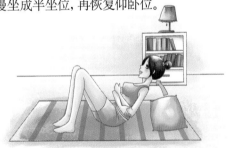

❹ 仰卧,两膝屈曲,两臂上举伸直,做仰卧起坐。

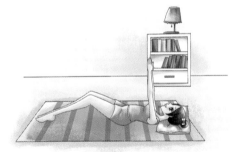

❺ 俯位,两腿屈向胸部,大腿与床垂直并抬起臀,胸部与床贴紧。

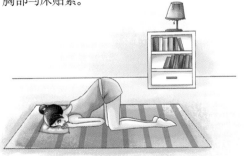

以上恢复动作可早、晚各做1次,每次做时,从2~3分钟逐渐延长到10分钟。

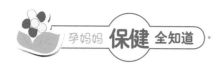

月子期间妈妈可以洗澡、洗头吗

妈妈在月子期间是可以洗澡和洗头的，只要注意避免受寒即可。

妈妈在月子里洗澡，要有良好的浴室及取暖设施，室温20℃最为适宜，洗澡水温宜保持37℃~40℃，并要讲究"冬防寒、夏防暑、春秋防风"的说法，即在夏天，浴室温度保持常温即可，天冷时浴室宜暖和、避风。并且要注意浴后保暖，在擦干身体后尽快穿上御寒的衣服后再走出浴室，避免身体着凉或被风吹着。

如果会阴伤口大或撕裂伤严重、腹部有刀口，须等待伤口愈合后再洗淋浴，可先做擦浴。

月子里洗头也要有所讲究。洗头时的水温要适宜，最好保持在37℃左右；洗完后立即用吹风机吹干，避免受冷气吹袭；洗头时可用指腹按摩头皮，不要使用太刺激的洗发用品；洗完头后，在头发未干时不要扎头发，也不可马上睡觉，避免湿邪侵入体内，引起头痛和脖子痛。最后，梳理头发时，最好用木梳，避免产生静电刺激头皮。

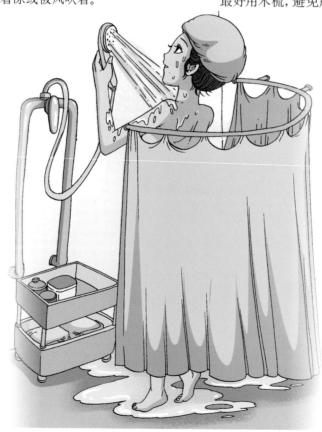

怎样哺乳不易使乳房变形

虽然哺乳对妈妈乳房的美观会造成一定的影响，但如果妈妈注意正确的哺乳方法及一些注意事项，乳房也不容易变形。

✿ 哺乳时要讲究方法

每次喂奶，先让孩子吸一侧乳房，吸空后，再吸另一侧，反复轮换。并且，哺乳时不要让孩子过度牵拉乳头，每次哺乳后，用手轻轻托起乳房按摩10分钟。这样，断乳后乳房仍旧能保持丰满，并能保持两边乳房一样大。

✿ 断奶的时间不宜太迟

最好在孩子周岁左右给他（她）断奶。过分延长哺乳时间，乳汁分泌量减少，会使乳房变得干瘪，断奶后乳房会不再丰满，影响曲线美。

✿ 注意保持乳房卫生

每日用温水洗浴乳房2次，并进行适当的按摩，可以保证乳房的清洁卫生，并能防止乳房下垂。

✿ 进行适当的锻炼

坚持做俯卧撑等扩胸运动，锻炼胸肌，增强对乳房的支撑作用。

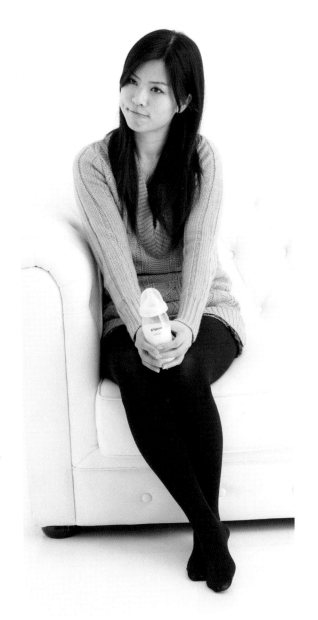

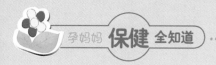

 附录

胎儿发育与孕妈妈身体变化

>>> 孕1月 <<<

❀ **胎宝宝** 卵子排出后与精子在输卵管结合成受精卵,然后到达子宫,7~11天后在子宫内着床,开始逐渐发育成胚胎,进而成为胎宝宝。

到本月底,胚囊直径约1厘米,重约1克。胎盘、脐带、心脏、脑和脊髓的原形开始出现。此时的胎宝宝身体外形就像一只小海马,已经开始做蠕动了。

❀ **准妈妈** 体形尚无明显变化。子宫底高度正常大小。月经停止,但少数人第一个月尚有少量的月经样出血。月经停止不久,会开始害喜(恶心、呕吐),饮食嗜好改变。

少数准妈妈在受精卵着床时会出现白带中有血丝或有点状出血,此时基础体温在高温期。还有些准妈妈会感觉下腹有点儿闷痛,像月经来潮前的症状。

>>> 孕2月 <<<

❀ **胎宝宝** 胚囊直径2~3 厘米,重4~5 克,周围绒毛组织渐渐发育形成胎盘。大脑、眼睛、嘴、内耳、消化系统、四肢开始发育,脊椎雏形隐约可见,心脏开始跳动了。

❀ **准妈妈** 子宫如鸡蛋般大小,膀胱因受子宫增大的压迫,有尿频现象。出现头晕、头痛、恶心、呕吐、无力、容易倦怠、嗜睡、口水增多等妊娠反应。

外观腹部仍无明显改变,小腹微凸。乳房发胀,乳头、乳晕变黑而敏感,色素沉着加深;牙龈浮肿,刷牙时牙龈易出血;容易流汗、体味加重;阴道乳白色分泌物会渐渐增加,故应注意清洁。

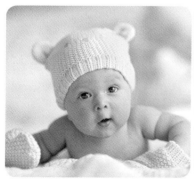 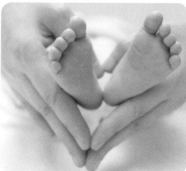 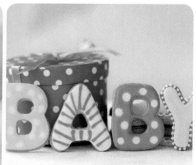

>>> 孕3月 <<<

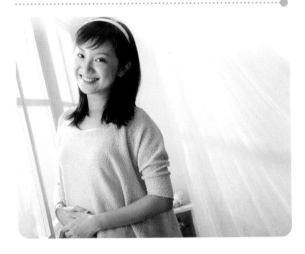

✿ 胎宝宝　身高7~9厘米，体重15~30克。已经形成外生殖器雏形，但仍无法明确区分；胸部、腹部渐渐增大；其他身体器官也渐渐形成。胎盘开始形成，一边以绒毛与准妈妈连接，一边以脐带与胎宝宝相连。羊膜腔的羊水开始积在胎宝宝周围，以后的胎宝宝会浮在羊水中成长。

可借助胎音器听到胎宝宝心跳的声音。通过B超可见完整人体雏形。

✿ 准妈妈　腹部开始凸出。子宫逐渐增大如一成年男子拳头般大小。子宫底高度约12厘米，羊水量约50　毫升。可能出现妊娠痒疹，冒出青春痘。乳头色泽加深，胸部变化更为显著。

害喜症状减轻，食欲逐渐恢复。大多数准妈妈会感到异常疲倦，需要更多的睡眠。因胎盘尚未发育完成，容易引起流产。

>>> 孕4月 <<<

✿ 胎宝宝　身高10~20厘米，体重100~120克，已完全成形，内脏器官形态几乎已发育完成。开始有胎动，但准妈妈尚未感觉。胎盘至此发育完成，胎宝宝由胎盘和脐带连接。各器官机能发育渐趋成熟。听觉神经渐发育成熟，已能听到子宫外的声音。脑部器官记忆功能此时期已开始发展。初期肾开始排泄尿。

✿ 准妈妈　体重增加2.5~4千克。腹部凸出，子宫增大如一正常宝宝头部般大小。子宫底高度约15厘米，羊水量约200毫升。

恶心、呕吐现象逐渐消失，胃口增大。子宫全部软化而有弹性。因子宫渐渐变大，而引起腰酸、背痛。流产、死产概率降低。

>>> 孕5月 <<<

✿ 胎宝宝　身高20~30厘米，体重200~350克。心脏发育成熟，可听到胎心音。全身长出胎毛。长出指甲。皮下脂肪长出，皮肤变成不透明。骨骼快速发育，手臂与腿成比例。有胎便出现。在子宫内活动更频繁，且可听到准妈妈心跳的声音。声带及味蕾也已长成。

✿ 准妈妈　体重迅速增加，会比原来体重增加3.5~6千克。腹部明显凸出，子宫增大如成年人头部般大小。子宫底高度16~20厘米，羊水量约400毫升。乳房及乳头的肿胀越来越明显，有人甚至会痛。子宫膨大造成下腹部疼痛。分泌物增多、尿频、腰酸背痛、便秘、痔疮、下肢浮肿、静脉曲张等不适更加明显。

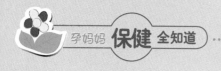

>>> 孕6月 <<<

❀ 胎宝宝　身高25～35厘米，体重600～800克。头发渐渐长出，眉毛、睫毛已长成。皮下脂肪渐渐增加，但皮肤还很薄且多皱，并且为皮脂腺分泌物(胎脂)和胎毛所覆盖。肾脏功能已形成，已有排尿功能。大脑皮质继续发育，此时期已可记忆准妈妈的心跳声音。嗅觉神经已发育，故可感受到并模糊闻到准妈妈的味道。胎宝宝浮动于羊水中，容易变动其位置。胎宝宝活动强壮有力，双脚会出现踢子宫壁的动作，使准妈妈感觉强烈胎动。

❀ 准妈妈　体重增加4.5～9.0千克。子宫增大，腹部明显凸出。子宫底高度20～24厘米，羊水量约500毫升。子宫高度已超出肚脐之上，有时会因其压迫到膀胱，导致准妈妈发生尿频现象。有少量稀薄乳汁分泌。

>>> 孕7月 <<<

❀ 胎宝宝　身高35～40厘米，体重1000～1200克。胎宝宝活动非常频繁，胎位仍会改变，有睡眠与活动交替的现象，对外界声音有反应。

　　脑部发育完全，开始有记忆、思考、感情等能力，是进行胎教的好时机。味觉已发育成熟，能辨别甜与苦味。视觉神经逐渐发育，但仍看不见任何东西。眼睛已经可以睁开，手脚可自由伸展摆动。

❀ 准妈妈　体重增加6～11千克。子宫高度已增大至肚脐到横膈膜的中间点处。子宫底高度21～26厘米，羊水量 600～800毫升。因子宫增大，下肢静脉被压迫，下肢、外阴部静脉曲张会更明显。胎动感受更强烈。

>>> 孕8月 <<<

❀ 胎宝宝　身高38～43厘米，体重1500～1800克。皮肤已无皱纹，皮肤长满胎毛。胎宝宝的活动力变强，运动强而有力，在外面都可见，从这个时候起，大多胎宝宝头部向下(正常胎位)。

　　骨骼系统发育完成，但很柔软，体重迅速增加。肌肉系统、神经系统功能也渐趋发育完整。听觉神经更加发达，且出现响应动作与身体反应。

❀ 准妈妈　体重增加7～12千克。子宫底高度25～30厘米，羊水量600～800毫升。胸口及胃部因为子宫压迫而有心悸、恶心、腹胀等现象。傍晚易有下肢水肿现象。早晨起床手指发麻。

　　乳房及下腹部会出现红色线条(筋脉性妊娠纹)，这是肌肉弹性纤维断裂所致，叫作妊娠线，生产后会逐渐淡化为银白色的线条。乳房、下腹及外阴部的颜色变深。

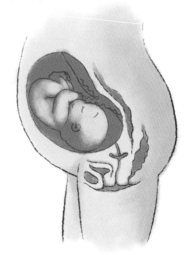

>>> 孕9月 <<<

✿ **胎宝宝** 身高45~50厘米,体重2500~3000克。皮下脂肪增厚,皮肤没有纹路、呈粉红色。胎毛渐消除,指甲已长好,皮肤变得平滑,男女生殖器发育完成。此时的胎宝宝已预备好要出生。胎位固定并下降,超过36周胎位还不正的胎宝宝,要再转回去的机会就很小了。

✿ **准妈妈** 体重增加约8~13千克。子宫底高度32~38厘米,羊水量1000毫升。肚脐凸出。子宫高度会因胎宝宝头部下降至准妈妈骨盆腔预备出生而降至横膈膜以下。因为腹部突出及胎宝宝增大压迫,腰部有时会酸。

子宫出现无痛性收缩。反胃、胸口郁闷的感觉强烈。乳腺有时会有奶汁排出,这叫作初乳,应轻轻用软布或棉花以清水擦拭保持清洁。

>>> 孕10月 <<<

✿ **胎宝宝** 身高48~52厘米,体重2800~3200克。胎脂布满全身,特别是腋下及股沟。头发2~4厘米。胎毛完全消失。外观机能发育完全,体内器官的机能亦已成熟。胎盘开始逐渐钙化,表示已经成熟。

胎宝宝的位置会下移至下腹部,并且转身,准备诞生。

✿ **准妈妈** 整个孕期,体重共增加10~14千克。子宫底高度32~35厘米,羊水量600~800毫升。羊水量开始递减,越近足月量越少。子宫下降,对胃的压迫减轻,胸口、上腹较舒服,呼吸也变得轻松些。

因为胎宝宝头部完全进入准妈妈的骨盆腔内,此现象会压迫准妈妈膀胱及肠道,造成准妈妈再度尿频或觉得尿不干净。会出现不规则子宫收缩之产兆,导致腹部出现强烈紧绷感。

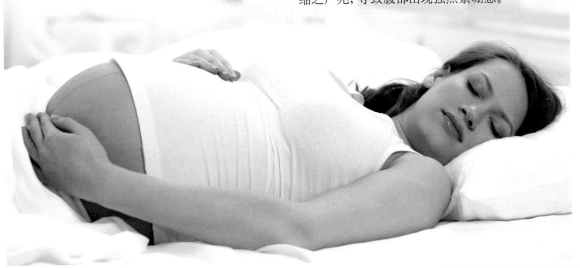

图书在版编目（CIP）数据

孕妈妈保健全知道 ／ 岳然编著. —— 北京：中国人口出版社，2013.10

ISBN 978-7-5101-2010-7

Ⅰ．①孕… Ⅱ．①岳… Ⅲ．①孕妇－妇幼保健－基本知识 Ⅳ．①R715.3

中国版本图书馆CIP数据核字（2013）第219656号

孕妈妈保健全知道

岳然 编著

出版发行		中国人口出版社
印　　刷		北京振兴源印务有限公司
开　　本		820毫米×1400毫米　1/24
印　　张		10
字　　数		300千
版　　次		2013年10月第1版
印　　次		2014年4月第2次印刷
书　　号		ISBN 978-7-5101-2010-7
定　　价		39.80元　（赠送CD）

社　　长		陶庆军
网　　址		www.rkcbs.net
电子信箱		rkcbs@126.com
总编室电话		(010) 83519392
发行部电话		(010) 83534662
传　　真		(010) 83515922
地　　址		北京市西城区广安门南街80号中加大厦
邮政编码		100054